Christopher Liu/Ahmed Shalaby Bardan

Cataract Surgery
Pearls and Techniques

白内障手术技术精要

主　编　〔英〕　克里斯托弗·刘
　　　　　　　　阿麦德·沙拉比·巴丹

主　审　卢　奕　张劲松

主　译　陈　旭　唐琼燕

U0325161

天津出版传媒集团
天津科技翻译出版有限公司

著作权合同登记号：图字：02-2021-228

图书在版编目（CIP）数据

白内障手术技术精要 / (英)克里斯托弗·刘
(Christopher Liu), (英)阿麦德·沙拉比·巴丹
(Ahmed Shalaby Bardan)主编;陈旭,唐琼燕主译. —
天津 : 天津科技翻译出版有限公司,2023.1
　　书名原文:Cataract Surgery:Pearls and
Techniques
　　ISBN 978-7-5433-4277-4

　　Ⅰ.①白…　Ⅱ.①克…　②阿…　③陈…　④唐…　Ⅲ.
①白内障摘除术　Ⅳ.①R779.66

中国版本图书馆 CIP 数据核字(2022)第 161923 号

First published in English under the title
Cataract Surgery:Pearls and Techniques
edited by Christopher Liu and Ahmed Shalaby Bardan
Copyright © Springer Nature Switzerland AG,2021
This edition has been translated and published under licence from
Springer Nature Switzerland AG.

授权单位：Springer Nature Switzerland AG.
出　　　版：天津科技翻译出版有限公司
出 版 人：刘子媛
地　　　址：天津市南开区白堤路 244 号
邮政编码：300192
电　　　话：022-87894896
传　　　真：022-87893237
网　　　址：www.tsttpc.com
印　　　刷：天津新华印务有限公司
发　　　行：全国新华书店
版本记录：710mm×1000mm　16 开本　15 印张　250 千字
　　　　　　2023 年 1 月第 1 版　2023 年 1 月第 1 次印刷
　　　　　　定价:118.00 元

(如发现印装问题,可与出版社调换)

主译简介

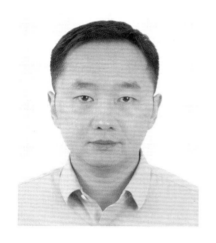

陈　旭　医学博士,主任医师,硕士研究生导师,上海爱尔眼科医院青白科主任,上海爱尔清亮眼科医院院长,上海市医学会眼科专科分会青年委员。以第一作者及通讯作者发表论文20余篇,主编《眼生物测量与人工晶状体屈光力计算》等著作。

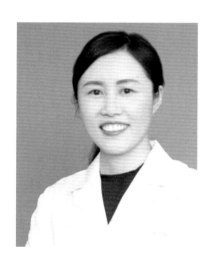

唐琼燕　眼科学博士,副主任医师,硕士研究生导师,长沙爱尔眼科医院副院长,长沙市青年岗位能手。2007至2009年在美国加州大学洛杉矶分校 Jules Stein 眼科医院完成访问学者及博士后研究工作。发表论文10余篇,参与编写眼科专业著作1部。

译校者名单

主　审

卢　奕　复旦大学附属眼耳鼻喉科医院

张劲松　沈阳爱尔卓越眼科医院

主　译

陈　旭　中南大学爱尔眼科学院/上海爱尔眼科医院/上海爱尔清亮眼科医院

唐琼燕　中南大学爱尔眼科学院/长沙爱尔眼科医院

译校者 （按姓氏汉语拼音排序）

冯　珂　郑州爱尔眼科医院

高　岩　太原爱尔眼科医院

纪力旸　辽宁省晶状体学重点实验室

李　莉　南宁爱尔眼科医院

李美鑫　中南大学爱尔眼科学院

林英杰　佛山爱尔眼科医院

刘　慧　长沙爱尔眼科医院

刘　晶　中山大学中山眼科中心

王　静　中南大学爱尔眼科学院/沈阳爱尔卓越眼科医院

王　勇　武汉大学附属爱尔眼科医院

吴海娟　沈阳爱尔眼视光医院

武哲明　暨南大学附属广州爱尔眼科医院

张文文　长沙爱尔眼科医院

周小娟　上海爱尔眼科医院

翻译组秘书

梁健恒　暨南大学附属广州爱尔眼科医院

赵　耀　爱尔眼科医院集团国际战略发展中心

Liu 教授出生于香港的一个医学世家，就读于英国西部的一所寄宿学校。他在 13 岁时患上了近视，并第一次有了要成为一名眼科医师的想法。他在 Charing Cross 医院的医学院进行本科学习，随后在伦敦 Charing Cross、西部眼科和 Moorfields 眼科医院进行了研究生培训，并在剑桥 Addenbrooke 大学、诺维奇和罗马接受了高级手术培训，并被任命为 Brighton 地区 Sussex 眼科医院的角膜、外眼疾病、白内障顾问。他是世界领先的骨齿人工角膜植入术（OOKP）专家，患者从全球慕名而来就诊。他还担任荣誉临床教授和 Brighton Sussex 医学院本科眼科主任，并设计课程，指导医学生、注册医师和主治医师的研究工作。他的研究聚焦于眼前节，拥有 250 余部出版物，10 余项发明和多项专利。

他是科学领域的活跃成员，曾担任医疗角膜接触镜和眼表协会、英国屈光外科学会、南方眼科学会的主席，现任 Brighton 与 Sussex 地区医学会主席。他也是英国及爱尔兰白内障与屈光手术医师协会的前任荣誉秘书，皇家眼科学院的理事会成员和受托人。他在日本（大阪近代大学）、中国（香港中文大学）、新加坡、印度和埃及（亚历山大大学）都曾经担任或者现在仍担任学术和临床荣誉职务。

Liu 教授获得了国家临床优秀奖银奖。他是 2005 年的年度医院医师，也是西班牙巴塞罗那 Barraquer 学院的功勋会员。2018 年，他被授予爱丁堡皇家外科学院荣誉院士和伦敦皇家内科学院荣誉院士。他受邀于 2018 年进行了 Kersley 主题演讲，并在 2018 年眼科服务的新年荣誉名单中被任命为 OBE。

Liu 教授于 1998 年在 Sussex 眼科医院建立了眼前节研究培训团队，并有荣誉研究员作为观察员参加。这些研究员们跟随其脚步，成为全球教学医院的临床和学术顾问。他对教育的热情贯穿了其整个职业生涯。他经常受邀在国际会议上发表演讲，并为眼科医师开办培训课程。他也是一个积极的慈善家，支持年轻的音乐家和艺术家。工作之余，他热爱音乐、旅行、高级烹饪、跨文化沟通和共济会。他和 Vivienne 结婚，并已有 3 个成年的孩子。

Ahmed Shalaby Bardan 出生于埃及的一个医学世家，并在埃及亚历山大大学医学院就读。作为一名 4 年级的医科学生，他决定在眼科领域继续深造。2010 年，他于医学专业毕业，并在 1200 名毕业生中名列第一，随即获得了亚历山大医学院的眼科研究生培训资格。在埃及接受基础和高级专业培训后，他前往英国，在 Brighton Sussex 眼科医院进行为期两年半的角膜和眼前节研究。他目前是英国伯明翰 Birmingham 和 Midlands 眼科中心的眼科顾问医师，主要专业方向是角膜、外眼疾病和白内障。

他在国内和国际课程与研讨会上就关于白内障手术、即时双眼连续白内障手术、白内障服务提供、角膜前板层和内皮移植技术等方面积极发表意见。除了在处理复杂和富有挑战性的白内障病例方面颇有造诣外，他还是一位经验丰富的角膜激光与屈光晶状体手术医师。

Bardan 先生，是一名充满热情的眼科医师，其年纪轻轻就在该领域出类拔萃。他曾担任英国 Brighton Sussex 医学院的荣誉临床讲师，现任埃及亚历山大大学医学院的眼科讲师。

编者名单

Achim Langenbucher
Institute of Experimental Ophthalmology,
Saarland University, Homburg/Saar, Germany
e-mail: achim.langenbucher@uks.eu

Ahmed Shalaby Bardan
Department of Ophthalmology, Faculty of
Medicine, Alexandria University, Alexandria,
Egypt
Brighton and Sussex University Hospitals
NHS Trust, Brighton, UK

Alan Cayless
School of Physical Sciences, The Open
University, Milton Keynes, UK
e-mail: a.t.cayless@open.ac.uk

Alfonso Vasquez-Perez
Moorfields Eye Hospital, London, UK
e-mail: alest99@gmail.com

Allon Barsam
Ophthalmic Consultants of London, London,
UK

Andrzej Grzybowski
Department of Ophthalmology, University of
Warmia and Mazury, Olsztyn, Poland
Institute for Research in Ophthalmology,
Foundation for Ophthalmology Development,
Poznan, Poland

Cassandra Thiel
Department of Population Health, Division of
Healthcare Delivery Science & Department of
Ophthalmology, NYU Grossman School
of Medicine, New York University, New
York, USA
e-mail: Cassandra.Thiel@nyulangone.org

Christopher Liu
Sussex Eye Hospital, Brighton, UK
Tongdean Eye Clinic, Hove, UK

John Buchan
London School of Hygiene and Tropical
Medicine, International Centre for Eye Health,
London, UK
e-mail: john.buchan1@nhs.net

John Desmond Ferris
Gloucestershire Eye Unit, Gloucestershire, UK
e-mail: johndferris@me.com; john.ferris2
@nhs.net

John Sparrow
Bristol Eye Hospital, Bristol University,
Bristol, UK

John S. M. Chang
Department of Ophthalmology, Hong Kong
Sanatorium and Hospital, Hong Kong
e-mail: tommychan.me@gmail.com

Magdalena Turczynowska
Stefan Zeromski Specialist Municipal Hospital,
Cracow, Poland
e-mail: m.turczynowska@gmail.com

Marta Ugarte
Medical Retina Service, Manchester University
NHS Foundation Trust, Manchester M139WL,
UK
e-mail: marta.ugarte@manchester.ac.uk

Matthew McDonald
Department of Ophthalmology, University of
Auckland, Auckland, New Zealand
e-mail: drmattmcd@gmail.com
Humane Research Trust, Norfolk and
Norwich University Hospital Trust, Norwich,
UK

Mehran Zarei-Ghanavati
Farabi Eye Hospital, Tehran University of
Medical Sciences, Qazvin Square, Tehran,
Iran
e-mail: mehran_zarei@yahoo.com

Peter Thomas
Moorfields Eye Hospital NHS Foundation
Trust, London, UK

Rawya Abdelhadi Diab
Sudan Eye Centre, Khartoum, Sudan

Richard M. H. Lee
Chelsea and Westminster Hospital, London,
UK

e-mail: richard.lee1@chelwest.nhs.uk

Riddhi Thaker
Northampton General Hospital, Northampton,
UK

Sharon S. W. Chow
Department of Ophthalmology, Grantham
Hospital, Hong Kong

Sophie J. Coutts
North East London NHS Treatment Centre,
London, UK
e-mail: sjcoutts@doctors.org.UK

Sibylle Scholtz
Institute of Experimental Ophthalmology,
Saarland University, Homburg/Saar, Germany
e-mail: Sibylle.Scholtz@gmx.de

Tom Eke
Norfolk and Norwich University Hospital,
Norwich, UK

Tommy C. Y. Chan
Department of Ophthalmology, Hong Kong
Sanatorium and Hospital, Hong Kong

Vincenzo Maurino
Moorfields Eye Hospital NHS Foundation
Trust, London, UK

中文版序言一

近年来,中国眼科和白内障手术发展迅速。2020年,全国白内障手术量接近400万台,白内障手术医师队伍日益壮大,手术质量也不断提高。不少白内障手术医师的手术水平、相关的临床与基础科研实力已追赶世界高超水平,越来越多的年轻医师在国内和国际舞台上绽放光彩。

然而,目前国内眼科医师缺口比例仍然很大,白内障手术医师更甚,每百万人白内障手术率(CSR)与发达国家相比还有很大提升空间。2021年底,国家有关部门颁布了《"十四五"全国眼健康规划(2021–2025年)》,指出"到2025年将全国百万人口白内障手术率(CSR)达到3500以上,有效白内障手术覆盖率不断提高"。规划不仅明确了白内障复明手术能力的大幅提升,更加强调了要强化管理手术质量和术后随访。而在国内,由于受到不同地域之间的经济、医疗、教育发展水平不一致等多种因素的局限,对白内障手术人才的培养计划周期、理论体系培训、手术实际操作培训等都很难形成统一的标准和要求,各地各级白内障手术人才的水平参差不齐,将最终影响手术质量。因此,规范的白内障手术培训推广要求迫在眉睫,只有不断完善和统一相关标准才能有助于达成国家"十四五"规划中有效白内障手术覆盖率提升的重要目标。

Liu教授是国际知名的白内障及眼前节手术专家,具有极高的手术造诣和丰富的临床经验,曾担任英国Brighton及Sussex地区眼科学会主席。他凝聚了一批全世界白内障手术领域优秀医师的智慧,精心编写了这本关于白内障手术学习的实用著作。作者不但聚焦手术技巧的阐释,更从患者、医师、培训者、管理者等不同角度,对白内障手术的学习和培训进行了全方位的介绍。Liu教授和其他优秀的作者们,希望将白内障手术作为一个可持续发展的人文医疗项目来进行普及和推广。因此,无论初学者、高级医师或者医院管理者,相信都可以从这本书中汲取到新的知识和观点。

为了将这些有意义的观点和有价值的资源介绍给国内广大眼科医师们,

陈旭医师、唐琼燕医师与爱尔眼科医院集团的白内障专家们共同完成了本书的翻译工作。陈旭医师多年前曾在复旦大学附属眼耳鼻喉科医院求学,秉承了"严谨、求实、团结、创新"的校训,在白内障手术领域内努力学习,不断进步。该译著具有很高的专业性、严谨性和实用性。非常开心能够受邀为本书作序,并将此书推荐给国内的广大眼科医师们,祝福各位同仁在白内障手术领域严守规范,成为一名技术精湛的手术医师。同时,更要不断提升自己,成为一名优秀的医师。

上海市眼科临床质量控制中心主任
复旦大学附属眼耳鼻喉科医院眼科研究院院长、眼科主任
中国康复医学会视觉康复专业委员会主任委员
中华医学会眼科白内障学组副组长
2022 年 4 月

中文版序言二

自 Charlie Kelman 开展超声乳化手术至今已经近 55 年了，白内障手术方案日新月异，飞秒激光手术、各种功能性人工晶状体为患者提供了安全、快速的治疗方法。然而，全世界范围内仍有大量的患者急需白内障手术治疗，社会的老龄化也使得我们的眼科医师面对巨大挑战。

因此，我们急需有一套规范的培训体系来促进年轻白内障手术医师的快速成长，而爱尔眼科医院集团在过去的 20 年间也一直努力地加入这项事业，为全国各地爱尔眼科医院、地方医院培养了很多手术医师。然而，随着爱尔眼科集团全球化的进程，我们也需要学习更多的世界先进国家、领先手术医师的医疗及教育理念，因此爱尔眼科医院集团白内障学组在各方的支持下，翻译并出版了这本《白内障手术技术精要》以供国内的眼科医师学习。

本书的主编 Christopher Liu 和 Ahmed Shalaby Bardan 博士及众多活跃在临床一线的国际专家从多角度对当今国际上先进的白内障手术理念及手术流程，对患者的选择、手术方案的制订、人工晶状体的选择及屈光力计算、术后常见的并发症的处理进行了详尽论述，同时对手术培训、手术室管理等方面也进行了相关介绍，内容具有实用性与专业性。本书的主要读者包括眼科手术初学者、白内障专科医师、眼前节医师，同时也是其他从事眼科临床及教学工作人员的参考书和工具书。

陈旭博士和唐琼燕博士作为爱尔眼科医院集团的中青年专家，具有极佳的白内障手术临床技巧与思维能力，精通白内障医疗规范。参与的各位译者都是爱尔眼科医院集团白内障学组的专家，他们都具有丰富的白内障手术临床经验，并曾经多次在国内外会议上进行主题演讲。在这次翻译过程中，译者能够很好地对本书的内容进行把控,真实且正确地将国外专家的意见、方案传递给国内的医师。感谢他们努力让更多医师分享这本书。

爱尔眼科医院集团辽宁省区总院长
爱尔眼科医院集团白内障学组组长
爱尔眼科医院集团白内障与人工晶状体研究所所长
2022 年 5 月

中文版前言

　　现代白内障超声乳化手术至今已经有半个世纪的历史,已成为世界范围内最成功的外科手术之一。中国白内障手术量约占世界总量的1/10,而爱尔眼科医院集团的白内障手术量也占中国总量的1/10。虽然相比既往,我们的白内障手术量及手术水平、手术质量已经有了非常大的进步,不过相比于世界发达国家,在白内障手术的标准化普及方面还是有一定差距的。因此,还需要不断努力开展针对各地区、各级别眼科医师的白内障手术培训,尤其需要强调手术的标准化、手术的个性化,因此白内障手术培训任重道远。

　　在我刚刚接触这本《白内障手术技术精要》时,就被其中的内容深深吸引。因为以往我们可能仅关注白内障手术学习过程中的一些技巧性问题,如超乳动力学、撕囊及核块处理、并发症处理等,并没有从人文的角度及全局的角度关注围术期患者的心理及想法,术前、术后的一些特殊情况的综合考虑,指导教师对学员手术学习过程中的评估方法,手术之外有关诊所或者医院的管理经验等一系列问题,而这本书则为不同层次的白内障医师提供了一个非常全面、非常立体的学习资源,从而可以使我们跳出以往的学习轨迹,从更高的视角来看待白内障手术学习培训等的方方面面问题。2022年的春天必定是与以往不一样的春天,由于疫情,我们在家中完成了这本书的翻译和审校工作。毫无疑问,COVID-19大流行之后,世界上很多事情将会改变,医疗服务同样会发生变化。本书作者也前瞻性地编写了一些有关手术流程模式改变、可持续发展问题等内容,为后疫情社会中医疗发展提供了有益参考。

　　在爱尔眼科医院集团领导的支持下,爱尔眼科医院集团白内障学组的专家们通力合作翻译了这本著作。我们相信,这本书将给国内的白内障医师及眼科医师带来很好的帮助和借鉴,提高各位的手术技巧、手术方案、手术质量,提升诊疗、培训、教学的见解和能力。这也是我们最大的期待。

　　最后由衷感谢在翻译过程中给予我们大力帮助的爱尔眼科医院集团、上海爱尔眼科医院、长沙爱尔眼科医院、上海爱尔清亮眼科医院的领导和同仁,感谢特邀作序的卢奕教授和张劲松教授,感谢参与翻译及审校工作的爱尔眼科医院集团白内障学组的各位专家及同仁,特别感谢幕后付出辛苦工作的爱尔眼科医院集团国际战略发展中心的赵耀、陈梦迪、沈翀。由于时间匆忙,如有不足之处,恳请各位读者、专家批评指正,以后完善。

2022 年 5 月

序 言

虽然有关白内障手术的教科书并不少,但《白内障手术技术精要》用全新视角为眼科医师诠释了白内障这一最常见的眼科手术。Liu 教授是国际知名的白内障及眼前节手术专家,在职业生涯成绩斐然,作为一名杰出的临床医师、研究者、创新者和教师而闻名于世。Liu 教授是 Brighton 及 Sussex 地区眼科学会主席,并积极地从事英国皇家眼科学院、英国和爱尔兰白内障屈光手术学会以及英国屈光手术学会的领导工作。Liu 教授还为众多临床工作者提供了宝贵的指导,包括他的合作主编 Ahmed Shalaby Bardan 博士,一位冉冉升起的眼前节手术新锐医师。两位主编共同牵头编写了这本富有思想和创意的白内障手术指南,其不只是基本及进阶手术技能的传授。

《白内障手术技术精要》通过聚焦患者安全、手术时机、麻醉选择、风险评估、手术流程和效率、医疗服务可持续发展主题,独特而全面地诠释了白内障手术技术。本书也努力引导我们从白内障患者视角细致考虑问题,如何最好地理解患者的恐惧,管理期望值,优化舒适度,并提高他们的整体体验?最后,探索白内障手术的最佳学习方式,既利于自身能力提升,也利于下一代手术医师的培训。主编们挑选了一个杰出的国际专家团队来撰写每一个专题。其中许多作者都是 Liu 教授所教授过的主治医师和同事。主编们像交响乐指挥一样将不同专题精心编排成一个精彩的乐章,并将其呈现给白内障手术医师。

总而言之,这本内涵深刻的教科书抓住了领军手术导师团队的精髓和众多优势。临床医师不仅需要学习手术技巧和要点,更需要关注专家的医患沟通方式、手术日程和工作流程安排,以及手术时机决策、屈光人工晶状体的选择及手术风险评估。《白内障手术技术精要》对于白内障手术初学者以及资深医师都是一个实用并能引人深思的资源。最重要的是,它不仅能帮助我们成为更好的手术技术人员,还可以帮助我们成为更优秀的医师。

David F. Chang, MD

前　言

这本书的故事始于与 Springer 出版社长期合作后,我收到 Elizabeth Pope 的一封电子邮件。在 2017 年 6 月一个阳光明媚的早晨,SOE 会议期间,我们在巴塞罗那希尔顿酒店的屋顶咖啡厅见面,讨论 4 本眼科书籍的初步提案。第 1 本是针对医学本科生和相关医护人员的初级读本,第 2 本是现在这本已完成的白内障书籍,第 3 本是正在撰写中的人工角膜书籍,第 4 本是深入剖析年龄相关性黄斑变性的书籍。那次会议之后,双方就眼科手术大师系列丛书达成了原则性协议。

结合我在白内障临床、手术、科研和管理方面 40 年的想法和经验,以及 Ahmed Bardan 10 年的实践经历和创新精神,我们开始用全新的视角来审视旧问题,并重新界定已有的临床方案。我们把精心策划的编写纲要发送给我们信任的专家作者。

本书并非仅仅作为一部手术教科书,至少我们的目标是这样。白内障患者会感到恐惧,并对结果有期待,渴望了解手术和康复过程,我们需要为他们揭开白内障手术的神秘面纱。白内障手术并非是简单翼状胬肉剥除术,而是一项可能存在永久性视力丧失风险的手术。风险与眼部因素和患者因素(风险分层)的复杂性成正比,可以通过精心设计手术方案、提高手术技术、团队合作以及充分进行术前准备工作来降低。手术医师不仅要学会如何做手术,更应该学会何时做手术,以及何时不做手术(即使有来自患者及其亲属的压力,甚至来自商业的压力)。

如何培养下一代手术医师是我们需要思考和解决的问题。简而言之,需要从多方面进行培养,包括书本知识、实验室技能、模拟、分级挑战、实践、思维和理念,以及理解犯错是人的本能和教学相长的重要性。最后,手术医师除了必须自信之外,还需要一些自我怀疑和谦虚。

我们可以做很多事情来帮助白内障手术患者缓解焦虑和不适,通过提供信息使他们了解手术流程、了解合适的麻醉方式,并鼓舞患者接受手术的信心。以上所有内容都渗透在本书的各个章节中。简化流程、保证安全和可持续性也是我们需要高度重视的问题。我们不能只进行简单的重复工作。在COVID-19 大流行的后疫情时代，预约即时双眼连续白内障手术将是有积极意义的。我们也不能只期待自己能获得最好的，而浪费、掠夺地球资源，不顾子孙后代。

感谢您对本书产生的兴趣，希望您会喜欢它并反复阅读它。有时候，我们并不能即时理解书中的一些信息而必须对其反复思考。感谢我们的作者非常努力地创作了精彩的篇章，感谢他们容忍吹毛求疵的编辑。感谢 Springer 出版社在我们追求完美的过程中能原谅我们的拖延。感谢我们的审校人员 Sue Cooper 夫人、Drs. Larry Benjamin 博士、Tommy Chan 博士、Sharmina Khan 博士、Pei Lin 博士和 Vincenzo Maurino 博士。文中不当之处，欢迎批评指正。

Christopher Liu

目　录

第 1 章

白内障患者想要什么？

Alfonso Vasquez-Perez，Christopher Liu

随着年龄的增长，白内障的形成是不可避免的，它是全球致盲眼病的主要原因[1]。白内障手术是人类历史上最古老的外科手术之一，最早记载于公元前 5 世纪。然而，古老的白内障手术并不总能获得成功。几个世纪以来，患者注定要接受危险的手术过程，比如使用尖锐器械进行晶状体脱位或"针拨手术"，这都有失明的风险。这些通常由"庸医"实施的干预措施，有着很高的并发症风险。18 世纪著名的作曲家 Johann Sebastian Bach 就是不幸的患者之一，其术后双目失明，并且由于手术并发症，在术后不久就去世了[2]。

近几十年来，随着眼科手术技术的发展，如抗生素、手术显微镜、缝线、人工晶状体和超声乳化技术，白内障手术成为最安全的外科手术之一。采用超声乳化术和无缝线切口的现代白内障摘除手术在全世界被广泛开展，并可以成功地在短时间内使患者恢复视力，解决了这种疾病曾经给社会和文化带来的负面影响。

尽管手术技术进展巨大，但患者仍可能会询问除了手术治疗之外的其他治疗方式，当然这些所谓的方式是不可能治疗白内障的。另外，他们一旦接受了手术的必要性，就可能会表达对无风险手术的期望，并且希望即刻恢复视力，获得全程视力，就好像白内障手术不仅能够恢复视力，而且能够重返年轻视觉。这些询问可能源于媒体的经常宣传与错误信息，从而使患者追求更完美的、无风险的结果。因此，我们需要向白内障患者提供准确的信息，并能够预测他们的担忧和疑问。本书作者的愿望是希望医师读者们能了解这些技能和知识。

焦虑和手术恐惧

患者对于手术的创伤程度和手术成功率如何，总会有术前焦虑和恐惧[3,4]。大多数被告知需要做眼科手术的患者都存在对永久失明的恐惧。恐惧与术中及术后疼痛增加、镇痛药使用增加和术后恢复差有关[3]。研究表明,提供给患者易于理解的信息对减少患者焦虑非常有效。评估和处理手术恐惧应该是任何手术重要的术前步骤之一[4-6]。

针对患者知情同意签署前的手术流程需求进行调查发现,患者认为最重要的是与他们的手术医师见面,其次是获得有关手术风险、并发症类型和手术技术[7]的信息。因此,临床医师有责任预测患者的焦虑,并在进行良好的面对面咨询时给予其安慰并提供容易理解的信息。

患者可能会表达他们难以做到术中保持头部或眼睛不动的担忧,因为突然运动可能导致并发症,特别是手术只采用表面麻醉的情况。提前告知患者尽量保持一个方向注视不动,通常注视目标是显微镜的灯光,这将有助于他们术中保持正确的位置,并将使他们的注意力集中在一个目标上。有些患者也可能害怕在手术过程中看到器械接近他们的眼睛,医师应该告诉他们会看到阴影与灯光,而不是针头和锋利的手术刀。这适用于大多数患者,除了高度近视患者,因为他们可以在非常近的距离聚焦视物。对于所有类型的患者来说,术中给予他们确认一切正常并简短地解释手术过程中正在进行的步骤及他们将会看到和感觉到的情况,已被证明有助于减少患者焦虑[4]。当然,也有患者不愿意接受详细的术中手术讲解。当预期患者有术中配合不良的可能性时,例如,对于焦虑症或幽闭恐惧症的患者,可以让护士或志愿者握住他们的手,这个做法被证明可减少焦虑并推荐使用。此外,对于预期表面麻醉配合不良的案例,应考虑给予口服或静脉镇静和(或)球后/球周阻滞。对于更焦虑的患者,术前规划时应考虑采用全身麻醉。

术前向患者讲解术中将会经历什么,如看到、感觉和听到什么,而不是详细的手术技术,将会使整个手术过程更容易被接受,并有助于缓解患者的焦虑[4,6]。患者需要知道他们的眼睛会在滴用眼药水或细针注射后"麻木",之后他们会被要求平卧,并在手术中保持静止20~30分钟。他们的脸上将覆盖无菌巾以保证手术在无菌条件下进行。他们也需要被告知要保持眼睛睁大以进行铺手术巾和放置开睑器(图1.1)。另外,非常重要的是需告知患者,手术中将会有一束强光照射眼睛,患者需要适应并习惯,并且会有很多液体或水在流动,还有被触碰以及压迫的感觉,而不是空泛地向患者保证术中不会有任何感觉(图1.2)。一旦手术结束,会有一个眼垫和(或)保护罩被放置在眼睛上,然后患者会被转移到复苏区。最后,在离开医院前,护士将告知患者何时取下眼垫和开始使用术后滴眼液,并建议最好是有家属陪同离院。关于患眼的术后护理(Cartella护罩、不要接触眼睛、保持眼睛干燥)和术后滴眼的方案会被加

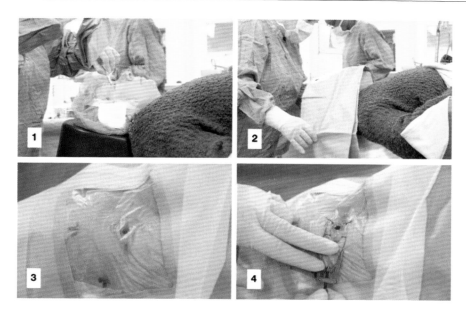

图 1.1　白内障手术患者铺巾。这一阶段会给焦虑的患者带来压力。需要就患者感受的步骤进行良好的解释沟通。重要的是要安抚患者，并要求他们保持眼睛睁开，以利于有效铺巾。

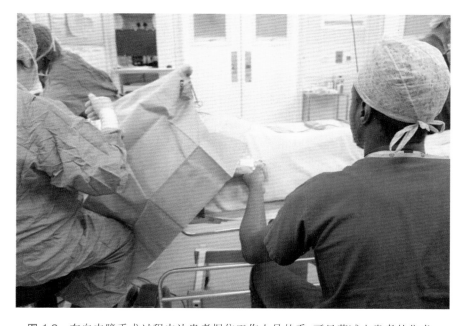

图 1.2　在白内障手术过程中让患者握住工作人员的手，可显著减少患者的焦虑。

入患者须知文件中。

白内障手术相关信息

向患者提供的信息需要一致而简单,以确保他们的理解和满意。以下是必须包括的核心信息:尽管不能保证100%的手术成功率,但现代手术技术使术眼发生严重并发症或者永久失明的比例是低于1/1000的,并且超过95%的患者完全没有并发症[8,9]。重点是要向患者保证大部分的并发症是可以处理的,即使它需要进一步的治疗和比常规手术更长的恢复时间。

随着白内障手术量不断增长,各医院已改进流程以方便患者接受治疗。大手术量的白内障专科医院会在首次就诊即完成手术前所必需的流程和生物测量,从而避免了额外的术前预约[5,10]。在这种情况下,患者用来权衡医院所提供的医疗信息的时间可能会很少。因此,书面信息资料(宣传册)通常在开始咨询时就应提供给患者,也可以由社区验光师、全科医师预先提供或患者在网上获取。这些措施将保证患者有充足时间准备问题,并确保在咨询时能解决他们的所有担忧和疑虑。

同样,白内障手术的科普教育视频也得到了更广泛应用和推广,因为它们能够提供可视听化并易于理解的重要和一致的信息[6]。一个制作精良的4~5分钟的短视频已被证明在传递有关手术风险和获益的必要信息方面具有显著优势[11-13]。数字媒体的使用永远不可能取代与手术医师面对面的咨询,但它提供了另一种患者教育的途径。它还可以帮助避免在知情同意过程中可能发生的误解。在教学医院中,它可能有额外的价值,特别是在实习生还没有足够的经验能够指导患者充分完成知情同意的情况下。

此外,还应设立热线电话或电子邮箱以专门处理术后的问题,工作人员应定期维护,并根据患者的症状回复和给予患者建议。这些措施将减少急诊和门诊部的不必要就诊,并提高白内障专科的效率。

白内障手术培训情况的披露问题

全世界大多数白内障手术是在公立医疗机构进行的,其中多数是教学医院。另一个可能导致患者手术恐惧的因素是担心培训医师参与手术[14]。一些患者可能意识到培训医师可能参与他们的手术,从而担心并发症的风险会更高。手术培训,特别是白内障手术,是眼科培训项目的一个必要部分[14,15]。这应该通过能力分级和手术难度分级来完成，并根据培训医师的经验和能力水平，在上级医师的监管下让其循序渐进地开展越来越复杂的手术[16]。患者可能不完全知道其眼科手术医师仍在培训中，而且通常受训者的角色并没有被完全披露。尽管一些研究表明，大多数培训医师和高级主管医师认为披露相关信息肯定会增加患者的焦虑程度[17]，但另一些研究表明，促使患者决定培训医师是否参与的因素是可以改变的[14]。披露培训医师参与手术的信息增加了透明度，并可能让受训者和患者更公开地互动。当患者信任他们的主管医师时，他们会更可能同意关于培训生参与的建议。这种信息透明的方式和患者的信任也会减少培训医师的焦虑，并进一步提升其手术表现。我们应该考虑患者是否想知道将由谁来做手术。

恢复时间和重返工作

患者会询问手术恢复时间和术后复查需要。

在超声乳化白内障吸除术发展的过去 20 年中，顺利的常规手术之后无明显不适的康复体验致使术后建议复查次数的减少。早在 1995 年 Tufail 等人就指出，在白内障手术后第 1 天对无症状患者进行常规检查是不必要的[18]。在大多数白内障专科机构中，眼科医师只需要对有术中并发症的患者、植入散光人工晶状体的患者、合并其他眼部病变，如糖尿病性视网膜病变、Fuchs 角膜营养不良、进展期青光眼、慢性葡萄膜炎及有屈光手术史的患者进行术后复查。

对于在白内障手术后患者可以恢复工作或日常活动的时间，目前尚无共识。尽管患者在术后需要使用眼药水 1 个月，但研究发现透明角膜切口在术后第 4 天就已自动密闭[19]。在现代无缝线超声乳化白内障吸除术中，术后眼内炎的发生率很低，如果对侧眼具有良好的视力，可以建议大部分患者在术后 1~2 周恢复包括驾驶在内的工作或日常活动，也可以恢复体育锻炼，如瑜伽、跑步，甚至游泳。

由于大部分患者的年龄都超过 60 岁，而非主要劳动力，因此康复时间可能不会产生更广泛的社会经济影响，但会影响他们的家庭，例如，家庭需要他们照顾其他人。事实上，大多数接受手术的患者都患有双侧白内障，需要对双眼进行手术以实现完全的视力重建。在这种情况下，即时双眼连续白内障手术(ISBCS)恢复最快，可以最快地恢复工作或活动，并提供显著的经济优势，包括更高效的手术室利用率和就诊次数的减少[20,21]。尽管 ISBCS 具有优势，但对 ISBCS 最严重的指控是潜在的双侧眼内炎的风险。文献中仅报道了 ISBCS 后出现了 4 例眼内炎，但没有一例手术是按照国际双眼连续白内障手术医师协会发表的方案进行操作的[22]。事实上应该告知有意愿进行 ISBCS 的患者,根据一项多中心研究,在超过 95 000 例按照指南操作的 ISBCS 病例中没有出现一例双侧同时眼内炎[23]。也有研究者认为,从第一眼获得的术后屈光数据可以优化第二眼的术后结果。然而,随着光学生物测量设备的应用,屈光结果的可预测性显著提高,因此等待第一眼的屈光结果也变得不那么重要了。ISBCS 的另一个优点是,它可以消除单眼白内障手术后出现的屈光参差问题[24]。采用 ISBCS 方案,即使存在轻微的屈光误差,立体视觉也能被迅速重建。随着技术的改进和白内障手术需求的增加, 为手术医师提供支持 ISBCS 的指南和工具将增加他们在不久的将来为适合的患者采用 ISBCS 方案的信心。

屈光结果与老视矫正

随着光学生物测量仪和新一代人工晶状体计算公式的引入, 屈光结果预测的准确性有了显著提高。此外,多焦点人工晶状体的不断发展,使白内障手术进入了屈光手术时代。近年来,患者也对能够实现脱镜生活的治疗方式越来越感兴趣。尽管有了众多进展,但老视仍然是白内障手术的一个障碍,实现高质量的全程视力已经成为现代白内障手术的最大目标之一。患者应该了解,尽管与单焦点人工晶状体(IOL)相比,多焦点人工晶状体可以有效改善近视力,但仍然有很多不确定的因素影响手术效果。与年轻人透明的自然晶状体相比,目前还没有完美的替代品[25]。

在植入多焦点人工晶状体的患者中,报道的主要问题是异常光学症状(眩光和光晕)。他们对残余屈光不正的耐受更低以及需要更早进行 YAG 激光后囊膜切开[26]。必须进行严格的患者选择,对生活方式、职业以及期望值进行询问评估,以避免术后不满。夜间驾驶者、对视觉效果要求完美、现已存在光晕、大瞳孔或有眼部疾患,如黄斑病变、青光眼、弱视、干眼、角膜营养不良、既往角膜屈光手术史等,并非是多焦点人工晶状体的理想适应证患者[25,26]。

另一种使用单焦点人工晶状体矫正老视的方法是单眼视。这是一种低成本的选择,主视眼矫正远视力,非主视眼的焦点目标设计为看中近距离。完全单眼视需要在非主视眼中达到-2.50D 或更大的屈光不正, 但由此产生的屈光参差会导致立体视觉丧失,1/3 的患者会出现不耐受[27]。为了提高超过 2/3 的患者的耐受性,提出的一种"微单视"的改良方法使双眼之间的屈光差异更小(-0.75~-1.75D),这种方法获得比较理想的结果并受到推广[27]。与多焦点人工晶状体相比,单眼视和微单视已被证明是安全的替代方案,具有同等的患者满意度和更少的异常光学症状[28]。据报道,与多焦点人工晶状体相比,微单视的患者更少会因不满意而需要进行人工晶状体置换[29]。应对患者进行详细术前沟通,并告知患者需要一段适应期,并且与多焦点人工晶状体相比,其对眼镜的依赖性可能更大[27]。一般来说,习惯于单眼视隐形眼镜佩戴的患者尤其适合这种方法,但也应该告知,手术效果的预测性相对低。这可能是继发于自然晶状体的微小残余调节力的丧失,甚至在中年患者中也会出现这种情况。接触镜单眼视模拟试验将为术后耐受性评估提供有价值的信息,但如果患者存在白内障,则这种评估有局限性。

第二眼手术综合征

患者的另一个常见问题是第二眼的手术体验是否与第一只已术眼相似。对于在第一眼手术中有不良体验的患者,可以考虑改变麻醉方案。这包括使用筋膜下麻醉或球周阻滞替代表面麻醉,和(或)使用口服或静脉镇静。对于第一眼白内障手术顺利的患者,如果双眼情况相似,手术医师通常会对第二眼重复同样的手术计划,然而仍有一些问题需要值得考虑。

尽管患者在第二眼手术时的焦虑程度有所下降,但一项 Meta 分析显示,患者在第二眼白内障手术时会体验到更多的疼痛和不适感[30]。这一现象的机制尚不清楚,但已经提出了一些理论假设。首先,第一眼白内障手术成功的患者在第二眼手术中焦虑感更少,因而对疼痛的关注会更多[31,32]。其次,第一眼手术后机体可能已经产生对镇痛药,甚至镇静药的耐药性。第三,第一眼手术被认为会诱发交感性激惹,使对侧眼睛容易受到疼痛刺激[31]。最后一个假设获得近期研究支持,有关研究指出房水中疼痛相关炎症趋化因子单核细胞趋化因子-1(MCP-1)在后续第二眼手术时较第一眼增加,也提示在第一眼术后,第二眼可能存在一个交感性眼炎样的葡萄膜炎[33]。基于此项研究,应该告知患者在第二眼手术中疼痛感觉增加的可能性,并且基于不同于第一眼的经验,需要考虑增加麻醉和镇静方案。根据个人经验,我们发现即使是 ISBCS(数据未发表),患者也会在第二眼手术中感到更不舒服。因此,对于 ISBCS,我们的常规做法是在第一眼术中使用表面麻醉和前房麻醉,在第二眼术中使用筋膜下麻醉。

白内障术后的外观变化

对于内眼手术后患者外观的改变,已有关注和报道。在大多数情况下,患者会注意到眼睑的不对称和典型的上睑下垂，这种情况的发生与白内障手术的难度无关。少数患者可出现虹膜颜色、瞳孔形状或大小的改变，而这通常与术中创伤有关。据报道，白内障手术后上睑下垂的发生率是 7.3%~21%[34]，但大多数病例在几周内自行消退。暂时性上睑下垂的原因可能包括眼睑水肿、球后或球周麻醉对提上睑肌(LPS)间接浸润和眼表干扰。小部分患者术后出现上睑下垂是由于提上睑肌腱膜脱出，其确切病因尚不清楚。据推测，眼轮匝肌对抗开睑器的环形收缩可能导致提上睑肌腱膜的开裂，同时开睑器可能把眼睑推向眶缘，因压迫造成炎症和水肿，从而导致腱膜力量的减弱[35,36]。也有观察指出较小睑裂的患者更容易出现上睑下垂，因此建议对于这些特殊的患眼，最好避免使用刚性开睑器[34]。在大部分术后上睑下垂的病例中，应建议先观察，但在提上睑肌腱膜脱出的情况下，应告知患者需要通过眼睑矫正手术来恢复上睑的正常位置。最后，一些患者可能会注意到他们眼睛中的反光，这是来自人工晶状体前表面的光线反射。这些患者通常是无症状的，只需要对其解释并安慰即可。

白内障术后复视

白内障摘除术后新发复视并不常见，发生率一般为 0.17%~0.75%[37]。它的发生对患者来说是一件意想不到的事情，也常常使医师感到困惑。此外，它的罕见性导致了临床评估困难，并提示需鉴别是否存在潜在可能导致医疗诉讼的疾病。

双眼复视和单眼复视都可能在白内障手术后发生，在这些患者中，处理的首要问题是区分这两种复视。单眼复视可继发于人工晶状体偏心或晶状体碎片残留，予以进一步手术处理可消除复视。另一方面，双眼复视是迄今为止最常见的术后获得性斜视，垂直偏斜占其总数的 98%。

术后斜视和复视可能与麻醉操作或白内障手术后暴露了一些原已存在的病变有关[38]。球后麻醉可引起眼外肌的直接针刺伤，而用于球周或筋膜下阻滞的麻醉剂本身也可引起眼外肌的肌毒性，从而导致斜视[38,39]。具有消化剂作用的透明质酸酶，能够使麻醉药通过组织扩散，从而避免其在一个区域积聚和损害附近的肌肉。因此，使用透明质酸酶被认为可以降低潜在的肌肉毒性[39]。在不适合表面麻醉的情况下，当需要眼球麻痹时，建议在球后、球周或筋膜囊阻滞麻醉中添加透明质酸酶。

原已存在的视轴偏离(大 Kappa 角)被认为是白内障手术后复视最常见的原因[38]。因为白内障的发展是一个潜在过程并伴随低于正常的视力，所以一些患者可能耐受，从而没能发现长期及明显的视轴偏离。因此，在白内障摘除术前，根据病史及检查对患者的视觉传输系统进行全面评估是非常重要的。术前斜视的记录也有助于决定是否首先对主视眼进行手术，以防止长期斜视患者术后被迫用非主视眼进行固视而出现"固定转换复视"现象[40]。白内障可以阻断偏斜眼的视力并改善复杂或顽固性复视的症状。在这些情况下，应考虑不摘除白内障的选择。最后，如果患者在白内障手术后出现斜视，也需要考虑其他不常见病因，包括垂直性偏斜，如反向偏斜、第三和第四颅神经麻痹、重症肌无力。

白内障手术后斜视可以通过棱镜成功治疗。对于严重的情况，可通过斜视矫正手术治疗。然而，由于肌毒性或创伤性眼肌病是动态过程，所以患者通常需要几个月的时间才能稳定下来，然后才能进行斜视手术。在某些情况下，肉毒杆菌毒素注射可使患眼恢复到永久的正位状态[37,38]。

白内障手术后的飞蚊症和视网膜脱离

白内障手术后，患者视物会更清晰，飞蚊症现象会更加明显。推荐进行术前玻璃体评估，以明确患者没有合并玻璃体后脱离（PVD）。对于这些白内障手术后出现飞蚊症的患者，需要仔细检查以排除视网膜裂孔和视网膜脱离的可能性。另一方面，对于术前已有 PVD 的患者，应告知在手术后其症状可能增加的程度。对飞蚊感的感知增加可能会导致明显的不适，但应该安慰患者，在接下来的几个月里症状通常会改善。

白内障手术也可引起 PVD，这是视网膜脱离的一个危险因素[41]。然而，这种并发症的发生率非常低。据估计，超声乳化术后视网膜脱离的发生率为 0.3%~0.5%[42]。术中玻璃体脱出和高度近视是白内障术后视网膜脱离发生的已知危险因素。高度近视眼的发生率是正视眼的 6.5 倍[42]。应在术前详细评估这些患者，并建议这些患者在白内障手术后出现 PVD 症状时紧急复查。除了高度近视的患者，应对术眼或对侧眼有视网膜脱离病史的患者以及视网膜脱离家族史的患者进行随访，对于存在可能诱发视网膜病变，如格子样变性或异常玻璃体视网膜粘连的情况，应进行评估及预防性治疗。

（林英杰　译　王静　校）

参考文献

1. Bourne RRA, Stevens GA, White RA, Smith JL, Flaxman SR, Price H, et al. Causes of vision loss worldwide, 1990–2010: a systematic analysis. Lancet Glob Health. 2013;1(6):e339–49.
2. Zegers HCR. The eyes of Johann Sebastian Bach. Arch Opthalmol. 2005;123:1427–30.
3. Theunissen M, Jonker S, Schepers J, et al. Validity and time course of surgical fear as measured with the Surgical Fear Questionnaire in patients undergoing cataract surgery. PLOS One. 2018.
4. Ramirez D, Brodie F, Rose-Nussbaumer J, et al. Anxiety in patients undergoing cataract surgery: a pre- and postoperative comparison. Clin Ophthalmol. 2017:11.
5. Moinul P, Ligori T, MD, Qian J, et al. Evaluating patient preparedness for cataract surgery and satisfaction with preoperative care. Can J Ophthalmol. 2019;4:54.
6. Vo TA, Ngai P, Tao JP. A randomized trial of multimedia-facilitated informed consent for cataract surgery. Clin Ophthalmol. 2018:12.
7. Elder MJ, Suter A. What patients want to know before they have cataract surgery. Br J Ophthalmol. 2004;88:331–2. https://doi.org/10.1136/bjo/2003.020453.
8. Endophthalmitis Study Group, European Society of Cataract & Refractive Surgeons. Prophylaxis of postoperative endophthalmitis following cataract surgery: results of the ESCRS multicenter study and identification of risk factors. J Cataract Refract Surg. 2007;33(6):978–88.
9. Jaycock P, Johnston RL, Taylor H, Adams M, Tole DM, Galloway P, et al. The Cataract National Dataset electronic multi-centre audit of 55 567 operations: updating benchmark standards of care in the United Kingdom and internationally. Eye. 2007;23(1):38–49.
10. Alboim C, Kliemann RB, Soares LE, Ferreira MM, Polanczyk CA, Biolo A. The impact of preoperative evaluation on perioperative events in patients undergoing cataract surgery: a cohort study. Eye. 2016;30:1614–22.
11. Tan JF, Tay LK, Ng LH. Video compact discs for patient education: reducing anxiety prior to cataract surgery. Insight. 2005;30(4):16–21.
12. Zhang Y, Ruan X, Tang H, Yang W, Xian Z, Lu M. Video-assisted informed consent for cataract surgery: a randomized controlled trial. J Ophthalmol. 2017;2017:9593631.
13. American Academy of Ophthalmology. Phaco cataract surgery with monofocal lens. Cataract and refractive surgery patient education Video Collection. 2017.
14. Corwin A, Rajkumar J, Markovitz B, et al. Association of Preoperative Disclosure of Resident Roles With Informed Consent for Cataract Surgery in a Teaching Program JAMA Ophthalmology. Published online July 25, 2019.
15. Rogers GM, Oetting TA, Lee AG, et al. Impactof a structured surgical curriculum on ophthalmic resident cataract surgery complication rates. J Cataract Refract Surg. 2009;35(11):1956–60.
16. Randleman JB, Wolfe JD, Woodward M, Lynn MJ, Cherwek DH, Srivastava SK. The resident surgeon phacoemulsification learning curve. Arch Ophthalmol. 2007;125(9):1215–9.
17. Aminlari A, Greenberg P, Scott I. Ophthalmology residents perspectives regarding disclosure of resident involvement in ophthalmic surgery. J Acad Ophthalmol. 2014;7(1).
18. Tufail A, Foss AJE, Hamilton AMP. Is the first day postoperative review necessary after cataract extraction? Br J Ophthalmol. 1995;79:646–8.
19. Chee S, Ti S, Lim L, et al. Anterior segment optical coherence tomography evaluation of the integrity of clear corneal incisions: a comparison between 2.2-mm and 2.65-mm main incisions. Am J Ophthalmol. 2010;149:768–76.
20. Smith GT, Liu CS. It is time for a new attitude to "simultaneous" bilateral cataract surgery? Br J Ophthalmol. 2001;85:1489–96.
21. O'Brien JJ, Gonder J, Botz C, Chow KY, Arshinoff SA. Immediately sequential bilateral cataract surgery versus delayed sequential bilateral cataract surgery: potential hospital cost savings. Can J Ophthalmol. 2010;45(6):596–601.
22. Haynes AB, Weiser TG, Berry WR. A Surgical Safety Checklist to Reduce Morbidity and Mortality in a Global Population. N Engl J Med. 2009;360(5):491–9.

23. Arshinoff SA, Bastianelli PA. Incidence of postoperative endophthalmitis after immediate sequential bilateral cataract surgery. J Cataract Refract Surg. 2011;37(12):2105–14.
24. Kontkanen M, Kaipiainen S. Simultaneous bilateral cataract extraction: a positive view. J Cataract Refract Surg. 2002;28(11):2060–1.
25. De Silva SR, Evans JR, Kirthi V, et al. Multifocal versus monofocal intraocular lenses after cataract extraction. Cochrane Database Syst Rev. 2016;12:12.
26. Alio JL, Plaza-Puche AB, Fernandez-Buenaga R, Maldonado M. Multifocal intraocular lenses: An overview. Surv Ophthalmol. 2017;62:611–34.
27. Labiris G, Toli A, Perente A, et al. A systematic review of pseudophakic monovision for presbyopia correction. Int J Ophthalmol. 2017;10:992–1000.
28. Wilkins MR, Allan BD, Rubin GS, et al. Randomized trial of multifocal intraocular lenses versus monovision after bilateral cataract surgery. Ophthalmology. 2013;120:2449–55.
29. Wang S, Stem M, Oren G, et al. Patient-centered and visual quality outcomes of premium cataract surgery: a systematic review. Eur J Ophthalmol. 2017;27:387–401.
30. Shi C, Yuan J, Zee B. Pain perception of the first eye versus the second eye during phacoemusification under local anaesthesia for patients going through cataract surgery: a systematic review and metanalysis. J Ophthalmol. 2019; 23: article 4106893.
31. Ursea R, Feng MT, Zhou M, Lien V, Loeb R. Pain perception in sequential cataract surgery: comparison of rst and second procedures. J Cat&Refract Surg. 2011;37:1009–14.
32. L.Jiang,K.Zhang,W.Heetal.Perceived pain during cataract surgery with topical anesthesia: a comparison between first-eye and second-eye surgery. J Ophthalmol. 2015;2015: Article ID 383456, 6 pages.
33. Zhu X, Wol D, Zhang K, et al. Molecular inflammation in the contralateral eye after cataract surgery in the first eye. Investigative Opthalmology & Visual Science. 2015;56(9):5566–73.
34. Crosby NJ, Shepherd D, Murray A. Mechanical testing of lid speculae and relationship to postoperative ptosis. Eye (Lond). 2013;27(9):1098–101.
35. Singh SK, Sekhar GC, Gupta S. Etiology of ptosis after cataract surgery. J Cataract Refract Surg. 1997;23:1409–13.
36. Paris GL, Quickert MH. Disinsertion of the aponeurosis of the levator palpebrae superioris muscle after cataract extraction. Am J Ophthalmol. 1976;81(3):337–40.
37. Bouffard & Dean M. Cestari (2018) Diplopia after Cataract Extraction, Seminars in Ophthalmology, 33:1, 11–16. https://doi.org/10.1080/08820538.2017.1353806.
38. Nayak H, Kersey JP, Oystreck DT, Cline RA, Lyons CJ. Diplopia following cataract sugery: A review of 150 patients. Eye. 2008;22:1057–64. https://doi.org/10.1038/sj.eye.6702847.
39. Dempsey GA, Barrett PJ, Kirby IJ. Hyaluronidase and peri- bulbar block. Br J Anesthes. 1997;78:671–4.
40. Samuel Williams G, Radwan M, Menon J. Cataract surgery planning in amblyopic patients—which eye first? Awareness of the potential for post-operative diplopia amongst consultant ophthalmic surgeons in Wales. Ulster Med J. 2013;82(2):82–4.
41. Norregaard JC, Thoning H, Andersen TF, et al. Risk of retinal detachment following cataract extraction: results from the International Cataract Surgery. Outcomes Study. Br J Ophthalmol. 1996; 80:689–693.
42. Coppé AM, Lapucci G. Posterior vitreous detachment and retinal detachment following cataract extraction. Curr Opin Ophthalmol. 2008;19(3):239–42.

第 2 章

白内障手术时机

Alfonso Vasquez-Perez，Christopher Liu，John Sparrow

白内障手术不仅提高了患者的生活质量，降低患者跌倒和车祸的风险，而且与未接受手术的患者相比，其长期死亡风险降低了 40%[1-4]。虽然治疗白内障的唯一方法是手术，但合适的手术时机取决于患者个体的视力需求。临床医师的责任是教育和给予患者足够的宣教资讯，使他们能够对白内障手术做出独立和清晰的决定。是否做白内障手术的决定取决于手术的益处是否大于患者可能面临的风险。

患者什么时候应该接受白内障手术？

白内障手术的时机因人而异，这个问题并没有统一的答案。除了临床检查外，从患者那里获取信息对于阐明每例患者的最佳手术计划至关重要。例如，一例有驾驶需求的患者可能比不需要驾驶的患者需要更早进行白内障手术。在传统上，视力一直是决定是否进行手术的主要标准。这种方法并不理想，因为患者对视觉损害的耐受程度不同，并且视觉损害不一定与视力相符。

为了指导临床医师和患者，美国眼科学会制作了一份问卷，列出了 4 个问题给患者，以帮助患者确定自己是否准备好接受白内障手术，问题如下[5]：

1.您的白内障是否影响您的日常或职业活动？

对于那些需要清晰的视力来工作、开车或有阅读、烹饪或缝纫等爱好的人来说，缺乏对比度和清晰度的视觉可能会让他们感到困难。

2.您的白内障是否影响了您夜间安全驾驶的能力？

白内障会使得灯光周围出现光晕，以及在光线较暗的环境下视物困难，从而影响夜间安全驾驶的能力。更严重的白内障会导致视力下降，甚至无法通过驾照所需的视力测试。

3.您的白内障妨碍了您喜欢的户外活动吗?

白内障会增加对眩光的敏感性,这对那些喜欢滑雪、冲浪和其他户外活动的人来说尤其麻烦。白内障还会导致两眼之间的视力差异,从而影响高尔夫球手所需的远距离视力。

4.您还可以用其他方法治疗白内障吗?

决定推迟白内障手术的患者可以采用一些调整措施来改善视力,比如在家里或办公室安装更明亮的灯光和选用对比鲜明的颜色进行装饰,戴偏光太阳镜和宽檐帽以减少眩光,以及使用放大镜方便阅读。

这几个基本问题将有助于确定对白内障患者进行手术治疗是否合适。对于那些开车的患者来说,如果视力仍然在法律要求的范围内(大多数国家要求最好的眼睛的视力是 20/40),并且他们觉得这种情况没有影响生活,则可以延期手术。应建议这些患者继续定期随访,每年一次或两次,如果发现视力下降,应尽早就诊(图 2.1)。

白内障的发展阶段

有些患者可能认为手术需要在白内障发展到一定阶段后才可以进行。这一观点来自现代超声乳化术之前,当时施行的囊内或囊外摘除晶状体的白内障手术具有较高的风险,而且其结果难以预测。因此,手术医师建议推迟手术,直到晚期[6]。如今这样的手术方案已在临床上不适用,现可以在任何阶段通过现代白内障手术移除混浊的晶状体。事实上,即使是透明晶状体,也可以在闭角型青光眼病例中被安全地摘除(即透明晶状体摘除术)[7]。此外,某些类型的白内障可能发展得很快,如后囊膜下型或膨胀型,应告知患者,视力可能在短短几个月内出现明显下降。

患者报告结果评估(PROM)

传统上,视锐度(VA)被用来衡量白内障对人眼视觉的影响,并指导,甚至决定是否需要手术。视力表的设计是用于评估和纠正屈光不正的,它在白内障评估中的局限性是众所周知的[8]。一个重要的局限性是,视力测试是一次只测量一只眼睛的表现,当双眼睁开时,视力结果主要是由较好的那只眼睛的视力所决定。在复杂和运动的真实世界视觉环境中,视力表上 100% 对比度的白底黑字的物像难以获得:丧失对比敏感度;色彩知觉障碍;立体视损失;由于单眼视力差而对日常视力造成的干扰;眩光。

白内障手术的目的是为患者在他们最需要的地方提高视力,例如在他们自己的

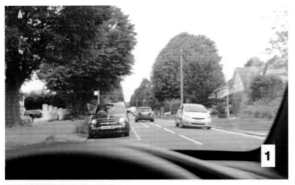

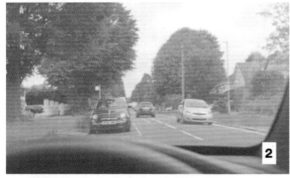

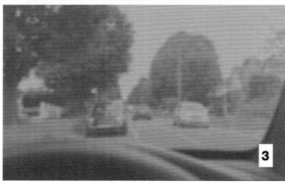

图 2.1　不同阶段白内障对驾驶员的影响模拟图。上图(1)没有任何白内障存在时可看到的路况；中图(2)轻到中度白内障，但视力仍然高于法定驾驶要求，在这个阶段可以延迟手术；下图(3)显示白内障已经发展到重度，视力已低于法定驾驶要求，需要进行手术。

日常环境中。在"以患者为中心"和"以价值为基础"的护理背景下，需要进行个人整体评估来获取白内障对人们日常"生活体验"视力的影响。为了获取这些信息，需要进行一系列结构化的问卷，即 PROM。可以使用 PROM 测评术前和术后的视力程度，患者自我测量并评估术前的视功能障碍及术后得到的改善程度，即发病情况、结果和获益。同样，在以价值为基础的护理和为白内障手术的公共资金支出提供依据的卫生经济分析也依赖于这些结果。一定量的具有良好心理测试意义的白内障 PROM 的存在彰显了高容量手术服务中改进服务的关键需求[8-10]。

年龄和单侧与双侧手术

手术时机选择还需要考虑年龄和对侧眼的状态。随着人口老龄化的加剧，人们认识到接受白内障手术对老年人有益是很重要的，并且也有足够的证据支持手术决策[11]。没有老视的年轻人也会出现白内障，通常继发于外伤、葡萄膜炎、类固醇用药史、视网膜脱离手术后，以及原有的先天性白内障的进展。对于生活积极、工作要求高的患者，在白内障发展的早期阶段就可能需要手术。尽管可能还有相对好的视力，但白内障对他们日常活动的影响仍然是显著的。当计划对年轻患者进行手术时（无论是单侧还是双侧），应进行详尽的术前沟通，告知患者有关使用单焦点人工晶状体将丧失调节力的问题。当使用单焦点人工晶状体治疗单侧白内障时，习惯上会把目标屈光力设置为轻度近视（−0.5~−1.0D），以补偿调节的缺失。当健眼正视或患者能够佩戴单侧角膜接触镜时，这种方法类似于微单视。微单视已被证实在老视患者中是有效的，能完成患者的电脑工作或看手机屏幕这样的任务，而不损害立体视觉[12]。单侧多焦点人工晶状体植入方案仍然存在争议，尽管通过严格的病例选择和详尽的术前沟通眩光和光晕问题以预防术后不满之后，仍可以有成功案例报道[13,14]。在双侧白内障患者中，由于要恢复双眼平衡和矫正屈光参差，不考虑年龄，第二眼手术的指征通常宽于第一眼。一旦确认第一眼已经恢复，第二眼的手术通常在第一眼恢复的几周后进行。在大多数眼科中心，当计划对双眼进行手术时，患者只需要完成一次术前评估，单眼手术成功的病例的术后随访可以由有经验的眼科护士或验光师替代眼科医师完成。ISBCS 提供了最短的视力恢复期，但出于对双眼同时罹患眼内炎的理论风险担忧，该手术尚未被作为标准治疗方法采用[15,16]。

年龄相关性黄斑变性患者的手术时机

许多患者同时患有白内障和年龄相关性黄斑变性（AMD）。虽然这两种情况都会降低视力，但白内障可以通过手术"治愈"。目前，渗出性新生血管性 AMD 也可以通过玻璃腔体注射抗血管内皮生长因子（抗 VEGF）进行治疗，与抗 VEGF 治疗前相比，其效果显著[17,18]。尽管干性 AMD 暂无有效的治疗，但其进展至地图样萎缩的过程通常非常缓慢。在 AMD 患者中，当白内障成为影响视力的显著因素时，同样可以进行白内障手术，但应根据患者的黄斑病变程度告知其实际视力预后。多项研究表明，白内障手术可显著提高 AMD 患者的视力[18-20]。即使在 OCT 显示伴有视网膜积液的湿性 AMD 患者中,白内障手术也被证明是有效的,并不会使潜在的新生血管进程恶化[20,21]。因此,对于正在接受玻璃体内治疗的 AMD 患者也可以进行手术,去除混浊的晶状体将更便于对视网膜病变的观察。同样,这也适用于其他视网膜疾病,如糖尿病性视网膜病变或脉络膜肿瘤,对视网膜的充分观察对诊断和治疗至关重要。对于正在接受抗 VEGF 治疗的白内障患者,建议在玻璃体内注射至少两周以后再进行白内障手术[19,20]。

窄房角和闭角型青光眼

房角关闭疾病被认为是一个重要的眼健康问题,特别是在中国和其他一些亚洲国家。据预测,到 2040 年,闭角型青光眼(ACG)的发生率将增加 50% 以上。随着年龄的增长,晶状体厚度增加,窄房角的眼球更容易发生房角关闭。白内障手术加深了前房,并机械性地打开虹膜角膜构成的房角,通过增加房水外流来降低眼压[23,24]。早期白内障手术和透明晶状体摘除术(CLE)在早期青光眼中的优点已经在各种研究中得到证实[24-27]。在眼压控制和患者生活质量方面,CLE 也被证实优于激光虹膜周边切除术。然而,对于透明晶状体、窄房角且不合并青光眼或合并青光眼但眼压低于 30mmHg(1mmHg=0.133kPa)的患者,CLE 与传统激光虹膜周边切除术相比的益处尚未得到明确证实。在这类患者中,CLE 的缺点之一是屈光结果难以被预测,有报道指出术后屈光结果与目标屈光力存在较大偏差[26]。在这些具有短眼轴、浅前房和晶状体位置前移等眼部解剖特征的患者中,术后获得正视变得更加困难。基于这些原因,对于合并有白内障的窄房角和青光眼患者,可以考虑早期摘除白内障。

Fuchs 角膜内皮营养不良

合并 Fuchs 角膜内皮营养不良(FECD)的白内障患者的手术是一个挑战,手术目的是期望改善视力却也可能诱发角膜失代偿。此外,视力模糊、眩光和对比敏感度下降可能是由角膜病变引起的,但也可能单纯是白内障发展的征象。一般而言中央角膜厚度(CCT)、内皮细胞密度和不常用的角膜后散射被认为与疾病的严重程度相关,可作为需要白内障手术时预判角膜失代偿风险的指标。然而,这些指标对临床决策的预测价值并不理想[28-30]。此外,近年来角膜内皮移植手术,特别是后弹力层角膜内皮移植术(DMEK)的改进,以及患者对术后视力结果的高期望度,促使这些患者接受早期手术干预。

　　单纯进行超声乳化白内障吸除术还是联合或分期进行角膜内皮移植手术是一个常见的术式方案挑战,因为目前并没有简单的指标来预测角膜失代偿。在临床实践中,这些患者的预后判断往往是基于主观的临床判断。美国眼科学会临床指南推荐,CCT 大于 640μm 是 FECD 患者白内障术后角膜失代偿的危险因素[31]。尽管基于 Scheimpflug 成像的新型评分系统正在兴起,但在决定是否单独进行白内障手术或联合角膜内皮移植手术时,该标准仍然是一个常用的临界指标[30,32]。但无论角膜厚度如何,如存在角膜后表面中央呈波状的赘生物将会显著降低视觉质量,因此在这些病例中,建议采用联合/分期角膜内皮移植手术[29]。

　　由于内皮细胞损失与手术时间、晶状体密度和超声能量之间也存在相关性,因此 FECD 合并明显影响视力的白内障时常建议进行早期手术干预[33]。然而,临床医师应该谨记,即使只是计划单纯进行白内障手术的患者也必须被告知,有可能需要进行角膜内皮移植手术来获得完全的视力康复。在 FECD 患者的白内障手术中,使用内聚型–弥散型黏弹剂的软壳技术可能有助于降低角膜失代偿的风险[34]。

既往角膜移植手术史

　　既往角膜移植手术史的白内障患者,应采用与 FECD 或其他内皮细胞密度低的患者类似的处理方案[35,36]。由于角膜内皮移植在有晶状体眼患者中并不常见,因此大多数需要白内障手术的角膜移植患者可能曾经接受穿透性角膜移植术(PK)或深板层角膜移植手术(DALK)。多项研究表明,在具有功能良好植片的角膜移植患者中,白内障超声乳化术和人工晶状体植入术与在没有进行过角膜移植眼球中手术一样安全有效[36,37]。应关注以往排斥反应发作史(DALK 中不存在内皮细胞排斥反应),以及评估角膜中央厚度和内皮细胞密度,以判定术后移植失败的风险和对植片长期存活的影响。

　　在任何类型的角膜移植中,如果透明度足够好,可以进行安全的白内障超声乳化术,相比晚期的白内障手术干预,早期的白内障手术干预可以减少超声能量损伤。切口位置应避免损伤植片和植床的连接部位,在这种情况下应构建巩膜隧道切口。建议使用相对低的瓶高,术中低眼压对角膜内皮的损害较小[38]。术前手术规划中需要考虑的其他因素包括前房深度、虹膜形态、悬韧带完整性、生物测量和屈光结果。在存在高度不规则散光时,不论角膜透明度如何,采用再次 PK、开窗的白内障囊外摘除(ECCE)联合人工晶状体植入的三联手术可能更好。在手术过程中,黏弹剂软壳技术有助于减少内皮细胞损失,但仍应提醒患者存在内皮细胞失代偿的可能性。

最后，在术后角膜移植失败的情况下，DMEK 和后弹力层剥除角膜内皮移植术（DSAEK）的现代技术已被证明可以有效地恢复植片的透明度[39]。

（林英杰 译　王静 校）

参考文献

1.　Schein OD, Cassard SD Tielsch JM et al. Cataract surgery among medicare beneficiaries. Ophthalmic Epidemiol. 2012;19(5):257–64.

2.　Tseng VL, Yu F, Coleman AL. Risk of fractures following cataract surgery in medicare beneficiaries. JAMA. 2012;308(5):493–501.

3.　Meulernes LB, Hendrie D, Lee AH, et al. The effectiveness of cataract surgery in reducing motor vehicle crashes: a whole population study using linked data. Ophthalmic Epidemiol. 2012;19(1):23–8.

4.　Fong C, Mitchell P, Rochtchina, et al. Correction of visual impairment by cataract surgery and improved survival in older persons. The Blue mountains eye study cohort. Ophthalmology. 2013;120:1720–7.

5.　The American Academy of Ophthalmology. When is the right time to have cataract surgery? June 02, 2015.

6.　Venkatesh R, Muralikrishnan R, Balent LC, et al. Outcomes of high volume cataract surgeries in a developing country. Br J Ophthalmol. 2005;89(9):1079–83.

7.　Traverso CE. Clear lens extraction as a treatment for primary angle closure. Lancet. 2016;388(10052):1352–4.

8.　Sparrow JM, Grzeda MT, Frost NA, Johnston RL, Liu CSC, Edwards L, et al. Cat-PROM5: a brief psychometrically robust self-report questionnaire instrument for cataract surgery. Eye (Lond). 2018;32(4):796–805.

9.　McAlinden C, Gothwal VK, Khadka J, Wright TA, Lamoureux EL, Pesudovs K. A head-to-head comparison of 16 cataract surgery outcome questionnaires. Ophthalmology. 2011;118(12):2374–81.

10.　Sparrow JM, Grzeda MT, Frost NA, Johnston RL, Liu CSC, Edwards L, et al. Cataract surgery patient-reported outcome measures: a head-to-head comparison of the psychometric performance and patient acceptability of the Cat-PROM5 and Catquest-9SF self-report questionnaires. Eye (Lond). 2018;32(4):788–95.

11.　Theodoropoulou S, Grzeda MT, Donachie PHJ, Johnston RL, Sparrow JM, Tole DM. The Royal College of Ophthalmologists' National Ophthalmology Database Study of cataract surgery. Report 5: clinical outcome and risk factors for posterior capsule rupture and visual acuity loss following cataract surgery in patients aged 90 years and older. Eye (Lond). 2019;33(7):1161–70.

12.　Wilkins MR, Allan BD, Rubin GS, et al. Randomized trial of multifocal intraocular lenses versus monovision after bilateral cataract surgery. Ophthalmology. 2013;120:2449–55.

13.　Levinger E, Levinger S, Mimouni M, et al. Unilateral refractive lens exchange with a multifocal intraocular lens in emmetropic presbyopic patients. Curr Eye Res. 2019;44(7):726–32.

14.　Alio JL, Plaza-Puche AB, Fernandez-Buenaga R, Maldonado M. Multifocal intraocular lenses: an overview. Surv Ophthalmol. 2017;62:611–34.

15.　Arshinoff SA, Bastianelli PA. Incidence of postoperative endophthalmitis after immediate sequential bilateral cataract surgery. J Cataract Refract Surg. 2011;37(12):2105–14.

16.　O'Brien JJ, Gonder J, Botz C, Chow KY, Arshinoff SA. Immediately sequential bilateral cataract surgery versus delayed sequential bilateral cataract surgery: potential hospital cost savings. Can J Ophthalmol. 2010;45(6):596–601.

17.　Bloch SB, Larsen M, Munch IC. Incidence of legal blindness from age-related macular degeneration in Denmark: year 2000 to 2010. Am J Ophthalmol. 2012;153(2):209–13. e2. https://doi.org/10.1016/j.ajo.2011.10.016.

18. Teh BL, Megaw R, Shyamanga Borooah S, et al. Optimizing cataract surgery in patients with age-related macular degeneration. Surv Ophthalmol. 2017;62:346–56.
19. Starr MR, Mahr MA, Barkmeier AJ, et al. Outcomes of cataract surgery in patients with exudative age-related macular degeneration and macular fluid. Am J Ophthalmol. 2018;192:91–7.
20. Kessel L, Koefoed T, Torben L, et al. Cataract surgery in patients with neovascular age-related macular degeneration. Acta Ophthalmol. 2016;94:755–60.
21. Casparis H, Lindsley K, Kuo IC, Sikder S, Bressler NM. Surgery for cataracts in people with age-related macular degeneration. Cochrane Database Syst Rev. 2017;2:CD006757. https://doi.org/10.1002/14651858.cd006757.
22. Tham YC, Li X, Wong TY, Quigley HA, Aung T, Cheng CY. Global prevalence of glaucoma and projections of glaucoma burden through 2040: a systematic review and meta-analysis. Ophthalmology. 2014;121(11):2081–90.
23. Young CE, Seibold L, Kahook M. Cataract surgery and intraocular pressure in glaucoma. Curr Opin Ophthalmol. Publish Ahead of Print, November 04, 2019. https://doi.org/10.1097/icu.0000000000000623.
24. Tarongoy P, Ho CL, Walton DS. Angle-closure glaucoma: the role of the lens in the pathogenesis, prevention, and treatment. Surv Ophthalmol. 2009;54(2):211–25.
25. Razeghinejad MR, Myers JS. Contemporary approach to the diagnosis and management of primary angle-closure disease. Surv Ophthalmol. 2018;63:754–68.
26. Day AC, Cooper D, Burr J, et al. Clear lens extraction for the management of primary angle closure glaucoma: surgical technique and refractive outcomes in the EAGLE cohort. Br J Ophthalmol. 2018;102:1658–62. https://doi.org/10.1136/bjophthalmol-2017-311447.
27. Azuara-Blanco A, Burr J, Ramsay C, et al. Effectiveness of early lens extraction for the treatment of primary angle-closure glaucoma (EAGLE): a randomised controlled trial. Lancet. 2016;388:1389–97.
28. Van Cleynenbreugel H, Remeijer L, Hillenaar T. Cataract surgery in patients with Fuchs' endothelial corneal dystrophy: when to consider a triple procedure. Ophthalmology. 2014;121(2):445–53.
29. Wacker K, McLaren JW, Amin SR, Baratz KH, Patel SV. Corneal high-order aberrations and backscatter in Fuchs' endothelial corneal dystrophy. Ophthalmology. 2015;122(8):1645–52.
30. Arnalich-Montiel F, Mingo-Botin D, Dearriba Palomero P. Preoperative risk assessment for progression to descemet membrane endothelial keratoplasty following cataract surgery in Fuchs endothelial corneal dystrophy. Am J Ophthalmol. 2019;208:76–86.
31. Olson RJ, Braga-Mele R, Chen SH, et al. Cataract in the adult eye preferred practice pattern! Ophthalmology. 2017;124(2):P1–119.
32. Patel SV, Hodge DO, Treichel EJ, et al. Predicting the prognosis of fuchs endothelial corneal dystrophy by using Scheimpflug tomography. Ophthalmology Article in Press: Corrected Proof.
33. Storr-Paulsen A, Norregaard JC, Ahmed S, et al. Endothelial cell damage after cataract surgery: divide-and-conquer versus phaco-chop technique. J Cataract Refract Surg. 2008;34(6):996–1000.
34. Arshinoff SA. Dispersive-cohesive viscoelastic soft shell technique. J Cataract Refract Surg. 1999;25(2):167–73.
35. Krysik K, Dobrowolski D, Wroblewska-Czajka E, et al. Comparison of the techniques of secondary intraocular lens implantation after penetrating keratoplasty. J Ophthalmol. 2018; Article ID 3271017, 8 pages. https://doi.org/10.1155/2018/3271017.
36. Acar BT, Utine CA, Acar S, et al. Endothelial cell loss after phacoemulsification in eyes with previous penetrating keratoplasty, previous deep anterior lamellar keratoplasty, or no previous surgery. J Cataract Refract Surg. 2011;37(2013–2017):22.
37. Den S, Shimura S, Shimazaki J. Cataract surgery after deep anterior lamellar keratoplasty in age and disease matched eyes. J Cataract Refract Surg. 2018;44:496–503.
38. Suzuki H, Oki K, Shiwa T, et al. Effect of bottle height on the corneal endothelium during phacoemulsification. J Cataract Refract Surg. 2009;35(11):2014–7.
39. Pasari A, Price MO, Feng MT, et al. Descemet endothelial keratoplasty for failed penetrating keratoplasty: visual outcomes and graft survival. Cornea. 2019;38:151–6.

第 **3** 章

危险分层

Ahmed Shalaby Bardan，Christopher Liu，John Sparrow

　　什么是危险分层？简而言之，并不是所有的白内障病例都是一样的，由于手术操作难易程度和（或）组织结构的特殊性（如假性囊膜剥脱综合征性白内障合并小瞳孔、悬韧带异常及青光眼），某些病例更易发生并发症，被称为高危病例。危险分层是一种识别或预测患者具有较高手术并发症发生风险的方法，文中将其用于白内障手术。基于白内障手术患者大数据库，统计并发症发生率，分析患者及其眼部的特征因素，以此可以量化各种危险因素的发生风险[1]。

　　对存在风险的病例进行累计危险因素评估对于医患双方均有重要意义。首先，充分告知患者白内障手术中特定并发症发生风险的相关信息，让患者知情同意选择时能够充分评估自身的收益风险比。其次，手术团队可以及时调整执行方案以降低高危病例的手术风险，例如，安排经验丰富的高年资术者完成高危病例的手术。

　　近 10 年来，复杂白内障和合并其他疾病的白内障病例问题越来越突出。由于常规白内障手术时间短，即使由经验不足的医师完成也能够获得较好的效果，因此眼科中心等医疗机构多倾向于将常规病例安排在优先治疗名单上。而传统国家医疗服务体系（NHS）将面对更多复杂的病例，这种复杂情况不仅限于眼科疾病。这些复杂病例的诊治会对收治医院和责任医师的统计数据产生不利影响。每例患者的平均诊疗花费很高（包括更高时间成本的投入、昂贵手术设备的使用、用玻璃体切除设备处理并发症的高风险、视网膜脱离和眼内炎发生的风险提高、需要进一步住院治疗等）。

　　由于病例复杂程度存在差异性，同一名外科医师在不同的 NHS 医院或私立医院可能有不同的诊疗统计数据。由于病例组合问题，擅长治疗复杂病例的手术医师相较于普通同行可能得到更差的诊疗统计数据。皇家眼科医学院国家眼科数据库（NOD）通过从历史数据中导入病例复杂程度调整模型在一定程度上解决了这一问题,该模型每隔几年被核查一次。这种方式旨在调整手术医师或治疗中心病例的复杂程度,从而鼓励复杂手术的承担者使其获得尽可能公平的比较结果,而不推诿复杂手术。

NOD 是为了便于国家审计和提供研究数据而建立, 能够比较眼科医师与其匿名同行的手术效果,并提供再验证标准的证据基础。NOD 审核收集了在英格兰和威尔士进行的白内障手术数据,并为眼科手术医师、医疗服务体系和公众提供绩效基准报告,以期为患者提供更好的医疗服务。

后囊膜破裂伴或不伴玻璃体脱出风险

后囊膜破裂(PCR)伴或不伴玻璃体脱出是白内障手术中最常见的并发症之一。因其常需额外的手术操作、更多次数的术后随访,以及更易发生的术后并发症,且可能会对术后远期视力效果造成不利影响,PCR 需要被关注与重视。作为手术并发症,PCR 常被用于评估白内障手术质量。由于 PCR 的总体发生率较低,因此术前识别 PCR 的危险因素比较困难,但是一旦确定存在危险因素,则更有利于与患者进行术前知情同意,并有利于眼科医师及时调整其手术方案。

一项对 55 567 名参与者进行的前瞻性队列研究发现, 具有以下术前特征的患者在白内障手术中发生后囊膜破裂的概率更高(表 3.1)[2]。

表 3.1 发生 PCR 的术前危险因素及比值比

危险因素	校正 OR 值(95% 可信区间)
男性	1.10 (1.03, 1.18)
80~89 岁	1.15 (1.01, 1.32)
瞳孔中等大小	1.21 (1.09, 1.34)
青光眼	1.23 (1.10, 1.38)
既往玻璃体切割手术史	1.40 (1.10, 1.79)
年龄 ≥90 岁	1.56 (1.30, 1.88)
高级培训医师(研究员及专科主治医师)	1.71 (1.59, 1.85)
眼底窥不见/玻璃体混浊	1.72 (1.33, 2.22)
小瞳孔	1.72 (1.48, 1.99)
其他	1.83 (1.60, 2.10)
假性囊膜剥脱综合征/晶状体震颤	2.51 (2.07, 3.04)
初级培训医师	2.85 (2.53, 3.20)
棕色白内障/白色白内障	3.36 (2.95, 3.82)

与主任医师相比较,培训期的手术医师(如住院医师、主治医师)在白内障手术中 PCR 的发生率更高,但不同培训级别医师间的差异不显著。

在年龄方面,与手术年龄低于 60 岁的患者相比,70 岁以上患者在白内障手术中发生 PCR 的概率更高,但在 60~69 岁的年龄段无显著差异[2]。

该研究还报道,对于在白内障围术期服用多沙唑嗪或术中无法保持平躺体位的患者,其发生 PCR 的概率更高[2]。

危险分层工具

有不少危险分层评分工具将 PCR 作为主要的并发症指标与其他术前存在的危险因素做相关性分析。Muhtaseb 等和 Habib 等也均成功开发出简单的评分系统,用于预测白内障手术的相关并发症。这两个系统都是基于同一原则,即为每一个可能增加手术并发症发生率的独立危险因素分配分值,然后将这些分值相加并得出患者的术前总分,即为潜在并发症评分。每个评分系统的危险因素的分值分配方式如表 3.1 所示。

这两种评分系统所用的数据均易于在门诊获得而不需要更深入的详细调查[3,4](表 3.2)。

表 3.2   Muhtaseb[3]和 Habib[4]评分系统对危险因素的分值分配

危险因素	分值分配	
	Muhtaseb 评分系统	Habib 评分系统
手术医师评估的各项风险 (例如,患者眼位或体位不佳)	1	–
无法平躺(脊柱畸形、哮喘、心力衰竭)	–	1
过度紧张	–	1
头部震颤	–	1
既往闭角型青光眼史	–	1
对侧眼并发症史	–	1
玻璃体切割手术史	1	1
角膜瘢痕/角膜混浊	1	1
浅前房	1	1
散瞳困难和(或)虹膜后粘连	1	1
假性囊膜剥脱综合征	3	1
晶状体震颤/悬韧带松弛	3	1

(待续)

表 3.2(续)

危险因素	分值分配	
	Muhtaseb 评分系统	Habib 评分系统
高度屈光不正(6D 以上近视或远视)	1	–
高度近视(眼轴 > 27mm)	–	1
高度远视(眼轴 < 20mm)	–	1
年龄>88 岁	1	–
核硬度 1~2 级	–	1
核硬度 3 级	–	2
过熟/棕褐色/白色/硬核/全白内障	3	3
后囊膜混浊	1	–
后极性白内障	1	–

Muhtaseb 等按照评分将患者划分为不同危险组:0 分为组 1,1~2 分为组 2,3~5 分为组 3,≥6 分为组 4。

 Najjar 和 Awwad 开发了另一款评分系统[5]。一项有关 1883 名参与者的回顾性队列研究所提供的中等质量证据显示,对于 Najjar–Awwad 危险分层评分超过 6 分的白内障患者,其发生有临床意义的手术并发症的风险增加。

 NOD 针对 180 000 台白内障手术进行了分析并确定了一组危险因素,其可以在国家白内障审计中用于对手术医师和治疗中心的数据进行风险调整。基于此分析数据,建立了术中后囊膜破裂(如上所述)和白内障手术相关视力丧失(术前至术后视角增加一倍或更严重)的风险模型[5]。注册眼科医师可以在 NOD 网站上免费下载这些风险模型电子表格计算器(https://www.nodaudit.org.uk/analysis)。这些风险模型对于患者、手术医师及医疗服务提供者的应用益处如表 3.3 所述。

当前危险分层工具的不足之处

 现有的评分系统采用的是针对独立危险因素的定性分析,而不是定量分级评分系统。有一些耗时的因素,如患者的体位摆放困难,可能会增加在手术室的整体时长,但不增加实际的手术时间和难度。

 手术能力是一个重要因素,但其不完全取决于手术医师的等级。一些规培医师拥有,甚至超越某些主任医师的高超手术技术。

 值得注意的是,也有一些其他因素会影响白内障手术的结果,包括生物测量的

表 3.3   NOD 审计中用于调整手术医师和治疗中心病例复杂程度的危险因素

后囊膜破裂	视力丧失
患者,眼部情况	
手术医师级别	术前视力
年龄	年龄
综合贫困指数	后囊膜破裂
无法平躺	
性别	
眼部手术次数(第一眼/第二眼)	
合并的眼部疾病	
弱视	年龄相关性黄斑变性
棕褐色/白色白内障	弱视
糖尿病性视网膜病变	角膜病变
高度近视	糖尿病性视网膜病变
眼底窥不见/玻璃体混浊	青光眼
视神经/中枢神经系统疾病	高度近视
其他黄斑病变	遗传性眼病
既往小梁切除术史	其他黄斑病变
假性囊膜剥脱综合征/晶状体震颤	其他视网膜病变
未明确的其他眼部疾病	玻璃体切割手术史
	未明确的其他眼部疾病

准确性、手术规划、手术经验、病区和手术室工作人员的协作性、设备的标准、维修保养、质量检测、清洁和消毒等。

建议

对拟行白内障手术的患者使用经过验证的危险分层算法,以识别并确定发生术中和术后并发症的高风险人群。

向患者解释危险分层的结果,告知并与其讨论该结果对于手术选择意向的影响。

为了尽量降低术中及术后并发症的发生风险,培训阶段的手术医师应该在病例选择和手术监督方面受到密切管理。随着手术经验的增加,对于经验较多的培训医师,可逐步增加病例的复杂性。对于受并发症结果影响严重的患者,应当格外谨慎(如独眼患者)。

　　将疑难复杂病例分配给更有经验的主任医师,并安排更长的手术时间。应用病例复杂程度调整模型将利于确保评审公平性。

　　应向可能发展为硬核白内障的患者解释,如果拖延太长时间手术,白内障会变得更加致密且手术并发症发生风险会显著增加。

(王静　吴海娟　译　　武哲明　校)

参考文献

1. Liu C. Risk stratification for the humble cataract. Br J Ophthalmol. 2004;88(10):1232–3.
2. Narendran N, Jaycock P, Johnston RL, et al. The Cataract National Dataset electronic multi-centre audit of 55,567 operations: risk stratification for posterior capsule rupture and vitreous loss. Eye (Lond). 2009;23(1):31–37.
3. Muhtaseb M, Kalhoro A, Ionides A. A system for preoperative stratification of cataract patients according to risk of intraoperative complications: a prospective analysis of 1441 cases. Br J Ophthalmol. 2004;88(10):1242–6.
4. Habib MS, Bunce CV, Fraser SG. The role of case mix in the relation of volume and outcome in phacoemulsification. Br J Ophthalmol. 2005;89(9):1143–6.
5. Najjar DM, Awwad ST. Cataract surgery risk score for residents and beginning surgeons. J Cataract Refract Surg. 2003;29(10):2035–6.
6. The National Ophthalmology Database (NOD). https://www.nodaudit.org.uk/. Accessed 20 Nov 2019.

第 **4** 章

麻醉方式选择

Richard M. H. Lee, Tom Eke

"麻醉"一词用来描述在手术中控制患者疼痛和消除体动的技术。对于眼科医师而言,其主要指镇痛(减少或消除疼痛)和制动(减少或消除眼动)。全身麻醉技术(包括意识丧失和记忆缺失)在 19 世纪中期首次被提出,局部麻醉技术(使患者在清醒状态下进行无痛手术)在 19 世纪末期被提出。在此之前,外科医师(包括白内障手术医师)需要强壮的助手协助以尽可能使患者保持不动,并依靠酒精(乙醇)和(或)植物提取物来尽量减少手术疼痛及其相关的体动。最早记载的现代局部麻醉的使用是在 1884 年,当时将可卡因提取物作为眼科手术麻醉剂。到 1884 年底,眼科医师已经使用可卡因进行球后麻醉、球周麻醉、筋膜下麻醉、表面麻醉和前房麻醉[1]。这些技术逐步经历更新和改进,而原理基本一致。如果患者存在术前焦虑,可以通过镇静药物和(或)静脉镇静来控制。

在英国和许多其他国家,绝大多数白内障手术是在局部麻醉(LA)下完成的。然而,对于不符合局部麻醉标准的患者,可能需要全身麻醉,或静脉镇静,或特殊的局部麻醉技术。麻醉方法选择应纳入术前准备过程中,该过程应该是手术医师、护士和手术室工作人员整个团队的协作结果。对于需要全身麻醉或静脉镇静的白内障手术来说,专职麻醉医师是必不可少的,同时也能辅助完成许多其他的局部麻醉手术。麻醉方式的选择与提供是英国国家白内障手术和内眼手术指南的重要主题[2-4]。其他一些国家也有提及麻醉方式的白内障手术指南,但英国是目前唯一有内眼手术局部麻醉指南的国家[3]。

技术概述

本文将依次介绍这些麻醉技术,当然接受经验丰富医师的实践指导是不可替代的。

全身麻醉（GA）。20 世纪的白内障手术大多选择 GA。GA 能提供"完美的"手术条件，因为患者是无意识和无手术记忆的（记忆缺失），且眼球是固定不动的（制动）。因为患者不能听到讨论，GA 更利于手术培训时带教老师与学员的自由交谈。例如，培训者可以在术中指出手术过程易发生危险的操作，而不会引起患者的紧张情绪。但是 GA 也在时间、人员和病床使用方面占用了大量资源，并且有危及生命的并发症发生风险。手术技术的改进使得局部麻醉成为当今白内障手术的首选麻醉技术[3]。

GA 现在用于特殊白内障患者，例如儿童患者、有严重精神/情绪问题的患者、不能配合的认知障碍或痴呆、极度焦虑、非控制性运动障碍患者等。许多行 GA 的白内障患者如今也可以作为日间病例进行管理，但应让其术后在医院过夜留观。具体关于 GA 的必要准备和技术不在本章节的讨论范围内。

球后麻醉（RBA）。作为 20 世纪上半叶主要使用的局部麻醉技术，RBA 在局部麻醉方式列表中被放在首位讨论。RBA 具有良好的镇痛作用，并且能通过阻断眼外肌运动而使眼球固定不动。但 RBA 也被认为是最具有威胁视力或危及生命并发症风险的局部麻醉方式。全国系列调查显示，尽管 RBA 在一些国家仍被广泛使用，但在英国已基本不再用于白内障手术[5]。2017 年英国国家卫生与临床优化研究所（NICE）发布的成人白内障指南中，称"不为接受白内障手术的患者提供 RBA"[4]。

RBA 是通过一个锋利的针头将局部麻醉药物注入眼球后面的眶内[6]。RBA 因针尖指向球后，并在四条直肌的"肌锥"内，也被称作肌锥内阻滞麻醉。尽管有一定的严重并发症发生风险，但 RBA 能实现良好的镇痛和固定眼球作用。最主要"威胁视力"的并发症是刺穿眼球或视神经，或严重眶内动脉出血。长眼轴（近视）、后巩膜葡萄肿、眼球与眶缘位置异常、针头过长、注视方向错误等均会增加眼球穿孔的风险。针头损伤视神经也可能导致部分或完全视力丧失。视力丧失可能是由血管阻塞或不明原因造成的。不小心把局部麻醉药物注射到视神经周围的包绕鞘膜间隙，则会使药物进入颅内。这种"脑干麻醉"发生在 RBA 后几秒或几分钟内，从而导致意识丧失、呼吸暂停、癫痫发作、血压不稳定和低血压。通过提供即时生命支持并转到重症监护室，大多数患者能够恢复[3]。

球周麻醉（PBA）。这项技术也需要应用锋利针头进行眶内注射，但与 RBA 不同的是，这是一种"锥外"注射技术，针头远离眼球和肌锥[6]。PBA 同样也能提供良好的感觉神经与运动神经阻滞，实现镇痛与制动目的。一些医师建议应用双针法，第一针从颞下眶缘进针,第二针从眶内侧进针。然而,第一针的注射药量可能会将眼球推向居中,增加眼球穿孔的风险[7]。尽管 PBA 也被报道会发生 RBA 时所有威胁视力和危及生命的并发症,但相较于 RBA,大部分人认为 PBA 导致严重并发症的概率不高。1996 年的一项调查结果报道了患者因局部麻醉而发生死亡的情况,约 2% 的英国眼科医师亲身经历过患者因局部麻醉而死亡——几乎所有的局部麻醉方式都是 RBA 或 PBA[8]。

对于极少数需要眶内阻滞麻醉的白内障患者,大部分手术医师更倾向应用 PBA 而不是 RBA。英国 NICE 指南建议,大多数成年白内障手术应采用筋膜下麻醉或表面麻醉(见下文),但"当条件不允许时,可考虑 PBA"[4]。目前建议实施 PBA 时,应用短针且只注射一次,并应该在颞下象限外或(最好)通过内眦区域[9]。

筋膜下麻醉(STA)。该技术使用钝针将局部麻醉剂注射至球后空间,从而避免了局部阻滞麻醉的针头相关风险。同样,STA 在镇痛和控制眼球运动方面能起到良好的阻滞作用,但需要更大剂量的局部麻醉剂(大约 3.5mL 或更多)才能完全控制眼球运动。许多白内障手术医师认为,STA 能够在低并发症发生风险下实现镇痛、制动与患者满意三者的最佳平衡状态。2013 年英国全国调查显示,超过 50% 的白内障手术将 STA 作为局部麻醉方式[5]。2017 年 NICE 指南指出,英国手术医师应该"为白内障手术患者提供筋膜下或表面麻醉(联合或不联合前房麻醉)"[4]。

大多数临床医师会使用特制的金属针头(例如,Stevens 型或 Eagle 型),但也可能使用其他类型的钝金属针头或静脉针的塑料部分进行麻醉。钝针将大大减少阻滞麻醉时锋利针头的相关风险[10]。也有关于眼球穿孔的报道,例如,眼球巩膜薄或筋膜囊存在瘢痕试图进行分离时。如果进针过于靠后,则会损伤视神经附近的睫状后短动脉,并引起视神经乳头或脉络膜缺血。进针更深同样将面临视神经损伤,甚至脑干麻醉的风险:有报道称,使用 STA 也会像局部阻滞麻醉一样导致死亡。

大多数临床医师会使用弹簧剪刀在结膜和筋膜层做一个小的剪开口,以便使针头进入筋膜下空间。推荐的方法是在鼻下象限的角巩膜缘后约 5mm 处剪开,暴露巩膜,并进针至赤道部后再缓慢注射[11](图 4.1)。若不使用剪刀,可以使用笔尖型工具制作初始点[如泪点扩张器或"结膜探针"(Blink Medical, Solihull, UK)]。有经验的临床医师也可以使用无创的 STA 技术,而不使用剪刀或探针,并将金属针头直接穿过结膜和筋膜[12]。

表面麻醉(TA)**和表面麻醉–前房内麻醉**(TA–ICA)。此方法将局部麻醉剂给药于眼前部组织。大多数临床医师使用局部麻醉滴眼液,但也可以使用局部麻醉凝

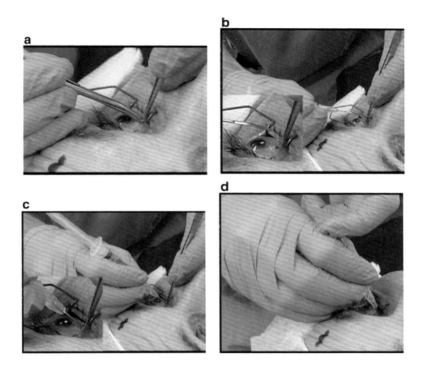

图 4.1　STA。(a)使用器械为圆头弹簧剪刀(如 Westcott)和结膜镊(如 Moorfelds)。开睑器开睑,应用局部麻醉剂和碘剂进行表面麻醉和消毒。在鼻下象限的角巩膜缘后约 5mm 的结膜和筋膜层做一个小的剪开口,暴露巩膜,创造空间。(b,c)在筋膜下沿着巩膜的弧度逐渐进针至赤道部后面。(d)缓慢注入局部麻醉剂,然后拔出针头。

胶[6]。TA 避免了阻滞麻醉及 STA 的所有风险。但是,TA 没有控制眼球运动作用,而眼球运动可能会导致手术并发症的发生。

TA-ICA 是在 TA 基础上,于手术开始时向前房内注射局部麻醉剂[13]。TA-ICA 可以使用不含防腐剂的利多卡因溶液,也可以与黏弹剂混合应用(例如,Visthesia®,Carl Zeiss Meditec, Jena, Germany)。研究表明,前房内使用利多卡因对角膜内皮是安全的[13]。

一些医师会使用面神经阻滞麻醉,以减少 TA 中的眼睑挤压与瞬目。现代开睑器的发展应用,使面神经阻滞麻醉不再必要且应用极少。当必须应用时,最好使用 Van Lint 麻醉法,将麻醉剂注射到外眦缘后的眼轮匝肌。其他更靠近神经主干端的阻滞方式可能会导致严重的并发症。

如果使用凝胶进行 TA,那么需重点考虑术前碘溶液的有效性。术前常规使用碘剂(或等量碘)对结膜囊进行消毒。然而,如果使用凝胶进行 TA,则它可能会对共生细菌形成物理屏障,从而阻止碘剂接触到它们。因此,需要在使用凝胶之前先进行碘剂消毒,或者先彻底冲净结膜囊的凝胶再使用碘剂消毒。大多数医师认为,最适宜的方法是不使用局部麻醉凝胶,而是使用局部麻醉滴剂,然后再进行碘剂消毒。

由于 TA 和 TA-ICA 并不影响眼外肌,因此在手术中会出现眼球转动。手术医师可以利用这一点,指导患者一直注视显微镜的光线,减少眼球运动,并保持眼球在"视轴上"位置,便于手术。这种"可动眼球"特别适用于不能在手术显微镜下采用标准体位的患者,例如,端坐呼吸或驼背患者。然而,一小部分患者无法保持眼球静止不动,这时可以补充给予 STA。如果 TA 的患者抱怨显微镜光线太亮,通常只需先调暗光线,然后一分钟左右再次调亮即可。

由于 TA 时存在眼球转动,因此 TA 是否会增加手术并发症风险仍存在争议。支持者认为 TA 使手术更易于操作,因为无论是 STA 或 PBA 等局部阻滞麻醉方式,均可能会导致玻璃体腔压力增高,而制动的眼球也不在视轴上居中。有综述比较了局部阻滞麻醉和 TA,或其他"非制动型"局部麻醉方式,发现后囊膜破裂的发生率并无差异[14]。

球结膜下麻醉。白内障手术开始时,手术医师可在球结膜下注射 0.5~1mL 的局部麻醉剂。在行巩膜隧道切口的超声乳化手术中多选择球结膜下麻醉。现在大多数手术医师选择行透明角膜切口,因此白内障手术中球结膜下麻醉方式已很少被使用。该麻醉方式在不需要完全制动的青光眼手术(如小梁切除术)中仍是常用的。

镇静药物和静脉镇静。大部分或几乎所有患者对白内障手术都会有一定程度的焦虑。多数情况下,可以通过在术前对患者仔细解释白内障手术过程而大大减少这种焦虑。大多数患者都喜欢在手术过程中有人可以握着他们的手,并被提示"如果您有任何不适或担忧,可以握紧我的手"。

大部分患者均可以通过术前被充分告知而缓解焦虑,但有些患者需要应用镇静药物或静脉镇静。低剂量的苯二氮䓬类药物口服(如安定 5mg)能够让患者轻松缓解焦虑。如若确需静脉镇静,麻醉师需要在充分评估与做好预案的情况下使用静脉镇静药物[3]。

麻醉药物的选择与使用

利多卡因是眼科手术使用的主要局部麻醉药物。它可以用于筋膜下或球周阻滞麻醉。TA-ICA 的利多卡因应选择无防腐剂的。利多卡因的标准浓度为 1% 和 2%。

因为布比卡因的作用时间较长，所以对于极少数需要较长时间的白内障手术而言，布比卡因更利于阻滞麻醉。TA 可以使用丙美卡因、利多卡因、奥布卡因或丁卡因。然而，应用丁卡因存在引起角膜上皮病变的风险，从而可能会导致手术的延期[5]。

肾上腺素曾被添加到局部阻滞麻醉的混合液中。然而，这并没有益处，反而可能会导致特殊情况下的眼部缺血(例如，某些类型的青光眼)，因此不建议使用肾上腺素。透明质酸酶是一种能够帮助局部麻醉混合剂透过眼眶组织的酶。它能更快实现眼球制动，并减少阻滞麻醉后的眼外肌损伤和复视的可能性。然而，在使用动物源性透明质酸酶后，患者偶尔会出现严重的眼眶感染，甚至威胁视力[15]。在美国等国家，可以通过重组 DNA 技术获得透明质酸酶，从而降低其眼眶感染的风险。NICE 白内障手术的指南中写道："考虑将透明质酸酶作为 STA 的辅助成分，特别是在术中需要控制眼球运动时[4]。"

在常规白内障手术中，前房内应用利多卡因可使瞳孔散大，但其效果却不能替代术前散瞳剂。利多卡因和散瞳剂的混合使用更有效，但需要起效时间（长达 90 秒），且散瞳效果达不到术前的标准滴眼液散瞳效果。市售的 Mydrane®(Thea Pharmaceuticals, Clermont- Ferrand,France)，由 1% 的利多卡因、0.02% 的托吡卡胺和 0.31% 的去氧肾上腺素[16]组成。一些临床医师使用 Mydrane 来代替术前散瞳和 TA-ICA，另一些医师则用其处理小瞳孔和术中虹膜松弛综合征(IFIS)。

局部麻醉的并发症和风险管理

前文已经讨论过局部麻醉的主要并发症：锋利针头可导致威胁视力的并发症，包括刺穿眼球或视神经，或严重的动脉出血，称为眶内出血或球后出血[6]。钝针的 STA 可减少却不能消除这种风险[6,10]。PBA 和 STA 均有血管阻塞的风险[17]。有报道称锋利针头阻滞麻醉时会导致脑干麻醉，甚至死亡，STA 也存在此风险[18,8]。局部麻醉也可能因眼外肌的直接损伤或所使用局部麻醉剂的毒性作用而导致复视。有些患者更易发生威胁视力的局部麻醉并发症，临床医师应为这些患者谨慎选择麻醉方式。

针头阻滞麻醉时可能发生严重的动脉出血(眶内出血)，表现为眶压迅速升高和眼球突出，并且眼眶或结膜下可见瘀血。轻者可以通过眼眶加压至出血停止并观察。必要时可给予高渗剂，如乙酰唑胺或甘露醇。更严重的病例可能需要外眦切开术和(或)外眦松解术[19]。这种并发症几乎只发生在锋利针头阻滞麻醉时，而如果采用较远的颞下或内侧入路，则发生率降低[3]。

　　眼球生物测量结果显示,近视的眼轴显著增长。同时,需谨记的是,这些眼球也更宽,且高度近视极有可能合并后巩膜葡萄肿[20]。葡萄肿通常位于眼球颞下,这意味着阻滞麻醉时高度近视眼有更高的眼球穿孔风险[21]。因此,这种情况下最好避免使用阻滞麻醉,如果一定必须进行阻滞麻醉,使用短针内眦入路可以减少穿孔的风险[9]。

　　由于存在眼球穿孔的风险,巩膜变薄和(或)有球结膜瘢痕时不适合选择 STA。眼部存在进展性瘢痕类疾病(如类天疱疮),为避免瘢痕加剧,不建议选择 STA。薄巩膜(如类风湿性疾病或巩膜炎患者)可能会在筋膜囊下麻醉时被金属针头刺破[22]。如果既往有斜视手术或视网膜手术史,特别是有垫压物或环扎带时,分离层间组织为STA 提供空间是很困难的。也有报道,当试图剥离环扎带时发生眼球穿孔的情况[23]。环扎带使眼球酷似“沙漏形”,可能会加重后巩膜葡萄肿的影响。因此,任何一种阻滞麻醉方式对于既往有环扎带的眼球都有更高发生威胁视力的并发症的风险。

　　我们还应该考虑眼球与眼眶的关系。由于随年龄出现的眶脂肪萎缩,老年性白内障患者可能有一定程度的眼球内陷。长期使用前列腺素类滴眼液进行青光眼治疗也会出现这种情况。明显的眼球内陷,或任何明显的眼眶异常,都可能使针头阻滞麻醉中传统的鼻下方入路难以被安全施行。

　　眼球运动障碍(如眼球震颤)患者可能需要局部阻滞麻醉,以便在手术期间使眼球制动。一些先天性眼球震颤患者可能存在注视中间带,若能维持此位置可应用TA,否则仍需要阻滞麻醉。如果患者有严重的头部震颤或其他运动障碍(如帕金森病),可以在一天中患者震颤最小时安排局部麻醉手术,或者必要时选择全身麻醉。

　　眶内注射局部麻醉剂可能导致眼眶感染,细菌会通过局部麻醉的针头/针管被带入眼眶。应在白内障手术前向眼内滴注碘剂或类似消毒剂,以降低眼内炎的风险。为尽量降低眼眶感染的风险,应在任何经结膜局部麻醉手术前滴用消毒碘剂。由于临床上局部麻醉混合物中使用动物源性透明质酸酶,更易出现术后严重的眼眶炎症,因此术后眼眶感染需要口服类固醇和抗生素进行治疗。

　　STA 后可能出现结膜肉芽肿性炎症。控制切口大小和减小分离范围会减少这种情况的发生。

　　“暴盲”一词用来描述手术后无法解释的突发视力丧失。青光眼患者的发生风险更高。麻醉技术可能会导致某些病例的突然失明。可能的原因包括针尖或针管直接损伤视神经、血管阻塞、混合液中肾上腺素引起的血管收缩,或大量局部麻醉剂和(或)局部麻醉后眼眶加压引起的视神经持续的受压等。因此,需要认真掌握局部麻醉技术,以尽量减少"暴盲"的情况出现[6,17]。

总之,我们应该保持警惕,评估发生严重局部麻醉并发症的可能性,为患者和眼部选择正确的麻醉方式,并有合适的预案来处理潜在的问题。2012 年国家皇家学院关于眼科手术局部麻醉的指南指出,任何白内障患者都可能面临危及生命的问题,尽管这可能不是由麻醉引起的。该指南指出,"理想情况下,手术室应配备麻醉师,特别是在复杂白内障病例需要行阻滞麻醉(如球周、球后和筋膜下阻滞)时或对于复杂病例以及手术耗时长的病例。如果医院或眼科中心没有配备麻醉师,只有在手术室有合适的经验丰富的操作者时,才能使用球周或球后麻醉技术。医院应具备独立的病房,能够提供包括重症监护等优质的护理服务,且具有明确的公认的管理方式"[3]。

患者术前准备

在进行白内障手术的术前准备时,应为患者选择更适合的麻醉方式。对于大多数患者而言,局部麻醉是最适合,也是最好的选择[3]。麻醉技术的精准执行取决于白内障类型、眼球、眼眶、患者、手术团队和手术地点等多因素。对于白内障手术,最常见的麻醉方式是 STA 或 TA/TA-ICA。然而,由于病情的特殊性,许多患者需要采用非默认的不同的麻醉方式。因此,术前评估应包括对手术过程的解析、患者焦虑程度的判断和局部麻醉配合程度的评估[3]。最易被提及的问题是,患者是否能够"安静的平躺 20 分钟"。大部分患者均难以达到这一要求。仔细分析患者不能平躺或保持安静的不同原因并予以应对,大多数患者都可以顺利进行白内障手术[24]。

在英国,术前评估通常由经过专科培训的护士完成,他们通过整合手术医师和麻醉师的要求,对患者进行整体评估。2012 年版的《眼科手术局部麻醉指南》中指出,应详细记录患者疾病史,以便制订安全的手术计划,也便于对可能发生的所有紧急情况进行医疗安全管理。重点记录的内容包括既往病史和现病史、药物和过敏史、既往手术史和麻醉史(以及任何并发症)、传染病史、能否安静平卧、社会心理问题(焦虑、迷茫、惊恐发作、幽闭恐惧症等)和沟通问题。

指南指出,对于常规患者的检查包括脉搏(心率和心律)、血压、听力/理解力/配合度,以及震颤/异常运动。对于麻醉师建议给予全身麻醉或静脉镇静的患者,以及术前专业护士评估需要完善相关检查的患者,无论患者是否进行白内障手术,医师都应予以完善检查。作为白内障术前常规检查项目,眼轴长度测量是十分必要的,尤其是拟行阻滞麻醉的患者,其眼轴长度与麻醉方式选择相关。指南建议:对于呼吸困难的患者,需要行脉搏血氧监测,以排除其身体其他部位的脓毒症,并评估术中保持合适体位的能力[3]。

在局部麻醉白内障手术前,大多数患者不需要进行特殊检查。从传统上,白内障患者需要在手术前完善体格检查、抽血化验(全血细胞计数、肾功能检测)和心电图检查。但是一项大样本高证据级别的前瞻性随机试验结果显示,这些检查项目对于常规白内障患者并不是必需的[25,13]。皇家学院指南中指出:"对于没有重大系统性疾病病史且在护士术前评估中无显著异常的患者,不需要进行特殊检查。"一般来说,当病史与体格检查有特殊情况时,即使暂无手术计划,也应该予以进一步完善检查[3]。特殊情况如下:对于使用抗凝药物(尤其是华法林)的患者,应在术前 24 小时内评估其凝血情况/国际标准化比值;透析患者应于手术当天进行电解质检查;传染病系列筛查应符合当地要求。指南中对糖尿病、缺血性心脏病、高血压、使用抗凝药物、肾脏和肺部疾病患者的管理提出了建议。该指南最早提出,对于普遍使用的口服抗凝剂,如阿司匹林,患者无须为常规白内障手术停药。

知情同意

患者术前必须签署白内障手术知情同意书。在撰写本书(2018 年)时,对于麻醉的知情同意书签署并没有具体要求。2012 年的指南指出,应向患者解释手术过程及麻醉方式,应向患者提供书面材料。"知情同意需在充分了解手术和麻醉相关的常规及特殊风险的前提下完成。医师应充分告知患者术中所采取的麻醉方式及可能发生的麻醉风险。尽管不需要单独的麻醉知情同意书,但是应当在病历中将讨论及交代内容予以记录"[3]。

最近,Montgomery 与 Lanarkshire[26]案件突显出充分告知手术风险及并发症的必要性。法院裁定,手术的知情同意过程应该是一场对话,医师不仅要告知手术风险的发生率,同时要告知风险的严重程度及影响。医师应使用通俗易懂的语言进行沟通,应阐述手术的所有重大风险、相关的替代方案及应对措施。评估为"重大风险"的标准为,在一个特殊病例中,"具有清晰辨识力的患者可能会重视的风险,或者医师已知或预期的特定患者可能面临的重要风险"。因此,这意味着临床医师应该讨论拟行麻醉方式(及更改麻醉方式)的相对风险,并将其作为知情同意的重要部分获得患者正式认可。

由于眼科麻醉尚存争议,且相关有效数据缺乏,术前很难进行关于麻醉相对风险的解释与讨论。此外,我们对于不同麻醉方式发生威胁视力和危及生命的并发症的相对风险知之甚少。这些数据需要开展一个大样本的前瞻性随机试验而获得。尽管如此,我们也在临床中观察到,阻滞麻醉更易于发生威胁视力或危及生命的并发症。钝针的 STA 风险降低,而 TA/TA–ICA 几乎不存在这些风险。虽然 TA/TA–ICA 避免了这些重大风险,但潜在的"可动眼球"风险也可能会增加手术并发症。基于循证的 NICE 指南建议成人白内障手术首选 TA/TA–ICA 或 STA, 当这两种方式存在禁忌时可考虑 PBA[4]。这意味着,如果需要在白内障手术中使用阻滞麻醉,应明确记录原因,并与患者讨论风险。

麻醉方式的选择

每一例患者都是不同的,虽然手术团队通常会有默认的首选麻醉方式,但并非每一例患者都合适。以下建议供临床参考。

有准分子激光手术史或其他屈光手术史。在矫正手术前这些患者通常是近视状态。即使患者可能不佩戴眼镜,但眼球仍然是"近视"的,眼球长且宽,可能合并后巩膜葡萄肿。这种情况不建议采用阻滞麻醉,若确实有必要,建议采用内侧入路的 PBA。该情况首选方式为 STA 或 TA/TA–ICA。

近视眼。同上所述。

既往视网膜脱离外路手术史。环扎带可能会使眼球变成"沙漏形",从而产生与后巩膜葡萄肿相同的效果。因此,环扎带可能增加阻滞麻醉时眼球穿孔的风险。环扎带或垫压物存在时难以行 STA。这种情况首选 TA/TA–ICA,特殊情况可考虑行内侧入路的 PBA。

焦虑患者。术前应询问患者对手术感到焦虑的原因。通常,患者所需要的只是解释和安慰。大部分患者担心的是在手术单下他们将无法呼吸,或者无法保持眼睑张开或一动不动。患者缓解焦虑需要的只是一个舒适的手术躺椅、一张手术孔巾和一双能交流的可握紧的手。有了良好的术前评估和解析, 常可以避免使用静脉镇静。也可考虑使用温和的抗焦虑药物,如苯二氮䓬类药物(如地西泮 5mg)静脉镇静或全身麻醉。

幽闭恐惧症患者。同样的,这个问题应该在术前评估时被及时发现。解释和安慰可能是唯一需要的。对于术前评估,应该让患者在手术椅上进行手术单遮盖试验,以确定他们的幽闭恐惧症水平是否能够耐受手术过程。许多患者喜欢手术单远离嘴和鼻子和(或)在手术单上开一个大洞。有些患者需要半透明的手术单,撕除贴纸,或者用包头巾包好暴露的头部和面部,并在手术区域留出 20cm×20cm 的透明黏性贴膜覆盖区域。此外,握手和安慰会很有帮助。在手术开始前,手术医师应确保患者愿意进行手术。

患者不能平躺。患者无法"安静地平躺 20 分钟"的原因很多。常见的是焦虑和(或)幽闭恐惧症。依据患者无法平躺的原因,可以采取不同的应对方法[27]。对于颈部活动灵活的端坐呼吸患者,可以让患者坐直,颈部伸长,并面向头顶的显微镜,手术医师通常需要站着完成手术。如果患者有明显的脊柱侧弯或强直,可能需要采用"面对面直立坐位",术者面向患者,显微镜朝水平方向旋转。此时最好使用 TA/TA-ICA,以确保眼睛在"视轴上"的位置。对于"极其特殊"的情况,如那些体位固定或无法从轮椅转移到手术椅的患者,面对面坐位是非常有用的[28]。

双眼同日连续白内障手术。双眼手术并不需要阻滞麻醉,否则可能意味着两只眼都需要戴眼罩和(或)视力可能在几个小时内很差,直到眼罩被摘除。这些患者通常采用全身麻醉,但如果选择局部麻醉,首选单眼或双眼的 TA/TA-ICA。

白内障手术的最佳麻醉方式

经过上面的讨论,我们发现并没有一种适用于所有白内障患者的最佳麻醉方式。大多数患者适合局部麻醉,更适合 TA/TA-ICA 或 STA。这些局部麻醉方式都不是绝对完美的,也不适合所有眼睛、所有患者或所有手术医师。如上所述,每一种麻醉方式都有其自身的风险,而阻滞麻醉似乎更易于出现威胁视力或危及生命的并发症。因此,决策过程应当在对患者充分评估并讨论不同麻醉方式的风险基础上完成。正如 NICE 指南所阐述的,"如果 STA 和 TA(有或无 TA-ICA)都存在禁忌时,则考虑 PBA。不建议为白内障手术患者施行 RBA"[4]。

如何了解更多有关眼科麻醉的知识?

我们希望本章节能激发读者对眼科麻醉的兴趣。眼部麻醉书籍能更多地解释具体技术[29,6],但这些都不及从专家那里获得亲传身教。一些卓越眼科中心提供眼科麻醉技术培训,世界各地的一些协会也在专业会议中提供实践培训。英国麻醉学协会眼科学分会成立于 20 世纪 90 年代中期,每年都会召开包括实践操作培训在内的年会(www.boas.org)。最早的眼科麻醉协会(美国)在 1987 年举行了第一届学术会议,其后每年在芝加哥举行(www.eyeanesthesia.org)。印度麻醉医师协会眼科论坛每两年举行一次(ofsa.sankaranethralaya.org)。在撰写本书时,一个新的欧洲麻醉师协会眼科学分会正在筹建中(www.boas.org)。每 4 年举办一次的世界眼科麻醉学大会,为眼科医师和麻醉师提供学习和交流的平台。麻醉技术的不断更新将进一步减少并发症,并为所有白内障患者提供更好的术后效果。

(王静 李美鑫 译　武哲明 校)

参考文献

1. Knapp H. On cocaine and its use in ophthalmic and general surgery. Arch Ophthalmol. 1884;13:402.
2. Cataract Surgery Guidelines. The Royal College of Ophthalmologists. 2010.
3. Local anaesthesia for ophthalmic surgery. Joint guidelines from the Royal College of Anaesthetists and the Royal College of Ophthalmologists. 2012.
4. Cataracts in adults: management. National Institute for Health and Care Excellence (NICE). 2017.
5. Lee RMH, Thompson JR, Eke T. Severe adverse events associated with local anaesthesia in cataract surgery: 1 year national survey of practice and complications in the UK. Br J Ophthalmol. 2016;100:772–6.
6. Jaichandran VV, Kumar C. Jagadeesh. Principles and Practice of Ophthalmic Anaesthesia: Jaypee Brothers Medical Publishers; 2017.
7. Ball JL, Woon WH, Smith S. Globe perforation by the second peribulbar injection. Eye. 2002;16:663–5.
8. Eke T, Thompson JR. The National Survey of Local Anaesthesia for Ocular Surgery I. Survey methodology and current practice. Eye. 1999;13:189–95.
9. Kumar CM. Needle-based blocks for the 21st century ophthalmology. Acta Ophthalmol. 2011;89:5–9.
10. Kumar CM, Eid H, Dodds C. Sub-Tenon's anaesthesia: complications and their prevention. Eye. 2011;25:694–703.
11. Guise P. Sub-Tenon's anesthesia: an update. Local and regional anesthesia. 2012;5:35–46.
12. Allman KG, Theron AD, Byles DB. A new technique of incisionless minimally invasive sub-Tenon's anaesthesia. Anaesthesia. 2008;63:782–3.
13. Minakaran N, Ezra DG, Allan BDS. Topical anaesthesia plus intracameral lidocaine versus topical anaesthesia alone for phacoemulsification cataract surgery in adults. Cochrane Database of Systematic Reviews 2020, Issue 7. Art. No.: CD005276. https://doi.org/10.1002/14651858.CD005276.pub4
14. Lee RM, Foot B, Eke T. Posterior capsule rupture rate with akinetic and kinetic block anesthetic techniques. J Cataract Refract Surg. 2013;39:128–31.
15. Silverstein SM, Greenbaum S, Stern R. Hyaluronidase in Ophthalmology. J Appl Res. 2012;12.
16. Labetoulle M, Findl O, Malecaze F, Alio J, Cochener B, Lobo C, Lazreg S, Hartani D, Colin J, Tassignon MJ, Behndig A. Evaluation of the efficacy and safety of a standardised intracameral combination of mydriatics and anaesthetics for cataract surgery. Br J Ophthalmol. 2016;100:976–85.
17. Creese K, Ong D, Sandhu SS, Ware D, Alex Harper C, Al-Qureshi SH, Wickremasinghe SS. Paracentral acute middle maculopathy as a finding in patients with severe vision loss following phacoemulsification cataract surgery. Clin Exp Ophthalmol. 2017;45:598–605.
18. Quantock CL, Goswami T. Death potentially secondary to sub-Tenon's block. Anaesthesia. 2007;62:175–7.

19. Burkat C, Lemke B. Retrobulbar hemorrhage: anterolateral anterior orbitotomy for emergent management. Arch Ophthal. 2005;123:1260–2.

20. Ohno-Matsui K. Proposed classification of posterior staphylomas based on analyses of eye shape by three-dimensional magnetic resonance imaging and wide-field fundus imaging. Ophthalmology. 2014;121:1798–809.

21. Edge R, Navon SE. Scleral perforation during retrobulbar and peribulbar anesthesia: risk factors and outcome in 50,000 consecutive injections. J Cataract Refract Surg. 1999;25:1237–44.

22. Faure C, Faure L, Billotte C. Globe perforation following no-needle sub-Tenon anesthesia. J Cataract Refract Surg. 2009;35:1471–2.

23. Frieman BJ, Friedberg MA. Globe perforation associated with subtenon's anesthesia. Am J Ophthalmol. 2001;131:520–1.

24. Injarie A, Clancy GP, Eke T. Prevalence, surgical management, and complication rate in patients unable to lie flat for cataract surgery. J Cataract Refract Surg. 2013;39:1120–2.

25. Schein OD, Katz J, Bass EB, Tielsch JM, Lubomski LH, Feldman MA, Petty BG, Steinberg EP. The value of routine preoperative medical testing before cataract surgery. Study of Medical Testing for Cataract Surgery. N Engl J Med. 2000;342:168–75.

26. UK Supreme Court. Montgomery v Lanarkshire Health Board (Scotland). UKSC 11, 2015.

27. Rentka A, Kemeny-Beke A. Factors to be considered when performing cataract surgery in patients unable to recline flat. Semin Ophthalmol. 2018;33:443–8.

28. Sohail T, Pajaujis M, Crawford SE, Chan JW, Eke T. Face-to-face upright seated positioning for cataract surgery in patients unable to lie flat: Case series of 240 consecutive phacoemulsifications. J Cataract Refract Surg. 2018;44:1116–22.

29. Kumar C, Dodds C, Gayer S, editors. Ophthalmic anaesthesia. OUP Oxford; 2012.

第 **5** 章

新的手术施行模式

Mehran Zarei-Ghanavati

引言

白内障手术是最常见的眼科手术。由于人均预期寿命的不断提高,预计未来几十年白内障手术的需求将急剧增长。这给整体眼健康服务与卫生经济带来了重大负担。超声乳化手术问世以来,白内障手术技术发生了翻天覆地的变化,手术成功率越来越高而其并发症发生率大大降低[1]。尽管飞秒激光辅助白内障手术技术应用有望改善白内障手术的效果,但其仍需进一步的研究与逐步完善。优化白内障手术的施行模式也能够提升白内障手术的效率。一种有效方式是即时双眼连续白内障手术(ISBCS)。有确切证据表明,第二眼白内障手术能够改善视力相关的生活质量。与囊内或者囊外白内障摘除手术相比,现代白内障手术的手术时间与恢复时间都很短,手术并发症也相对低,但是大多数国家的眼科医师还是会选择双眼先后择期手术(DSBCS),这与手术技术水平及病例难易程度无关。芬兰和瑞典等国家施行ISBCS 的比例均较高,尤其是 COVID-19 疫情大流行以来,ISBCS 模式呈现日益增长趋势。另一种方式是开发新的系统,以提升白内障手术转诊效率以及白内障患者术前评估及术后出院全流程的流畅性。

双侧眼科手术

眼睑和斜视手术通常双侧同期进行。这些术式更易于控制感染的发生且对视力威胁不大。此外,尽管存在感染性角膜炎的风险,角膜屈光手术(LASIK 和 PRK)也可以在双眼同期进行[2,3]。有些手术医师也选择在同一天完成双侧有晶状体眼人工晶状体植入术。玻璃体腔内抗 VEGF 注射通常也是双侧进行的。因此,施行双侧外眼和内眼手术的概念是司空见惯且被行业内广泛认可的。但出乎意料的是,即使现代白内障手术已经步入微创时代,双侧同期白内障手术仍被一些国家的眼科医师视为禁忌。

ISBCS 的建议方案

临床上,双眼有明显白内障的患者可考虑行 ISBCS。患者应完善术前必备检查,包括视力检测、验光、眼压测量、视神经和视网膜检查等。以下患者不建议行 ISBCS:

- 高感染风险
  - 糖尿病/免疫抑制状态
  - 碘过敏
- 角膜失代偿风险
  - Fuchs 角膜内皮营养不良、既往角膜病变、角膜瘢痕、单纯疱疹性角膜炎 (HSK)、角膜移植手术史
  - 特殊类型白内障和晶状体位置异常
  - 假性囊膜剥脱综合征、晶状体半脱位、晶状体震颤、既往外伤史、后极性白内障、成熟期白内障、致密核白内障
  - 青光眼病史
  - 存在视网膜脱离风险
    - 高度近视
    - 视网膜裂孔
    - 视网膜激光光凝术或玻璃体切割术手术史
  - 生物测量误差风险
    - 眼轴长度<20mm 或>26mm
    - 既往角膜屈光手术史
    - 不规则角膜
  - 眼内炎风险

据估计,大约半数患者可能适合 ISBCS[4]。如果患者双眼存在明显的白内障且适合 ISBCS,应明确告知患者该治疗方案的优缺点。双眼白内障手术是同日连续手术,还是择期先后手术,其最终治疗方案应由患者在手术医师的客观指导下确定。

手术可以选择局部麻醉、STA 或 GA。通常选择第一眼做 TA 和 TA-ICA,第二眼

做 STA。ISBCS 应由经验丰富的手术医师和团队在有良好跟踪记录及眼内炎发生率低的标准手术室完成。

术前应向患者强调,在第一眼发生术中并发症的情况下,应当推迟同期的第二眼手术。手术医师和助手在第二眼手术时应更换手套和手术服,并重新消毒铺巾,更换新的手术器械。理想情况下,要使用术前一周内准备好的超声乳化器械无菌消毒包,因为同批次消毒器械经过一周手术能够证实其无菌性。这种方式可以减少在手术当天循环消毒过程中的错误,避免将双眼同时暴露于感染风险中。如果双眼 IOL 屈光力相同,最好使用不同批次的或使用相差 0.5D 的 IOL,以确保它们不是在同一天生产的。对于所有进入双眼的液体,均应为不同的生产商或不同的批号,如平衡盐溶液(BSS)、眼科黏弹剂(OVD)、麻醉剂、抗生素等。应避免使用任何不熟悉的设备或耗材。左右眼的商用独立包装器械可减少手术室调配工作量及出错的机会。推荐使用一次性器械。

ISBCS 与卫生经济学

相较于 ISBCS,DSBCS 需要第二眼手术前再次的术前评估和术前准备,因此需要更多的时间耗费和诊疗流程。有报告指出,ISBCS 对患者和卫生体系都更具成本-效益价值。ISBCS 的实施可以为国家节省相当程度的资金,例如芬兰每年节约 570 万欧元[5]。美国的一项研究报道,通过实施 ISBCS,医疗保险和患者每年将分别节省约 5.22 亿美元和 2.61 亿美元[6]。研究发现,在瑞典实施 ISBCS 比实施 DSBCS 要节省 14% 的费用[7]。芬兰的研究提示,ISBCS 使每例患者节省了 449 欧元的医疗费用,如果将非医疗费用包括在内,这一数字将增加到 849~1631 欧元[5]。这些节省出的费用可以投入到眼科的其他领域。ISBCS 的成本-效益使其更易受医疗机构支持与推行。

ISBCS 后患者的生活质量

DSBCS 和 ISBCS 均可改善患者的生活质量[11]。DSBCS 术后患者会出现短期屈光参差、立体视功能丧失和配镜矫正延迟,这些均会影响视功能恢复与重建。此外,这些患者需要更多的术后随访、第二眼的术前评估和手术入院过程。患者的日常活动和生活质量均受眼部问题和眼科手术情况的影响。需要关注到手术相关的休假时长及其后续的影响。ISBCS 手术模式使患者可以更轻松应对这些问题,恰能提供更优的术后早期生活质量。未来这些问题尚需更深入的分析研究。

ISBCS 模式施行的阻碍因素和注意事项

伦理

尚无证据表明，ISBCS 与 DSBCS 之间存在安全性差异[8,9]。因此，ISBCS 同样遵循伦理的不伤害原则。如果患者符合 ISBCS 的所有标准，需向其提供有关 ISBCS 的全部信息，让其自行选择是同日连续手术，还是择期先后手术。需尊重患者的自主选择权。由于 ISBCS 具有较高的成本–效益，因此可将其视为患者和社会节约资源的有效途径。

医疗保险费用与回款比率

在许多国家，ISBCS 的第二眼医疗保险报销费用比第一眼低[9]。美国和澳大利亚医疗保险仅支付第二眼 50% 的费用。在日本等一些国家，医疗保险不支付第二眼费用。因此，即使 ISBCS 为卫生系统节省了资金，但它会给眼科医师和医院带来一定的经济损失。这可以在一定程度上解释不同国家 ISBCS 的推行程度的差异。

双眼并发症的风险

ISBCS 的主要关注点是双眼并发症的发生风险。严格 ISBCS 的纳入标准和管理流程可降低任何双眼并发症发生的风险。系统综述报道，ISBCS 或 DSBCS 术后，最佳矫正视力（BSCVA）并无显著差异[10,11]。

术后屈光误差

有证据表明，第一眼的屈光结果对第二眼人工晶状体度数选择有优化作用[12]。对于长眼轴、短眼轴、既往角膜屈光手术史等存在较高术后屈光误差风险的患者，不建议行 ISBCS。光学生物测量准确度的提升和现代人工晶状体计算公式的应用使白内障术后屈光结果更精准。但目前根据第一眼的屈光结果常规调整第二眼 IOL 度数的医师比例尚不清楚。因此，应深入研究通过第一眼的结果优化计算的方法，比较 ISBCS 和 DSBCS 术后屈光误差的临床差异。

眼前节毒性综合征

眼前节毒性综合征（TASS）是一种急性中毒性炎症反应，其常见原因包括人工晶状体材质和白内障手术中多种毒性物质进入眼内，也包括灭菌过程中的操作问题。国际双眼白内障手术医师协会(iSBCS)的严格指导意见是，对左眼和右眼使用不同的消毒周期或不同厂家批次的器械和用品，将使任何一只眼的 TASS 风险相对独立。值得注意的是，有一例报告称，在 DSBCS 后发生了双眼 TASS[13]。

黄斑囊样水肿

黄斑囊样水肿(CMO)是白内障手术最常见的并发症之一。有临床意义的 CMO 发生率为 1%~2%[14]，CMO 的发病高峰为术后 4~6 周。由于第一眼与第二眼的手术间隔小于 6 周，因此，与 ISBCS 相比，DSBCS 在预防 CMO 的发生率上并没有明显优势。虽然目前尚无 ISBCS 后 CMO 发生率增加的报道，但双眼 CMO 发生的可能性的确令人担忧。因此，应针对 ISBCS 制订更有效的预防和诊断 CMO 的方案。

眼内炎

ISBCS 后双眼发生眼内炎引起双眼视力丧失是需要着重关注的话题，这也是手术医师不将 ISBCS 作为首选的主要原因[15]。理论上，严格遵照 ISBCS 指南将双眼完全分开手术能够将双眼发生眼内炎的可能性降到最低[18]。前房抗生素注射被证实可有效降低感染性眼内炎的风险，因此强烈推荐 ISBCS 患者使用抗生素前房注射[16]。

双眼眼内炎的发生率等于单眼风险的平方乘以关联因子（即第一眼手术之后发生第二眼感染的风险关联程度）。由于已报道的眼内炎发生率参差不齐，平均关联因子系数缺乏，且每例患者的个体差异显著，因此难以估计双眼眼内炎的发生率。文献报道了 4 例双眼眼内炎病例，但这些病例并未遵循 iSBCS 指南[17]。近期并没有关于 ISBCS 双眼眼内炎的报道[10,11,18]。因此，需要更大样本量研究来评估此风险。据官方统计，玻璃体腔药物注射后发生眼内炎的风险为 0.026%，与白内障手术后眼内炎的发生率相当[19]，目前尚无有关双眼眼内炎的病例报道。即便不能保证零风险，但只要遵循 iSBCS 指南和预防性使用抗生素前房注射可将发生双眼眼内炎的风险降到非常低的水平。据估计，避免双眼眼内炎发生的费用约为 30 亿欧元。另一方面，由于玻璃体切割术治疗眼内炎的技术发展，眼内炎并不一定会导致患者失明，并且相当比例的眼内炎患者会恢复到 6/12 或者更好的视力。现在的难题是，与 ISBCS 的诸多优点相比，何种程度的双眼眼内炎的风险是可以接受的。

视网膜脱离

白内障手术后视网膜脱离的发生率增加[20]。轴性近视和玻璃体脱出是视网膜脱离的两个主要危险因素。轴性近视应被排除在 ISBCS 适应证之外,若第一眼手术出现后囊膜破裂或玻璃体脱出,应停止第二眼手术。视网膜脱离是术后远期的并发症。因此,相隔数周的 DSBCS 方案并不会降低视网膜脱离的发生率。

ISBCS 的开展途径

在芬兰或瑞典等国家,开展 ISBCS 并不困难。但在其他国家,想开展 ISBCS 的手术医师极难获得同行支持。ISBCS 在许多眼科协会被视为禁忌。推行 ISBCS 可以从区域性或全国性会议中与同行交流开始,进一步讨论和交换不同的意见和顾虑,进而建立一个更加健全的 ISBCS 体系。获得国家眼科专业委员会或卫生管理部门的支持也至关重要,它将减少有意愿施行 ISBCS 的手术医师对医疗法律问题的顾虑。还需要由国家和国际相关协会拟订关于 ISBCS 的共识声明、指南和议定书。与医疗保险公司或政府支付方协商并获得合理的报销比例,有助于克服许多国家开展 ISBCS 面临的阻碍。此外,应该开展更多高质量的研究以对 ISBCS 施行的优缺点进行验证。比较 ISBCS 和 DSBCS 的术后早期生存质量研究仍是非常必要的。

白内障手术施行模式的其他因素

服务业需要不断努力提升顾客服务质量,而施行白内障手术的卫生机构也应遵循这一理念,并将高质量服务贯穿到术前到术后的全流程中。每个国家的医疗保障体系所提供的白内障手术模式均不同。虽然没有证据证明哪种模式是最好的,但眼科医师应该考虑每种模式的利弊。英国皇家眼科学院出版的《前进之路》是一个很好的例子,它引发了更多关于未来白内障手术模式的思考和辩论[21]。白内障手术施行模式的重新设计是十分必要的,既要显示高效性,又要注重患者安全,同时也必须考虑社会经济和国家政策因素。由于增加的白内障手术费用与有限的医疗资源之间存在矛盾,因此国家眼科专业委员会或卫生管理部门希望探寻更有效的手术施行模式,同时,新的模式也需要稳健的策略进行监管指引。

其他更具成本-效益的白内障手术策略

转诊系统

改善白内障手术转诊制度有助于提高眼科机构的工作效率,它将有效减少时间和金钱的浪费。视力并不应被认为是白内障手术的唯一标准。在一些模式中,转诊是由验光师或全科医师完成的。虽然过度转诊是个大问题,但任何转诊系统都应该警惕特定患者群体的转诊不足。

眼保健专业技术人员的工作职责

包括验光师和护士在内的眼保健专业技术人员(HCP)正在逐步参与到患者的术前评估、生物测量和知情同意等过程中[21]。HCP 通过多种途径改善患者诊疗流程。虽然这些模式为眼科医师节省了时间,但眼科医师仍然有责任做出是否手术的最终决定,并对所有术前过程中的知情同意进行确认。另一方面,眼科医师传统的术后首日复诊随访正在逐渐减少[22]。在英国,术后随访主要由 HCP(而非眼科医师)以电话回访形式完成[21]。

麻醉师的参与

目前,常规白内障手术通常在局部麻醉下进行,而非全身麻醉。在一些医疗机构,除非有患者需要全身麻醉或静脉镇静,否则一般情况下麻醉师不会参与到白内障患者的手术流程中。但是,仍需保证有经过心肺复苏培训的专业人员在场。仅施行局部麻醉或监护的情况能够减少对麻醉师的需求和相关费用。

手术团队人员及白内障病例数

为了完成手术通知单中大量的白内障病例,团队需要提升工作效率。但这需要考虑诸多因素,如手术培训医师或者高级医师、手术室工作人员数量和病例复杂性(利用危险分层系统将会有所帮助)。然而,一些医疗单位很难增加额外的工作人员。最后,至关重要的就是,要控制手术医师和手术室工作人员的工作强度,并制订相应奖励政策。

(王 静 纪力旸 译 　武哲明 校)

参考文献

1. Jaycock P1, Johnston RL, Taylor H, Adams M, Tole DM, Galloway P, Canning C, Sparrow JM. UK EPR user group. The cataract national dataset electronic multi-centre audit of 55,567 operations: updating benchmark standards of care in the United Kingdom and internationally. Eye (Lond). 2009;23(1):38–49.

2. Garg P, Bansal AK, Sharma S, Vemuganti GK. Bilateral infectious keratitis after laser in situ keratomileusis: a case report and review of the literature. Ophthalmology. 2001;108(1):121–5.

3. Karimian F, Baradaran-Rafii A, Javadi MA, Nazari R, Rabei HM, Jafarinasab MR. Bilateral bacterial keratitis in three patients following photorefractive keratectomy. J Refract Surg. 2007;23(3):312–5.

4. Shah V, Naderi K, Maubon L, Jameel A, Patel DS, Gormley J, et al. Acceptability of immediate sequential bilateral cataract surgery (ISBCS) in a public health care setting before and after COVID-19: a prospective patient questionnaire survey. BMJ Open Ophthalmol. 2020;5(1):e000554.

5. Leivo T, Sarikkola AU, Uusitalo RJ, Hellstedt T, Ess SL, Kivelä T. Simultaneous bilateral cataract surgery: economic analysis; Helsinki simultaneous bilateral cataract surgery study report 2. J Cataract Refract Surg. 2011;37(6):1003–8. https://doi.org/10.1016/j.jcrs.2010.12.050.

6. Neel ST. A cost-minimization analysis comparing immediate sequential cataract surgery and delayed sequential cataract surgery from the payer, patient, and societal perspectives in the United States. JAMA Ophthalmol. 2014;132(11):1282–8.

7. Lundström M, Albrecht S, Roos P. Immediate versus delayed sequential bilateral cataract surgery: an analysis of costs and patient value. Acta Ophthalmol. 2009;87(1):33–8.

8. Herrinton LJ, Liu L, Alexeeff S, Carolan J, Shorstein NH. Immediate sequential vs. delayed sequential bilateral cataract surgery: retrospective comparison of postoperative visual outcomes. Ophthalmology. 2017;124(8):1126–35.

9. Singh R, Dohlman TH, Sun G. Immediately sequential bilateral cataract surgery: advantages and disadvantages. Curr Opin Ophthalmol. 2017;28(1):81–6.

10. Kessel L, Andresen J, Erngaard D, Flesner P, Tendal B, Hjortdal J. Immediate sequential bilateral cataract surgery: a systematic review and meta-analysis. J Ophthalmol. 2015;2015:912481.

11. Malvankar-Mehta MS, Chen YN, Patel S, Leung AP, Merchea MM, Hodge WG. Immediate versus delayed sequential bilateral cataract surgery: a systematic review and meta-analysis. PLoS One. 2015;10(6):e0131857.

12. Olsen T. Use of fellow eye data in the calculation of intraocular lens power for the second eye. Ophthalmology. 2011;118(9):1710–5.

13. Kim SY, Park YH, Kim HS, Lee YC. Bilateral toxic anterior segment syndrome after cataract surgery. Can J Ophthalmol. 2007;42(3):490–1.

14. Yonekawa Y1, Kim IK. Pseudophakic cystoid macular edema. Curr Opin Ophthalmol. 2012;23(1):26–32.

15. Amsden LB, Shorstein NH, Fevrier H, Liu L, Carolan J, Herrinton LJ. Immediate sequential bilateral cataract surgery: surgeon preferences and concerns. Can J Ophthalmol. 2018;53(4):337–41.

16. Gower EW, Lindsley K, Tulenko SE, Nanji AA, Leyngold I, McDonnell PJ. Perioperative antibiotics for prevention of acute endophthalmitis after cataract surgery. Cochrane Database Syst Rev. 2017;2:CD006364.

17. Lansingh VC, Eckert KA, Strauss G. Benefits and risks of immediately sequential bilateral cataract surgery: a literature review. Clin Exp Ophthalmol. 2015;43(7):666–72.

18. Arshinoff SA, Bastianelli PA. Incidence of postoperative endophthalmitis after immediate sequential bilateral cataract surgery. J Cataract Refract Surg. 2011;37(12):2105–14.

19. Borkar DS, Obeid A, Su DC, Storey PP, Gao X, Regillo CD, Kaiser RS, Garg SJ, Hsu J. Wills post injection endophthalmitis (PIE) study group. Endophthalmitis rates after bilateral same-day intravitreal anti-vascular endothelial growth factor injections. Am J Ophthalmol. 2018;194:1–6.

20. Day AC, Donachie PHJ, Sparrow JM, Johnston RL. Royal college of ophthalmologists' national ophthalmology database. United Kingdom national ophthalmology database study of cataract surgery: report 3: Pseudophakic retinal detachment. Ophthalmology. 2016;123(8):1711–5.

21. The Way Forward Cataract—The Royal College of Ophthalmologists. https://www.rcophth.ac.uk/wp-content/uploads/2015/10/RCOphth-The-Way-Forward-Cataract-300117.pdf. Accessed 14 March 2019.

22. Grzybowski A, Kanclerz P. Do we need day-1 postoperative follow-up after cataract surgery? Graefes Arch Clin Exp Ophthalmol. 2018.

第 **6** 章

屈光目标和人工晶状体选择

Tommy C. Y. Chan，Sharon S. W. Chow，John S. M. Chang

引言

近几十年来，人工晶状体(IOL)的设计和材料发生了革命性进步，使得眼科医师可以有更多的 IOL 选择。不同的 IOL 有不同的特性，了解每种 IOL 的特性有助于我们为患者进行最佳选择。IOL 材料可以是硬性的、软性的或可折叠的。硬性 IOL 由聚甲基丙烯酸酯甲酯(PMMA)制成，而可折叠 IOL 由硅凝胶、亲水性丙烯酸酯或疏水性丙烯酸酯制成。IOL 的设计可以是一片式或三片式，直角边缘或圆形边缘，平面的或成夹角的，人工晶状体襻可以是襻式设计或板式设计，可以滤过蓝光也可以滤过紫外线。对于 IOL 的光学设计，可以是单焦点、多焦点或景深延长型，也可以是矫正球镜的或矫正散光的，这取决于每例患者的需求。IOL 的选择是一个个性化的过程，主要基于患者的视觉需求和期望。理想的 IOL 应该能为患者提供满意的视觉效果和良好的视觉质量。对手术医师来说，IOL 应易于安装和植入，并且具有较低的并发症发生率和长期的安全性。

IOL 生物材料

IOL 材料可以是硬性的、软性的或可折叠的。硬性 IOL 由 PMMA 制成，PMMA 是一种折射率为 1.49 的透明材料。软性 IOL 是由硅凝胶和氧基聚合物组成，折射率为 1.41~1.46。可折叠 IOL 包括疏水性丙烯酸酯和亲水性丙烯酸酯，疏水性或亲水性取决于材料与水的相互作用。疏水性丙烯酸酯 IOL 由折射率为 1.54 的丙烯酸酯和甲基丙烯酸酯组成，亲水性丙烯酸酯 IOL 由折射率为 1.47 的聚甲基丙烯酸酯乙酯

（HEMA）和亲水性丙烯酸酯单体组成。

PMMA

　　PMMA 是第一种用于 IOL 的材料。该 IOL 是硬性的、不可折叠和疏水性的,其光学直径为 5~7mm。研究表明,植入硬性 IOL 可获得与折叠式 IOL 类似的优异视觉效果,而且其价格低廉[1]。但由于缺乏柔韧性,其需要采用较大的角膜切口进行植入,所以其逐渐不受欢迎。据报道,PMMA IOL 后囊膜混浊(PCO)的发生率明显高于硅凝胶或丙烯酸酯 IOL[2]。应用肝素表面处理的 PMMA IOL 理论上可以减少术后并发症的出现,其在葡萄膜炎患者中的使用被证明具有良好效果[3]。目前 PMMA 人工晶状体主要被用于囊外摘除术,此外由于整体刚性使其具有良好的居中性和抗倾斜性,被用于进行 IOL 巩膜固定手术。由于 PMMA 材料的惰性属性,它也被用于前房型 IOL 和虹膜固定型 IOL。

硅凝胶

　　硅凝胶材料具有柔韧性和疏水性。由于这个特性,硅凝胶 IOL 可以通过较小的角膜切口植入。20 世纪 80 年代,硅凝胶 IOL 问世,它是一种光学直径为 5.5~6.5mm 的软性 IOL[4]。然而,自 20 世纪 90 年代以来,一些案例报道了在玻璃体视网膜手术中填充的硅油会与硅凝胶 IOL 发生相互作用。硅油滴在 IOL 表面的强黏附性导致了严重的视力下降,在某些情况下,需要进行 IOL 置换[5-8]。因此,在某些玻璃体视网膜手术中不考虑使用硅凝胶 IOL,如高度近视或增殖性糖尿病视网膜病变。硅凝胶 IOL 也不容易被安装,因为它们在潮湿时会变得很滑,而在白内障手术中这几乎是不可避免的。它的另一个缺点是快速展开,有手术医师报道在常规白内障手术中,植入硅凝胶 IOL 时发生了后囊膜意外破裂[9]。

疏水性丙烯酸酯

　　疏水性丙烯酸酯材料是由 PMMA 衍生的甲基丙烯酸酯和丙烯酸酯形成的一系列聚合物,它既耐用又可折叠。疏水性丙烯酸酯可折叠 IOL 于 1993 年问世,自问世以来迅速占据了市场主导地位。其光学直径为 5.5~7.0mm,有一片式或三片式设计可供选择。疏水性丙烯酸酯有较高的折射率,因此光学区可以做得较薄,并且它们也有非常低的含水量。疏水性丙烯酸酯可以折叠,但与硅凝胶 IOL 相比,它们的展开速度较慢且可控。Meta 分析和其他的一些研究表明,与亲水性丙烯酸酯 IOL 相比,疏水性丙烯酸酯 IOL 术后 PCO 的发生率更低[10-12]。其他研究也表明,在疏水性丙烯酸酯 IOL 中,Nd:YAG 激光后囊膜切开率低于 PMMA IOL 或硅凝胶 IOL[13]。然而,疏水性丙烯酸酯 IOL 的缺点是 IOL 内会发生液性囊泡聚集。据报道,与硅凝胶 IOL 和 PMMA IOL 相比,这种情况会产生更大程度的闪辉[14],从而导致视觉干扰。

亲水性丙烯酸酯

亲水性丙烯酸酯材料由多聚 HEMA 聚合物和亲水丙烯酸酯单体组成,具有可折叠、柔软、高含水率特点。表面亲水性使其具有良好的生物相容性。与硅凝胶 IOL 相比,它们的展开速度较慢,易于安装,并且相对更不易被器械或 Nd:YAG 激光损伤[15]。术后在亲水性丙烯酸酯 IOL 前表面的炎症细胞最少,说明其具有高度的葡萄膜生物相容性[16]。最佳的 IOL 应该具有极好的葡萄膜和囊膜生物相容性,这可以通过检查 IOL 前后表面的细胞反应来确定[17]。这类细胞反应包括巨细胞对于 IOL 的异物排斥反应,这是葡萄膜生物相容性的指标。至于囊膜的生物相容性,可以通过观察囊膜与 IOL 接触后晶状体上皮细胞(LEC)的增殖情况来确定。与疏水性丙烯酸酯 IOL 相比,亲水性丙烯酸酯 IOL 也表现出较好的生物相容性[18]。然而,有病例报告显示,某些情况下亲水性丙烯酸酯 IOL 会发生晶状体光学部位的钙质沉积,这会导致视力下降,甚至需要进行 IOL 置换[19-21]。亲水性丙烯酸酯材料也被证明比疏水性材料具有更高的 PCO 发生风险[22],这可能是由于其较高的含水量吸引了 LEC 的迁移。此外,亲水性 IOL 在星状玻璃体变性患者中被禁忌使用。

人工晶状体光学设计

IOL 的发展源于其手术操控性及光学性能的改进。为了获得不同目的的视觉质量提高,出现了多种不同的设计。

三片式还是一片式?

疏水性丙烯酸酯 IOL 自问世以来,已成为世界上最受欢迎的可折叠 IOL。1993 年,第一款疏水性丙烯酸酯 IOL(三片式爱尔康 AcrySof)被引入市场。由于稳定的临床效果、良好的生物相容性和较低的 PCO 发生率,其迅速得到广泛应用[23]。爱尔康公司于 2000 年推出了一片式 AcrySof(图 6.1),旨在便于通过较小的切口植入。三片式 IOL 由不同的材料构成,光学部材料可以是 PMMA、硅凝胶或丙烯酸酯,而高弹性襻材料往往由 PMMA 制成(图 6.2)。一片式 IOL 通常完全由丙烯酸酯一种材料制成。与三片式 IOL 相比,一片式 IOL 具有相似的总长度和晶状体光学面。由于从襻

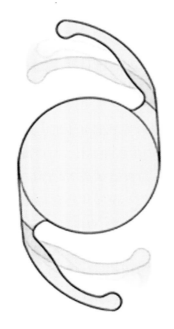

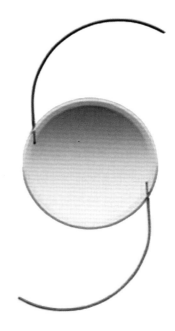

图 6.1　Alcon® AcrySof 一片式 IOL。　　图 6.2　Precision Lens® AR40 三片式 IOL。

过渡到光学面需要有较宽的连接,因此其光学部边缘较厚,并且和三片式 IOL 襻与光学面有轻微的夹角相反,一片式 IOL 整体是平坦的结构。

　　第一个有关两种不同设计的 AcrySof 人工晶状体的临床比较研究成果发表于2003 年,该回顾性研究显示两种类型 IOL 的术后视力、居中性和屈光稳定性相似[24],但一片式 IOL 术后 PCO 发生率比三片式 IOL 更多,一片式 IOL 较高的 PCO 发生率被认为是由于缺乏一个直角后缘设计,而三片式 IOL 中的直角后缘设计可以压迫后囊膜,从而作为阻止 LEC 迁移的屏障。然而,随后开展的前瞻性随机对照研究显示,三片式 IOL 和一片式 IOL 的稳定性和后囊膜混浊程度相同[25]。

　　在植入方面,由于三片式 IOL 的襻更硬,因此需要较大的角膜切口以降低襻所致的损伤风险,并且在植入和展开过程中后囊膜破裂的风险也更高。在临床中,三片式 IOL 主要是在需要进行睫状沟植入 IOL 时被考虑使用,因为三片式 IOL 在睫状沟的稳定性更好,并且较细的襻可以减少其与虹膜的摩擦反应[26]。事实上,ASCRS建议选择直径为 13.5mm 且襻与光学面成夹角的三片式 IOL 进行睫状沟植入,同时将圆形光学面嵌顿在前囊膜撕囊口下以便获得最佳视力效果。

直角边缘还是圆形边缘?

通常认为,基于 AcrySof 设计平台的 IOL 的 PCO 发生率明显较低。研究者发起了一些研究以进一步确定材料或设计是否有助于减少 PCO 的发生。一项动物研究表明,丙烯酸酯 IOL 的直角边缘设计可以使囊膜形成一个尖锐的囊膜弯曲,从而抑制 LEC 的增殖[27]。另一项前瞻性研究显示,在不同眼内植入材质相同但有或无方边设计的丙烯酸酯 IOL 发现,植入有方边设计 IOL 眼的 PCO 发生率更低[28]。进一步的研究还发现,PMMA 或硅凝胶材料方边设计的 IOL 也能显著预防 PCO[28,29]。这些结果表明,减少 PCO 形成的主要因素是晶状体的直角边缘,而不是晶状体的材料。其基本原理是,任何具有直角边缘的 IOL,无论何种材料,都能够使后囊膜凹陷,从而形成机械屏障,防止 LEC 的迁移和 PCO 的形成。一项有关方边设计 IOL 和圆边设计 IOL 比较的 Meta 分析显示,方边设计 IOL 在 PCO 预防中具有明显优势[30]。

然而,多项研究证明,方边设计 IOL 有其固有的缺点。有报道指出,方边设计 IOL 会有边缘眩光现象或异常光学影像[31,32]。这些异常光学影像导致了视觉干扰,这些干扰有正性的也有负性的。正性视觉干扰的特征来自中央光源辐射的亮光或光条纹。负性视觉干扰的特征是颞侧周边视野的黑影或阴影[33]。正性视觉干扰的症状被认为是由于边缘眩光增强了分布到周边视网膜上的光线。圆边设计 IOL 通过反射边缘眩光光线和降低在视网膜上的光强度来大大减少潜在的眩光,圆形边缘可以显著地减少光学干扰现象,但是它失去了使囊膜弯曲以防止 PCO 发生的能力。由于直角边缘和圆形边缘的设计都有各自的侧重点,因此有必要进一步改善边缘设计,从而找到既能减少边缘眩光现象又能减少 PCO 发生的最优设计。

平面襻设计还是成夹角襻设计?

除了方边设计被确认为可以防止 PCO 形成之外,IOL 襻设计也被认为是预防 PCO 的有效方法。襻向前与光学面形成 5~10 度的夹角可以将光学部向后推到后囊膜上,从而对 LEC 的迁移产生屏障效应。然而,已有研究表明,成角度的襻设计似乎并不比平面襻设计有更好的 PCO 预防效果[34]。

环状襻还是平板襻?

囊袋收缩综合征的定义是囊袋赤道直径减小,并且前囊膜纤维化及其开口缩小[35]。囊袋收缩是由囊袋的离心力和向心力的不平衡造成的,囊袋收缩综合征的形成与连续环形撕囊(CCC)的大小、囊袋的稳定性、IOL 的材料和设计都有关。CCC 越小，对 IOL 的收缩影响越大。悬韧带越弱，其力量与囊口边缘的张力越不容易平衡。至于 IOL 的设计，硅凝胶 IOL 可以常见囊膜过度纤维化，这是由于硅凝胶材料被植入眼内后会出现慢性轻度炎症，以及相对柔软的硅凝胶材料对囊膜收缩的抵抗力较弱[36,37]。另一方面，通过环状襻设计（图 6.3）与平板襻设计（图 6.4）的比较发现了囊袋皱缩综合征的一个重要病因。一项研究比较了在材料、直径和厚度方面几乎相同的环状襻设计和平板襻设计的 IOL，发现植入平板襻设计 IOL 的 CCC 囊口有明显收缩[38]。对此，作者提出了 3 个原因：①平板襻晶状体与前囊膜的大面积接触可能刺激细胞增殖和纤维化；②平板襻晶状体的尺寸过大可能阻碍了晶状体前囊膜和后囊膜之间黏附形成，这样就不能形成囊膜弯曲，从而阻止 LEC 的迁移；③平板襻晶状体与囊袋穹隆只有一个小弧线接触，可能比环形襻对 LEC 增殖的抑制作用小。

在光学性能方面，环状襻设计与平板襻设计的对比结果是有差异的。研究表明，由于平板襻设计具有更好的稳定性，因此其光学性能优于环状襻设计[39]。然而，最近的研究显示，使用平板襻设计或环状襻设计的散光 IOL 时，两者具有相似的光学性能和旋转稳定性[40,41]。

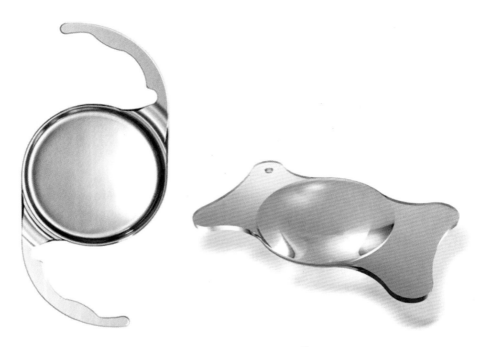

图 6.3　Zeiss® CT Lucia 环状襻 IOL。　　　图 6.4　Zeiss® CT Asphina 平板襻 IOL。

紫外线滤过还是蓝光滤过?

紫外线(UV)已经被证明具有视网膜毒性,原因是短波能量可以引起视网膜氧化损伤[42]。保护视网膜免受紫外线和蓝色可见光的伤害通常是由角膜和晶状体完成的。白内障摘除术后,传送到视网膜的光量增加,这就促成了紫外线滤过型 IOL 的产生(图 6.5),随后,通过在 IOL 中添加黄色基团,产生了蓝光滤过型 IOL。蓝光滤过型 IOL (图 6.6)也称为黄色 IOL,蓝光滤过型 IOL 的原理是模仿人类的晶状体。随着年龄的增长,晶状体内的黄色基团增多,减少了可见蓝光进入眼内。蓝光被认为是年龄相关性黄斑变性(ARMD)的致病因素之一[43]。从理论上讲,随着黄色基团的加入,蓝光滤过型 IOL 降低了色差,减少了短波长光光毒性的损害,也减少了患者术后出现视物偏蓝现象的蓝视症[44,45]。研究还表明了其他好处,包括提高对比敏感度和减少眩光[46,47]。

虽然蓝光滤过型 IOL 被认为具有视网膜保护作用,并可预防 ARMD 的发生,但仍缺乏确凿的临床证据, 而且还有一些与蓝光滤过型 IOL 的光保护作用相反结果的研究。最近的一项小型研究显示,蓝光滤过型 IOL 对地图样萎缩 ARMD 的进展具有光保护作用[48]。蓝光滤过型 IOL 也能显著减少蓝光诱导的 RPE 细胞凋亡[49,50]。然而, 也有报道称紫外线滤过型 IOL 和蓝光滤过型 IOL 对黄斑变化的影响作用没有

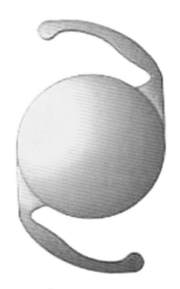

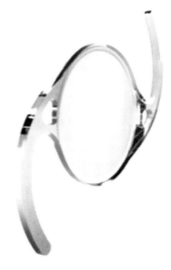

图 6.5 Alcon ® AcrySof SN60WF 蓝光滤过型 IOL。

图 6.6 Bausch + Lomb ® enVISTA MX60 紫外线滤过型 IOL。

差异[51]。这一发现在另一项关于 ARMD 的研究中也得到了支持,显示植入蓝光滤过型 IOL 后,黄斑病变的临床或光学相干断层扫描(OCT)结果无显著差异[52]。

近期系统综述和 Meta 分析显示,两种 IOL 在视觉敏锐度、色觉和对比敏感度等视觉质量表现方面没有临床差异,并且二者具有相似的视觉表现[51,53,54]。由于文献中有很好的证据支持蓝光滤过型 IOL 具有良好视觉性能,并且在减少眩光和过滤短波长光方面具有明确的理论优势,因此使用蓝光滤过型 IOL 是一种明智的预防措施,尤其是在 ARMD 高风险的情况下[55]。在目前的临床工作中,手术医师会选择将 IOL 与另一眼的 IOL 相匹配,以避免出现不必要的视觉障碍和双眼之间的不平衡。

IOL 的光学特性

目前,白内障手术的目标是在所有距离上都提供良好的视力和视觉质量。不同的 IOL 具有不同的光学性质。单焦点 IOL 的目标是在某一个距离上提供清晰的视力,这通常用于远视力。因此,近距离和中距离用眼需要阅读眼镜。在过去的 10 年中,研究者经过多次改进,目前已研发出比标准单焦点 IOL 拥有更多功能的 IOL。老视矫正型 IOL 旨在为患者提供清晰的远、中、近视力,他们可以在任何时候都无须依赖眼镜,这在单焦 IOL 中是很难做到的。

IOL 选择

球面矫正

单焦点 IOL

单焦点 IOL 是白内障手术中最常使用的 IOL 类型。它具有一个固定焦距,可根据屈光目标设置焦点为近、中或远距离。大多数患者为获得清晰的远视力选择低度近视,甚至正视,这样他们可以在一天中的大部分时间都不依赖于眼镜。但是,他们需要阅读眼镜来进行近距离和中距离的工作。

老视矫正

老视矫正型 IOL

白内障摘除术后,年轻患者原有晶状体所具备的调节功能丧失。植入标准单焦点 IOL 只能提供某一距离上清晰的视力,因此,患者在其他距离上仍需要依赖眼镜以看清目标。老视矫正型 IOL 是为了解决调节功能丧失的问题而研发的,具体可分为多焦点 IOL、可调节型 IOL 和景深延长型 IOL。

多焦点 IOL

多焦点 IOL 的功能是通过衍射或折射设计产生不同的焦点来实现,这解决了单焦点 IOL 产生的焦点不足的问题。衍射型 IOL 是通过 IOL 后表面上高度递减的同心环来产生衍射,从而实现衍射光线在近距离和远距离分别形成焦点[56]。衍射型 IOL 可以细分为渐进衍射 IOL 和非渐进衍射 IOL (图 6.7 和图 6.8)。渐进衍射 IOL 的光学特性是整个 IOL 光学表面从中央到周边的衍射阶梯发生变化, 其允许光能分布量在不同焦点之间平滑过渡。因此,当观察近距离事物时,瞳孔变小,更多的光线能量分配在近焦点上;当观察远距离事物时,瞳孔变大,更多的光线能量分布在远焦点上[57]。渐进衍射设计有助于提高图像质量,并最大限度地减少视觉干扰,如光晕和眩光,以及夜视问题。折射型 IOL 是利用不同折射力的同心折射区来实现看到所有距离[58]。

多焦点 IOL(图 6.9)可以是双焦点或三焦点。双焦点 IOL 由同心衍射环构成,形成两个主要焦点,旨在为近距离和远距离提供清晰的视力。三焦点 IOL 是一种新型的多焦点 IOL。通过设计成三个焦点,三焦点 IOL 可以提供比双焦点 IOL 更好的中间视力,同时保持近距离和远距离的清晰视力。虽然三焦点 IOL 看起来很理想,但增加中间焦点会产生额外且不止一个的离焦图像, 这可能会导致眩光和光晕的症状[59]。自从三焦点 IOL 问世以来,两种 IOL 之间的视觉质量引起了人们的关注。一项研究比较了使用同一制造商、相同材料的衍射双焦点 IOL 与衍射三焦点 IOL 双眼植入病例的视觉质量,该研究得出的结论是,三焦点 IOL 可以提供比双焦点 IOL 更好的中间视力和同等的远视力和近视力,而且不会对视觉质量造成任何干扰[60]。最

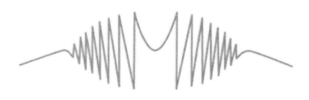

图 6.7　渐进衍射 IOL 的光学特征。

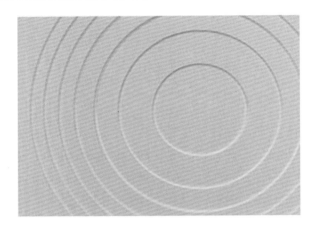

图 6.8　渐进衍射 IOL。

图 6.9　Alcon ® AcrySof Restor 多焦点 IOL。

近的 Meta 分析比较了双焦点 IOL 和三焦点 IOL 的视觉质量，与双焦点 IOL 相比，三焦点 IOL 具有明显的中间视力优势，不过两种 IOL 具有相似的远视力和近视力、视觉质量、脱镜率和术后满意度[61,62]。

尽管多焦点 IOL 的目标是在所有距离上提供良好的视力，但也有其缺点。研究证实,多焦点 IOL 在中间视觉条件和明视条件下都会发生视近对比敏感度降低,在中间视觉条件下会发生看远对比敏感度降低[63]。这可能是由于来自其他焦点的光线重新分布引起干扰图像并导致对比敏感度下降。最近的一项系统综述和 Meta 分析比较了多焦点 IOL 和标准单焦点 IOL。使用多焦点 IOL 时,有更多患者能够实现脱镜,但出现意外视觉干扰现象的风险更大,包括光晕和眩光症状[64]。

与折射型 IOL 相比,衍射型 IOL 可以提供略好的近视力和较少的光晕和眩光,但中间视力稍差。由于分区设计,折射型 IOL 更依赖于瞳孔直径,这可能导致夜间视力问题[58,65]。为了兼顾衍射型 IOL 和折射型 IOL 的优点,引入了混搭植入法,混搭植入法就是在需要双眼白内障手术患者的一只眼中植入衍射型多焦点 IOL,在另一只眼中植入折射型多焦点 IOL,以获得更好的视觉效果。一些关于混搭植入法的研究表明,术后患者在所有距离上都能获得安全且良好的结果,即对比敏感度高、患者满意度高、脱镜率高[66-68]。

对于植入多焦点 IOL 的决定,应首先考虑患者是否愿意术后戴镜,如果患者不愿意,那么术前咨询至关重要。咨询中应告知患者可能发生的副作用,如对比敏感度降低、光晕、眩光、星暴、夜视问题以及需要视觉适应。

附加型 IOL

多焦点 IOL 植入术后偶尔会发生屈光意外或不良视觉事件。为了解决这些问题,人们讨论了多种方法,包括 IOL 置换、屈光性角膜手术和附加型背驮式 IOL。回顾性分析显示,多焦点 IOL 植入后再治疗率为 10.8%,其中附加型背驮式 IOL 占其 89%[69]。可以将附加型 IOL 植入睫状沟以进行屈光矫正,Sulcofex ® IOL(图 6.10)就是这样一种晶状体。近期研究评估了 Sulcofex ® IOL 植入治疗术后的负性视觉干扰,研究结论指出 Sulcofex ® IOL 可以成功治疗术后负性视觉干扰,并且所有病例的症状都完全缓解[70,71]。Sulcofex ® IOL 已被证明在矫正术后屈光意外方面是一种有效的治疗选择,其结果具有可预测性。它还可以减少患者对眼镜的依赖性,并且植入眼具有良好的耐受性[72]。

可调节型 IOL

可调节型 IOL 是通过利用睫状肌收缩改变 IOL 光学部的屈光力而模仿自然调节的过程设计的[73]。最近的一项系统回顾和 Meta 分析指出,与标准单焦点 IOL 相比,可调节型 IOL 可以提供更好的远视矫正下的近距离视力,并且其具有更高的脱镜率[74]。可调节型 IOL 也会产生较小的意外视觉干扰,如光晕和眩光,但与多焦点

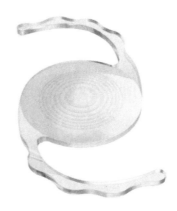

图 6.10　Rayner Sulcoflex®三焦点 IOL。

IOL 相比,其对比敏感度并无下降。

　　可调节型 IOL 主要有两种类型：单光学面可调节型 IOL 和双光学面可调节型 IOL。将单光学面可调节型 IOL 植入囊袋后,前囊膜纤维化会对 IOL 光学面产生压力,导致 IOL 光学面向后隆起。当睫状肌收缩时,光学面向前移动,引起 IOL 的轴向位置变化,从而发生屈光力变化,约 1mm 的移动相当于 2D 屈光力的变化[75]。这种设计的主要缺点是它非常依赖于囊袋的功能。随着时间的推移,前囊膜纤维化会限制 IOL 的轴向运动,并使其逐渐失去调节能力。此外,屈光变化的程度会因每只眼的轴长而异,从而可能会导致结果不可预测。双光学面可调节型 IOL 通过铰链系统起作用。铰链系统包括一个位于前部的较大屈光力的凸透镜及一个位于后部对前部具有屈光补偿的凹透镜组成。当双光学面可调节型 IOL 被植入囊袋后,由于囊袋的挤压,IOL 处于压缩状态。在调节过程中,悬韧带松弛,囊袋张力释放,囊袋扩张,光学面由于铰链系统的设计而向前轴向位移,从而增加 IOL 的屈光力[76,77]。目前,双光学面系统是最有希望尝试模拟更大程度调节力的一代产品。然而,需要更广泛的试验和更长的随访时间来支持其临床应用。

景深延长型 IOL

　　由于多焦点 IOL 和可调节型 IOL 都有各自的缺点，因此追求脱镜和优质视觉质量的目标推动了景深延长型(EDOF)IOL 的发展(图 6.11)。EDOF IOL 提供了一个拉长的焦点,以增加焦点深度或视野范围。EDOF IOL 的原理是将光线聚焦在一个扩展的纵向空间上,这与单焦点 IOL 和多焦点 IOL 不同,后者分别将光线聚焦在一个点或多个点上。这种拉长焦点的目的是消除多焦点 IOL 产生的远近图像的重叠,从而显著减少潜在的光晕和眩光[78]。最近的一项研究表明,EDOF IOL 比单焦点 IOL 和多焦点 IOL 具有更好的视觉质量[79]。由于这种设计的新颖性,因此目前所进行的研究有限,但初步结果是令人兴奋的。迄今为止,只有一项大型前瞻性多中心研究正在进行,该研究报告显示 EDOF 可以成功恢复所有距离的视力,并具有最低程度的光晕和眩光干扰,以及极高的患者满意度[80]。最近,还讨论了"混搭 EDOF"的使用。"混搭 EDOF"是指在一只眼中植入 EDOF IOL,在另一只眼中植入多焦点 IOL。最近的一项研究比较了双眼植入衍射型多焦点 IOL 和"混搭 EDOF"的视力情况,结果表明"混搭 EDOF"在裸眼远视力方面表现更好,但在裸眼近视力和中间视力方面表现稍差,"混搭 EDOF"在明视条件下也表现出更好的对比敏感度[81]。EDOF IOL 有很好的临床效果,但是,为了更好地支持其临床使用,还需要更大规模的临床试验。

区域折射型 IOL

现在患者对视觉的期望值很高。在白内障手术后,患者不仅期望包括老视矫正在内的所有距离上都能有清晰的视力,而且也不希望对比敏感度下降和不必要的视觉干扰出现。为了克服多焦点 IOL 的缺点,一种新型的一片式折射型 IOL 应运而生。Lentis Mplus X IOL 是一种区域折射型 IOL,旨在提高对比敏感度,并尽量减少光晕和眩光。这款 IOL 通过两个无缝过渡的扇区提供多焦功能,其中一个非球面扇区用于看远,另一个+3.00D 扇区用于看近。该 IOL 基于区域折射概念,以减少任何可能的光能损失。光线通过 IOL 的视近区域折射形成近焦点像,而 IOL 的其余光学部分为非球面单焦点 IOL,允许更多的光线汇聚到远焦点而不会被衍射分散掉,从而提高对比敏感度,减少光晕和眩光,增强视觉质量[82]。该 IOL 的直径为 11mm,光学区直径为 6mm。一项有关双侧植入 Lentis Mplus X IOL 的研究指出,这种新一代

图 6.11　Tecnis® Symfony 景深延长型 IOL。

多焦点 IOL 能够提供足够的远、中、近视力,且其脱镜率高[83]。另一项研究将 EDOF IOL 和 Lentis Mplus X IOL 进行了比较, 结果表明,Lentis Mplus X IOL 在所有病例中均具有最高的高阶像差[84]。然而, 尽管这种新一代 IOL 显示出了较宽的聚焦范围,且其视觉质量无明显下降,但 IOL 在眼内的倾斜是限制其近视力结果的主要因素[82]。因此,需要新的襻型设计和更长的随访时间来确认这种新一代多焦点 IOL 的稳定性。

单眼视和微单视

单眼视功能是指通过使用普通单焦点 IOL 矫正主视眼的远视力, 并将非主视眼的焦点设置在近中距离。单眼视需要一个神经适应过程,就是大脑要适应使用主视眼看远距离物像,使用非主视眼看近距离物像,以实现广泛的视觉范围,从而实现术后脱镜[85]。通常在非主视眼上设定的单眼视目标为-2.50D 或以上,但并非所有的病例均这样设计。患者的不满通常源于单独的阅读能力不足[86]。然而, 较大程度的屈光参差设计是有代价的,这会导致视觉质量受损,如立体视觉和对比敏感度。此外,这项技术并不适用于所有患者。为了解决这个问题,就出现了微单视设计,这是一种对双眼进行较小范围屈光参差设计的技术, 其中非主视眼的屈光目标为-0.75~-1.25D,这提供了良好的远距离和中距离视力,更好的立体视觉,并且光学副作用较少,但在阅读精细印刷品或使用计算机工作等某些近距离任务时,需要戴眼镜[87]。研究比较了双侧植入多焦点 IOL 与使用微单视技术的效果发现, 多焦点 IOL 具有更好的近视力和更高的脱镜率,但存在需要进行 IOL 置换的可能,而微单视技术的视觉干扰较少,且具有可接受的脱镜率[88-90]。使用单眼视技术的最大挑战是选择患者,理想情况下潜在患者应接受角膜接触镜试验,以确保该技术具有良好的神经适应性。微单视技术是一种值得考虑的选择,因为它产生较小程度的屈光参差,并在选择脱镜还是获得良好立体视觉之间取得了一种平衡。与多焦点 IOL 相比,它也更具有成本-效益,但应该提醒患者,在特定的近距离任务中可能需要佩戴眼镜。

散光矫正

散光矫正型 IOL

为了获得最佳的视觉效果,角膜散光矫正已成为白内障手术的重要组成部分。散光矫正型 IOL(图 6.12)是目前超声乳化术中散光矫正的主要选择之一。1992 年,首次推出的散光矫正型 IOL 是一种三片式非折叠 PMMA IOL,随后对其进行改良,直至 1994 年推出了可折叠的一片式硅凝胶散光矫正型 IOL。从那时起,IOL 的材料改进和设计方面取得了很大进展。散光矫正型 IOL 的功能是通过精确地把 IOL 轴位放置在最陡的角膜轴线上来中和规则的角膜散光而实现的。目前的散光矫正型 IOL 可以矫正高达 6D 的散光,并可用于单焦点 IOL 和多焦点 IOL 设计。然而,散光矫正型 IOL 依赖于其旋转稳定性,5 度旋转可导致图像质量衰减 7%,10 度旋转可导致图像质量衰减 11%,30 度旋转将导致图像质量下降 45%, 并抵消了 IOL 的校正效果[91,92]。IOL 材料对旋转稳定性有重要影响。将散光矫正型 IOL 植入囊袋后,前后囊膜与 IOL 贴合可以防止术后旋转。体外研究和动物研究表明,与其他生物材料相比,丙烯酸酯 IOL 与囊袋的黏附力最强[93,94]。

成功植入散光矫正型 IOL 的关键取决于术前测量和术中的操作, 以及正确的患者选择。理想的患者应有 1~1.5D 的角膜散光。术前应进行全面的眼部检查和角膜地形图检查,以排除可能影响术后结果的眼部疾病。患有角膜瘢痕等不规则散光的患眼不适合植入散光矫正型 IOL,有规则的蝴蝶结型散光的患眼是最合适的候选者。由于稳定的囊袋 IOL 复合体对旋转稳定性至关重要,因此悬韧带不稳定和后囊膜不完整也是散光矫正型 IOL 植入的禁忌证。准确的 IOL 度数计算需要通过术前精确的生物测量和角膜曲率测量获得。通过重复测量和使用基于不同原理的多种设备测量,可以提高其精确度[95]。精确的角膜标记可以提高术中 IOL 对位的准确性。轴位标记有多种方法,可以手动完成,也可以通过导航系统引导完成。手动标记可采用裂隙灯标记法、气泡标记器、钟摆标记器或压平式标记器完成。一项基于 4 种不同标记技术的比较研究表明,钟摆标记器的旋转偏差最小,裂隙灯标记法的垂直偏差最小[96]。进行手动标记时,患者应背部靠墙笔直坐着并直视前方,以避免从坐姿变为仰卧姿势时出现可能高达 28 度的眼球旋转误差[97]。导航系统包括虹膜印记法,

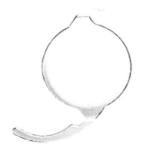

图 6.12　Tecnis[®]散光矫正型 IOL。

也就是术前捕获虹膜和角膜缘标志，将术中图像与术前捕获图像匹配并计算出与目标轴的度数差异[95]。最新的进展包括术中像差测量，其用于实时评估 IOL 状态，以提供准确的散光矫正型 IOL 对位。

在引入散光矫正型 IOL 之前，白内障手术可通过角膜缘松解切口(LRI)技术解决术前角膜散光。LRI 需要在陡峭子午线上做成对的切口，从而使得角膜变平以降低散光度数。虽然 LRI 操作简单，价格低廉，并能有效减少高达 4D 的散光，但它也有角膜穿孔的风险。然而，LRI 结果通常是不可预测的，因为它取决于角膜愈合和重塑的速度和程度。此外，LRI 不像散光矫正型 IOL 可纠正高度散光。研究表明，当将散光矫正型 IOL 与 LRI 联合单焦点 IOL 进行比较时发现，散光矫正型 IOL 比 LRI 能够提供更有效和可预测的结果[98]。最近的一项系统回顾和 Meta 分析也表明，散光矫正型 IOL 提供了更好的裸眼远视力、更高的脱镜率和更低的残余散光量[99]。尽管散光矫正型 IOL 比单焦点 IOL 更昂贵，但经济分析表明，由于对眼镜的需求减少，使用散光矫正型 IOL 可降低生存成本[100]。对于散光超过 1D 的情况，应考虑使用散光矫正型 IOL，因为它可以有效地中和散光，并提供良好的视觉效果。

带虹膜隔 IOL

无虹膜可由先天性疾病引起，也可在眼外伤后获得。无虹膜会影响视觉质量，导致严重的畏光以及晕眩和眩光症状，也会导致眼部外貌不佳。在无虹膜的情况下，如果需要摘除晶状体，可以考虑植入带虹膜隔 IOL。带虹膜隔 IOL 是由 Morcher GmBH 公司(Stuttgart, Germany)制造的带黑色隔膜的 IOL，其有多种类型。带虹膜隔 IOL 由一个透明的中央光学区(直径为 4.5mm、5mm 或 6.5mm)和两个襻(12.5mm 或 13.5mm)组成，其周围环绕一圈黑色膈膜，并且襻上带有一个便于巩膜固定的孔(图 6.13)。由于其具有较大的光学直径，因此需要一个较大的角膜切口来植入带虹膜隔 IOL。

在大多数先天性无虹膜和外伤性无虹膜病例中，带虹膜隔 IOL 被证明能有效地提高视力，减少畏光，并解决美容问题[101,102]。

带虹膜隔 IOL 可能引发潜在的并发症，其中之一是角膜内皮细胞丢失导致的角膜内皮失代偿，这可能是由植入较大 IOL 引起机械损伤、术后持续炎症或高眼压造成的[103]。一项大型研究报告了先天性无虹膜眼的长期随访，确定青光眼是其主要的长期并发症[104]。虽然这些眼睛已具有易患青光眼的风险，但晶状体襻直接压迫小梁网仍被假设为增加青光眼风险的其他因素，这在超声生物测量显示带虹膜隔 IOL

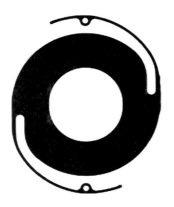

图 6.13　Morcher®带虹膜隔 IOL。

位于相对较前位置的情况下尤其如此。然而,在带虹膜隔 IOL 位置正常的病例中也可以观察到高眼压，这被认为是由术后慢性炎症或较大的 IOL 干扰房水流动造成的。

　　对无虹膜患者而言,带虹膜隔 IOL 似乎是一种安全有效的 IOL,但其潜在并发症需要长期随访。

屈光力可调控 IOL

　　如今，希望接受白内障手术的患者通常对准确的屈光结果有很高的期望和要求。然而,在现实中这些目标并不总是能够实现,而且往往会导致患者的不满。引入屈光力可调控 IOL 旨在提高屈光准确性、视觉效果和患者满意度。让患者选择特定的屈光目标,术后进行相应地调整,以达到准确的屈光结果。光可调晶状体(LAL)由具有光敏感特性的硅凝胶制成，紫外线照射会导致 IOL 光学区光敏大分子单体聚合,在照射区形成硅聚合物,然后在照射区和非照射区之间形成梯度,大分子单体向照射区迁移会导致透镜中央变厚和折射力增加[105]。与其他 IOL 一样,采用标准超声乳化技术将 LAL 植入囊袋,大约在手术后 1 个月,患者将接受光传递装置的紫外线照射以进行屈光微调,光传递装置安装在裂隙灯上,发射紫外线,诱导 IOL 光学区发生可预测且精准的形状和折射力变化,从而实现术后的屈光微调目的。在确定目标屈光力后,使用光传递装置对整个晶状体进行照射以完成锁定,并使所有剩余的大分子单体聚合,这不会造成任何弥散梯度及 IOL 屈光力的改变,也避免了最终屈光结果的变化。最近的一项研究得出结论,LAL 能够获得目标接近正视得更为准确的屈光效果,具有良好的裸眼远视力,并且随着时间的推移保持稳定[106]。另一项研究还得出结论,LAL 能够使术后球镜和柱镜误差范围降低到 2D,并且裸眼远视力显著提高,屈光变化稳定[107]。LAL 似乎是一种很有前途的 IOL,具有良好的屈光效果,但需要长期的结果来证明其稳定的屈光结果。

特殊 IOL 技术

背驼式 IOL

对于极端高度屈光不正的患者,单枚高度数 IOL 可能不能提供足够的矫正,使用植入两枚背驮式 IOL 方案可以纠正高度屈光不正。在术后屈光结果不理想的情况下,也可以考虑使用背驮式 IOL。这种手术比 IOL 置换的风险更低,特别是在 IOL 已经位于囊袋内并被纤维化的情况下,屈光结果通常也可被准确预测[108,109]。背驮式 IOL 方案通常是将一个 IOL 植入囊袋,另一个 IOL 植入睫状沟内。

在需要极高屈光力 IOL 的情况下,植入两枚背驮式 IOL 的图像质量优于植入单一高度数 IOL。单一高度数 IOL 需要有陡峭的曲率半径来实现高屈光力,但这会导致严重的球差,并会造成严重的图像质量失真[110]。研究发现,背驮式 IOL 系统可以使超长眼轴的眼睛获得最佳的图像质量。背驮式 IOL 在景深方面也提供了额外益处。有人认为,植入眼内的两个 IOL 之间存在一个接触区,该接触区会产生"同心牛顿环"[111],接触区的大小取决于 IOL 曲率和材料,以及迫使 IOL 聚集在一起的压力。接触区周围的牛顿环是由两个 IOL 之间存在一个非常薄的间隙所造成的干涉现象。在接触区内,IOL 的曲率比接触区外的更平,从而提供更低的屈光力。因此,该设计原理模拟了多焦点 IOL 的设计原理,其中折射率较低的中心区可用于远距离观察,折射率较高的非接触区可用于近距离观察。背驮式 IOL 的离焦曲线显示,其比一片式 IOL 具有更大的聚焦深度。

然而,背驮式 IOL 有其自身的缺点。据报道,背驮式 IOL 的界面之间会发生 Elschnig 珍珠小体样和膜状混浊[112,113]。这些膜状混浊会影响视力,也会导致晚期屈光异常[114]。为了防止背驮式 IOL 间膜状混浊,建议仔细打磨前囊膜以消除残留的 LEC,较大的囊袋口也可以防止 LEC 迁移到 IOL 之间[115],此外,避免两个 IOL 拱顶的互相接触也可消除背驮式 IOL 间混浊。

前房型 IOL

在有晶状体眼植入 IOL 矫正近视或 IOL 被认为不适合放置在囊袋中的无晶状

体眼需要矫正时,可考虑使用前房型 IOL。前房型 IOL 可以是前房角支撑或虹膜支撑设计。前房角支撑型 IOL 在前房内用 4 个支撑点固定,虹膜支撑型 IOL 通过固定在中周边虹膜基质而固定于前房内。比较前房角支撑型 IOL 和虹膜支撑型 IOL 时,发现虽然前房角支撑型 IOL 在操作上更容易,但其内皮细胞丢失率明显更高[116],而且其并发青光眼的发生率也更高。因此,前房角支撑型 IOL 通常不是理想的选择,在年轻患者,以及既往有青光眼或角膜内皮病变的眼睛中是禁忌使用的。

对于虹膜支撑型 IOL,它们被证明在矫正高度或超高度近视眼的视力时是安全、有效、可预测且稳定的[117,118]。术后并发症包括由居中性差或植入眼瞳孔较大所引起的眩光和光晕,其他并发症包括有晶状体眼 IOL 植入后形成白内障。另一个重要的问题是内皮细胞丢失率。一项为期 4 年的内皮细胞研究报告指出,6 个月时内皮细胞丢失率为 3.85%,4 年时为 13.42%[119]。由于虹膜支撑型 IOL 位置靠前,在拟行植入虹膜支撑型 IOL 之前需要考虑以下问题:①前房深度至少需要 3.2mm 才考虑植入;②术前角膜内皮检查对于排除先前存在内皮细胞计数受损的患眼也是必不可少的;③在考虑为年轻患者植入时必须格外小心,因为将来可能会有角膜失代偿发生的风险。

瞳孔后虹膜支撑型 IOL 的设计旨在降低角膜内皮细胞丢失率。然而,一项回顾性分析表明,该技术对降低角膜内皮细胞丢失率没有显著效果[120]。其他研究也表明,色素播散是瞳孔后植入虹膜支撑型 IOL 的潜在并发症[121]。

巩膜固定 IOL

在白内障手术中后囊膜支撑不足的情况下, 可以考虑选择房角支撑型 IOL、虹膜支撑型 IOL 或巩膜固定型 IOL(SFIOL)。通过对 3 种类型 IOL 固定方法在囊膜支撑不足眼中的安全性和有效性的相关文献进行综述, 结论是没有足够的证据证明任何一种晶状体类型或固定方法优于另一种晶状体类型或固定方法[122]。

对于 SFIOL,其手术技术在过去几十年中不断发展。SFIOL 可通过缝线固定,也可以不使用缝线而使人工晶状体襻固定在巩膜隧道中, 或者使人工晶状体襻末端形成终端球来避免缝线的使用。SFIOL 技术主要分为缝合技术和无缝合技术。

对于缝合技术,使用缝线将 IOL 的襻固定于巩膜,位置在 3 点和 9 点方位角膜缘后 2mm 处。由于缝线被固定在巩膜上,因此存在缝线暴露和结膜侵袭的风险,也有由于缝线末端暴露而引起异物感症状的报道。为了改善这一点,设计了巩膜瓣来覆盖缝合线结,以避免缝线暴露或出现过敏症状[123]。然而,巩膜瓣技术需要将结膜切开,对于将来需要做青光眼滤过手术的患者来说会存在问题。因此,Hoffman 巩膜袋技术的引入旨在不需要结膜切开就能形成巩膜袋,并能充分覆盖缝线结[124]。近几十年来,Lewis 技术得到了广泛应用,将一根连着 10-0 聚丙烯缝线的直针从巩膜一侧穿过对面,然后将针头翻转并穿刺回眼内,并从原来进针的巩膜床穿出。两条缝线都被抽出并切开,并被绑在 IOL 的孔眼上,IOL 通过角巩膜切口植入,然后将缝线绑好,旋转线结并覆盖结膜。最近的一项研究证明了 Lewis 技术的长期稳定性,尽管线结侵袭并不少见,但由于缝线和 IOL 襻周围的纤维化过程,IOL 保持稳定[125]。为了提高缝线的耐久性,更粗的材料被选用,如不可吸收 Gore-Tex 缝合线。最近使用 7-0 Gore-Tex 缝合线的一系列研究报告显示, 在 33 个月的随访期内没有发生缝合线断裂的情况[126]。缝合法 SFIOL 的长期研究表明,它是一种安全有效的技术,但潜在的风险包括缝线侵袭,缝线断裂导致的 IOL 脱位或倾斜,缝线暴露导致的眼内炎[127]。

　　对于无缝合技术,已有的报道包括巩膜内固定术、纤维蛋白胶辅助技术或 Yamane 技术。巩膜内固定术是由 Scharioth 发明的[128],该术式在角巩缘后方 2mm 处做巩膜切开,然后在巩膜切开部位平行于角巩缘做巩膜层间隧道。将三片式 IOL 植入眼内,通过巩膜穿刺口将襻取出并置入巩膜层间隧道。在大多数情况下,Scharioth 技术可以提供精确的居中和轴向稳定性,并防止变形。纤维蛋白胶也被用于将晶状体襻固定在巩膜上。首先制作巩膜瓣,将纤维蛋白胶涂抹在巩膜瓣床上,并将襻固定到位,最后将巩膜瓣覆盖在襻上以密封巩膜瓣。研究表明,术后 1 年的结果是不错的,但缺乏长期结果[129]。最近又涌现出 Yamane 技术,该技术首先将三片式 IOL 植入前房,然后使用 27G 针头在角膜缘后方创建巩膜隧道,将襻引入针头内腔并导出到眼球外,烧灼襻的末端,形成的末端球用来固定 IOL,结膜覆盖末端球以防止侵袭[130]。

　　目前,比较一种 SFIOL 技术与另一种 SFIOL 技术的研究尚有限,支持任何一种技术优越性的长期证据有限。

罕见的 IOL 相关并发症

IOL 混浊

　　IOL 混浊是一种罕见的并发症,通常发生在术后晚期[131],确切的原因和机制仍不清楚。IOL 混浊可能会导致术后视力下降、对比敏感度降低和眩光症状,严重时需要取出和更换 IOL[132]。取出的混浊 IOL 被送去进行光学显微镜和扫描电子显微镜分析,结果显示,IOL 的前表面和后表面都有大量颗粒样结晶状沉积物[132]。一份报告认为,其原因是不同的制造商生产的亲水性丙烯酸酯材料含水量有差异[133]。另一份报告将 IOL 混浊归咎于原发性钙化,这种现象在植入亲水性与疏水性丙烯酸酯混合设计的 IOL 的患者中有大量发现,并且混浊对他们的视力有显著影响[134]。手术中在前房注入异物(如空气或其他气体)似乎也会增加 IOL 混浊的风险[135]。关于角膜内皮移植术后亲水性 IOL 混浊的报道越来越多,考虑是角膜内皮移植术中在前房注入了空气或其他气体[136-139]。IOL 取出术是严重 IOL 混浊患者的唯一治疗选择,但它通常会提高并发症的发生率[140]。最近的一项研究建议,在需要前房内注入空气或其他气体的手术中避免使用亲水性丙烯酸酯 IOL,如角膜内皮移植术[141]。虽然 IOL 混浊是一种罕见的术后晚期并发症,但它可能导致严重的视力不良,从而需要进行高风险的 IOL 取出手术。

结论

随着 IOL 的发展,目前市场上可供选择的 IOL 种类繁多。IOL 选择应该是一个个性化的过程,应基于患者对术后不戴眼镜、日常生活活动和视觉的期望。虽然新型 IOL 似乎显示出良好的临床效果,但仍需要更大规模的临床试验来获得更好的证据以支持其临床应用。

(武哲明 译 陈旭 校)

参考文献

1. Hennig A, Puri LR, Sharma H, Evans JR, Yorston D. Foldable vs rigid lenses after phacoemulsification for cataract surgery: a randomised controlled trial. Eye (Lond). 2014;28(5):567–75.
2. Ronbeck M, Kugelberg M. Posterior capsule opacification with 3 intraocular lenses: 12-year prospective study. J Cataract Refract Surg. 2014;40(1):70–6.
3. Alio JL, Chipont E, BenEzra D, Fakhry MA, International Ocular Inflammation Society SGoUCS. Comparative performance of intraocular lenses in eyes with cataract and uveitis. J Cataract Refract Surg 2002;28(12):2096–108.
4. Habal MB. The biologic basis for the clinical application of the silicones. A correlate to their biocompatibility. Arch Surg. 1984;119(7):843–8.
5. Apple DJ, Federman JL, Krolicki TJ, et al. Irreversible silicone oil adhesion to silicone intraocular lenses. A clinicopathologic analysis. Ophthalmology. 1996;103(10):1555–61; discussion 1561–52.
6. Bartz-Schmidt KU, Konen W, Esser P, Walter P, Heimann K. Intraocular silicone lenses and silicone oil. Klin Monbl Augenheilkd. 1995;207(3):162–6.
7. Kusaka S, Kodama T, Ohashi Y. Condensation of silicone oil on the posterior surface of a silicone intraocular lens during vitrectomy. Am J Ophthalmol. 1996;121(5):574–5.

8. Wong D, Williams R, Batterbury M. Adherence of silicone oil to intraocular lenses. Eye (Lond). 1995;9(Pt 4):539.

9. Smith GT, Coombes AG, Sheard RM, Gartry DS. Unexpected posterior capsule rupture with unfolding silicone plate-haptic lenses. J Cataract Refract Surg. 2004;30(1):173–8.

10. Chang A, Kugelberg M. Posterior capsule opacification 9 years after phacoemulsification with a hydrophobic and a hydrophilic intraocular lens. Eur J Ophthalmol. 2017;27(2):164–8.

11. Duman R, Karel F, Ozyol P, Ates C. Effect of four different intraocular lenses on posterior capsule opacification. Int J Ophthalmol. 2015;8(1):118–21.

12. Li Y, Wang J, Chen Z, Tang X. Effect of hydrophobic acrylic versus hydrophilic acrylic intraocular lens on posterior capsule opacification: meta-analysis. PLoS One. 2013;8(11):e77864.

13. Pozlerova J, Nekolova J, Jiraskova N, Rozsival P. Evaluation of the posterior capsule opacification in different types of artificial intraocular lenses. Cesk Slov Oftalmol. 2009;65(1):12–5.

14. Oshika T, Ando H, Inoue Y, et al. Influence of surface light scattering and glistenings of intraocular lenses on visual function 15 to 20 years after surgery. J Cataract Refract Surg. 2018;44(2):219–25.

15. Dick B, Schwenn O, Pfeiffer N. Extent of damage to different intraocular lenses by neodymium:YAG laser treatment—an experimental study. Klin Monbl Augenheilkd. 1997;211(4):263–71.

16. Schild G, Amon M, Abela-Formanek C, Schauersberger J, Bartl G, Kruger A. Uveal and capsular biocompatibility of a single-piece, sharp-edged hydrophilic acrylic intraocular lens with collagen (Collamer): 1-year results. J Cataract Refract Surg. 2004;30(6):1254–8.

17. Pande MV, Spalton DJ, Kerr-Muir MG, Marshall J. Postoperative inflammatory response to phacoemulsification and extracapsular cataract surgery: aqueous flare and cells. J Cataract Refract Surg. 1996;22(Suppl):1770–4.

18. Richter-Mueksch S, Kahraman G, Amon M, Schild-Burggasser G, Schauersberger J, Abela-Formanek C. Uveal and capsular biocompatibility after implantation of sharp-edged hydrophilic acrylic, hydrophobic acrylic, and silicone intraocular lenses in eyes with pseudoexfoliation syndrome. J Cataract Refract Surg. 2007;33(8):1414–8.

19. Lee SJ, Choi JH, Sun HJ, Choi KS, Jung GY. Surface calcification of hydrophilic acrylic intraocular lens related to inflammatory membrane formation after combined vitrectomy and cataract surgery. J Cataract Refract Surg. 2010;36(4):676–81.

20. Park DI, Ha SW, Park SB, Lew H. Hydrophilic acrylic intraocular lens optic opacification in a diabetic patient. Jpn J Ophthalmol. 2011;55(6):595–9.

21. Cavallini GM, Volante V, Campi L, De Maria M, Fornasari E, Urso G. Postoperative diffuse opacification of a hydrophilic acrylic intraocular lens: analysis of an explant. Int Ophthalmol. 2018;38(4):1733–9.

22. Findl O, Leydolt C. Meta-analysis of accommodating intraocular lenses. J Cataract Refract Surg. 2007;33(3):522–7.

23. Hayashi H, Hayashi K, Nakao F, Hayashi F. Quantitative comparison of posterior capsule opacification after polymethylmethacrylate, silicone, and soft acrylic intraocular lens implantation. Arch Ophthalmol. 1998;116(12):1579–82.

24. Wallin TR, Hinckley M, Nilson C, Olson RJ. A clinical comparison of single-piece and three-piece truncated hydrophobic acrylic intraocular lenses. Am J Ophthalmol. 2003;136(4):614–9.

25. Nejima R, Miyata K, Honbou M, et al. A prospective, randomised comparison of single and three piece acrylic foldable intraocular lenses. Br J Ophthalmol. 2004;88(6):746–9.

26. Raskin EM, Speaker MG, McCormick SA, Wong D, Menikoff JA, Pelton-Henrion K. Influence of haptic materials on the adherence of staphylococci to intraocular lenses. Arch Ophthalmol. 1993;111(2):250–3.

27. Nishi O, Nishi K, Sakanishi K. Inhibition of migrating lens epithelial cells at the capsular bend created by the rectangular optic edge of a posterior chamber intraocular lens. Ophthalmic Surg Lasers. 1998;29(7):587–94.

28. Findl O, Menapace R, Sacu S, Buehl W, Rainer G. Effect of optic material on posterior capsule opacification in intraocular lenses with sharp-edge optics: randomized clinical trial. Ophthalmology. 2005;112(1):67–72.

29. Nishi O, Nishi K. Preventing posterior capsule opacification by creating a discontinuous sharp bend in the capsule. J Cataract Refract Surg. 1999;25(4):521–6.

30. Findl O, Buehl W, Bauer P, Sycha T. Interventions for preventing posterior capsule opacification. Cochrane Database Syst Rev. 2007;(3):CD003738.

31. Holladay JT, Lang A, Portney V. Analysis of edge glare phenomena in intraocular lens edge designs. J Cataract Refract Surg. 1999;25(6):748–52.

32. Masket S, Geraghty E, Crandall AS, et al. Undesired light images associated with ovoid intraocular lenses. J Cataract Refract Surg. 1993;19(6):690–4.

33. Davison JA. Positive and negative dysphotopsia in patients with acrylic intraocular lenses. J Cataract Refract Surg. 2000;26(9):1346–55.

34. Findl O, Drexler W, Menapace R, et al. Accurate determination of effective lens position and lens-capsule distance with 4 intraocular lenses. J Cataract Refract Surg. 1998;24(8):1094–8.

35. Davison JA. Capsule contraction syndrome. J Cataract Refract Surg. 1993;19(5):582–9.

36. Davison JA. Inflammatory sequelae with silicone-polypropylene IOLs. J Cataract Refract Surg. 1992;18(4):421–2.

37. Cochener B, Jacq PL, Colin J. Capsule contraction after continuous curvilinear capsulorhexis: poly(methyl methacrylate) versus silicone intraocular lenses. J Cataract Refract Surg. 1999;25(10):1362–9.

38. Gonvers M, Sickenberg M, van Melle G. Change in capsulorhexis size after implantation of three types of intraocular lenses. J Cataract Refract Surg. 1997;23(2):231–8.

39. Wang M, Corpuz CC, Fujiwara M, Tomita M. Visual and optical performance of diffractive multifocal intraocular lenses with different haptic designs: 6 month follow-up. Clin Ophthalmol 2014;8919–26.

40. Seth SA, Bansal RK, Ichhpujani P, Seth NG. Comparative evaluation of two toric intraocular lenses for correcting astigmatism in patients undergoing phacoemulsification. Indian J Ophthalmol. 2018;66(10):1423–8.

41. Prinz A, Neumayer T, Buehl W, et al. Rotational stability and posterior capsule opacification of a plate-haptic and an open-loop-haptic intraocular lens. J Cataract Refract Surg. 2011;37(2):251–7.

42. Boulton M, Rozanowska M, Rozanowski B. Retinal photodamage. J Photochem Photobiol, B. 2001;64(2–3):144–61.

43. Tomany SC, Cruickshanks KJ, Klein R, Klein BE, Knudtson MD. Sunlight and the 10-year incidence of age-related maculopathy: the Beaver Dam Eye Study. Arch Ophthalmol. 2004;122(5):750–7.

44. Davison JA, Patel AS, Cunha JP, Schwiegerling J, Muftuoglu O. Recent studies provide an updated clinical perspective on blue light-filtering IOLs. Graefes Arch Clin Exp Ophthalmol. 2011;249(7):957–68.

45. Margrain TH, Boulton M, Marshall J, Sliney DH. Do blue light filters confer protection against age-related macular degeneration? Prog Retin Eye Res. 2004;23(5):523–31.

46. Hammond BR, Jr., Renzi LM, Sachak S, Brint SF. Contralateral comparison of blue-filtering and non-blue-filtering intraocular lenses: glare disability, heterochromatic contrast, and photostress recovery. Clin Ophthalmol. 2010;41465–73.

47. Wolffsohn JS, Cochrane AL, Khoo H, Yoshimitsu Y, Wu S. Contrast is enhanced by yellow lenses because of selective reduction of short-wavelength light. Optom Vis Sci. 2000;77(2):73–81.

48. Pipis A, Touliou E, Pillunat LE, Augustin AJ. Effect of the blue filter intraocular lens on the progression of geographic atrophy. Eur J Ophthalmol. 2015;25(2):128–33.

49. Rezai KA, Gasyna E, Seagle BL, Norris JR Jr, Rezaei KA. AcrySof Natural filter decreases blue light-induced apoptosis in human retinal pigment epithelium. Graefes Arch Clin Exp Ophthalmol. 2008;246(5):671–6.

50. Hui S, Yi L, Fengling QL. Effects of light exposure and use of intraocular lens on retinal pigment epithelial cells in vitro. Photochem Photobiol. 2009;85(4):966–9.

51. Lavric A, Pompe MT. Do blue-light filtering intraocular lenses affect visual function? Optom Vis Sci. 2014;91(11):1348–54.

52. Kara-Junior N, Espindola RF, Gomes BA, Ventura B, Smadja D, Santhiago MR. Effects of blue light-filtering intraocular lenses on the macula, contrast sensitivity, and color vision

after a long-term follow-up. J Cataract Refract Surg. 2011;37(12):2115–9.

53. Downie LE, Busija L, Keller PR. Blue-light filtering intraocular lenses (IOLs) for protecting macular health. Cochrane Database Syst Rev. 2018:5CD011977.

54. Zhu XF, Zou HD, Yu YF, Sun Q, Zhao NQ. Comparison of blue light-filtering IOLs and UV light-filtering IOLs for cataract surgery: a meta-analysis. PLoS One. 2012;7(3):e33013.

55. Downes SM. Ultraviolet or blue-filtering intraocular lenses: what is the evidence? Eye (Lond). 2016;30(2):215–21.

56. Lichtinger A, Rootman DS. Intraocular lenses for presbyopia correction: past, present, and future. Curr Opin Ophthalmol. 2012;23(1):40–6.

57. Portney V. Light distribution in diffractive multifocal optics and its optimization. J Cataract Refract Surg. 2011;37(11):2053–9.

58. Barisic A, Dekaris I, Gabric N, et al. Comparison of diffractive and refractive multifocal intraocular lenses in presbyopia treatment. Coll Antropol. 2008;32(Suppl):227–31.

59. Carson D, Hill WE, Hong X, Karakelle M. Optical bench performance of AcrySof((R)) IQ ReSTOR((R)), AT LISA((R)) tri, and FineVision((R)) intraocular lenses. Clin Ophthalmol. 2014;82105–2113.

60. Liu X, Xie L, Huang Y. Comparison of the Visual Performance After Implantation of Bifocal and Trifocal Intraocular Lenses Having an Identical Platform. J Refract Surg. 2018;34(4):273–80.

61. Jin S, Friedman DS, Cao K, et al. Comparison of postoperative visual performance between bifocal and trifocal intraocular Lens based on randomized controlled trails: a meta-analysis. BMC Ophthalmol. 2019;19(1):78.

62. Yoon CH, Shin IS, Kim MK. Trifocal versus bifocal diffractive intraocular lens implantation after cataract surgery or refractive lens exchange: a meta-analysis. J Korean Med Sci. 2018;33(44):e275.

63. Montes-Mico R, Espana E, Bueno I, Charman WN, Menezo JL. Visual performance with multifocal intraocular lenses: mesopic contrast sensitivity under distance and near conditions. Ophthalmology. 2004;111(1):85–96.

64. Khandelwal SS, Jun JJ, Mak S, Booth MS, Shekelle PG. Effectiveness of multifocal and monofocal intraocular lenses for cataract surgery and lens replacement: a systematic review and meta-analysis. Graefes Arch Clin Exp Ophthalmol. 2019; 257(5):863–75.

65. Montes-Mico R, Ferrer-Blasco T, Charman WN, Cervino A, Alfonso JF, Fernandez-Vega L. Optical quality of the eye after lens replacement with a pseudoaccommodating intraocular lens. J Cataract Refract Surg. 2008;34(5):763–8.

66. Goes FJ. Visual results following implantation of a refractive multifocal IOL in one eye and a diffractive multifocal IOL in the contralateral eye. J Refract Surg. 2008;24(3):300–5.

67. Lubinski W, Podboraczynska-Jodko K, Gronkowska-Serafin J, Karczewicz D. Visual outcomes three and six months after implantation of diffractive and refractive multifocal IOL combinations. Klin Oczna. 2011;113(7–9):209–15.

68. Gunenc U, Celik L. Long-term experience with mixing and matching refractive array and diffractive CeeOn multifocal intraocular lenses. J Refract Surg. 2008;24(3):233–42.

69. Gundersen KG, Makari S, Ostenstad S, Potvin R. Retreatments after multifocal intraocular lens implantation: an analysis. Clin Ophthalmol. 2016;10365–371.

70. Makhotkina NY, Dugrain V, Purchase D, Berendschot T, Nuijts R. Effect of supplementary implantation of a sulcus-fixated intraocular lens in patients with negative dysphotopsia. J Cataract Refract Surg. 2018;44(2):209–18.

71. Makhotkina NY, Berendschot TT, Beckers HJ, Nuijts RM. Treatment of negative dysphotopsia with supplementary implantation of a sulcus-fixated intraocular lens. Graefes Arch Clin Exp Ophthalmol. 2015;253(6):973–7.

72. Falzon K, Stewart OG. Correction of undesirable pseudophakic refractive error with the Sulcoflex intraocular lens. J Refract Surg. 2012;28(9):614–9.

73. Doane JF. Accommodating intraocular lenses. Curr Opin Ophthalmol. 2004;15(1):16–21.

74. Zhou H, Zhu C, Xu W, Zhou F. The efficacy of accommodative versus monofocal intraocular lenses for cataract patients: A systematic review and meta-analysis. Medicine (Baltimore). 2018;97(40):e12693.

75. Alio JL, Alio Del Barrio JL, Vega-Estrada A. Accommodative intraocular lenses: where are we and where we are going. Eye Vis (Lond). 2017;416.

76. McLeod SD, Vargas LG, Portney V, Ting A. Synchrony dual-optic accommodating intraoc-

ular lens. Part 1: optical and biomechanical principles and design considerations. J Cataract Refract Surg. 2007;33(1):37–46.

77. Marques EF, Castanheira-Dinis A. Clinical performance of a new aspheric dual-optic accommodating intraocular lens. Clin Ophthalmol. 2014;82289–95.

78. Akella SS, Juthani VV. Extended depth of focus intraocular lenses for presbyopia. Curr Opin Ophthalmol. 2018;29(4):318–22.

79. Gallego AA, Bara S, Jaroszewicz Z, Kolodziejczyk A. Visual Strehl performance of IOL designs with extended depth of focus. Optom Vis Sci. 2012;89(12):1702–7.

80. Cochener B, Concerto Study G. Clinical outcomes of a new extended range of vision intraocular lens: International Multicenter Concerto Study. J Cataract Refract Surg. 2016;42(9):1268–75.

81. de Medeiros AL, de Araujo Rolim AG, Motta AFP, et al. Comparison of visual outcomes after bilateral implantation of a diffractive trifocal intraocular lens and blended implantation of an extended depth of focus intraocular lens with a diffractive bifocal intraocular lens. Clin Ophthalmol. 2017;111911–16.

82. Alio JL, Pinero DP, Plaza-Puche AB, Chan MJ. Visual outcomes and optical performance of a monofocal intraocular lens and a new-generation multifocal intraocular lens. J Cataract Refract Surg. 2011;37(2):241–50.

83. Munoz G, Albarran-Diego C, Ferrer-Blasco T, Sakla HF, Garcia-Lazaro S. Visual function after bilateral implantation of a new zonal refractive aspheric multifocal intraocular lens. J Cataract Refract Surg. 2011;37(11):2043–52.

84. Camps VJ, Tolosa A, Pinero DP, de Fez D, Caballero MT, Miret JJ. In vitro aberrometric assessment of a multifocal intraocular lens and two extended depth of focus IOLs. J Ophthalmol. 2017;2017:7095734.

85. Greenstein S, Pineda R 2nd. The Quest for Spectacle Independence: A Comparison of Multifocal Intraocular Lens Implants and Pseudophakic Monovision for Patients with Presbyopia. Semin Ophthalmol. 2017;32(1):111–5.

86. Greenbaum S. Monovision pseudophakia. J Cataract Refract Surg. 2002;28(8):1439–43.

87. Hayashi K, Ogawa S, Manabe S, Yoshimura K. Binocular visual function of modified pseudophakic monovision. Am J Ophthalmol. 2015;159(2):232–40.

88. Labiris G, Giarmoukakis A, Patsiamanidi M, Papadopoulos Z, Kozobolis VP. Minimonovision versus multifocal intraocular lens implantation. J Cataract Refract Surg. 2015;41(1):53–7.

89. Wilkins MR, Allan BD, Rubin GS, et al. Randomized trial of multifocal intraocular lenses versus monovision after bilateral cataract surgery. Ophthalmology. 2013;120(12):2449–55 e2441.

90. Mu J, Chen H, Li Y. Comparison study of visual function and patient satisfaction in patients with monovision and patients with bilateral multifocal intraocular lenses. Zhonghua Yan Ke Za Zhi. 2014;50(2):95–9.

91. Felipe A, Artigas JM, Diez-Ajenjo A, Garcia-Domene C, Alcocer P. Residual astigmatism produced by toric intraocular lens rotation. J Cataract Refract Surg. 2011;37(10):1895–901.

92. Tognetto D, Perrotta AA, Bauci F, et al. Quality of images with toric intraocular lenses. J Cataract Refract Surg. 2018;44(3):376–81.

93. Lombardo M, Carbone G, Lombardo G, De Santo MP, Barberi R. Analysis of intraocular lens surface adhesiveness by atomic force microscopy. J Cataract Refract Surg. 2009;35(7):1266–72.

94. Oshika T, Nagata T, Ishii Y. Adhesion of lens capsule to intraocular lenses of polymethylmethacrylate, silicone, and acrylic foldable materials: an experimental study. Br J Ophthalmol. 1998;82(5):549–53.

95. Browne AW, Osher RH. Optimizing precision in toric lens selection by combining keratometry techniques. J Refract Surg. 2014;30(1):67–72.

96. Popp N, Hirnschall N, Maedel S, Findl O. Evaluation of 4 corneal astigmatic marking methods. J Cataract Refract Surg. 2012;38(12):2094–9.

97. Ciccio AE, Durrie DS, Stahl JE, Schwendeman F. Ocular cyclotorsion during customized laser ablation. J Refract Surg. 2005;21(6):S772–4.

98. Leon P, Pastore MR, Zanei A, et al. Correction of low corneal astigmatism in cataract surgery. Int J Ophthalmol. 2015;8(4):719–24.

99. Kessel L, Andresen J, Tendal B, Erngaard D, Flesner P, Hjortdal J. Toric intraocular lenses

in the correction of astigmatism during cataract surgery: a systematic review and meta-analysis. Ophthalmology. 2016;123(2):275–86.

100. Laurendeau C, Lafuma A, Berdeaux G. Modelling lifetime cost consequences of toric compared with standard IOLs in cataract surgery of astigmatic patients in four European countries. J Med Econ. 2009;12(3):230–7.

101. Qiu X, Ji Y, Zheng T, Lu Y. The efficacy and complications of black diaphragm intra-ocular lens implantation in patients with congenital aniridia. Acta Ophthalmol. 2016;94(5):e340–4.

102. Dong X, Yu B, Xie L. Black diaphragm intraocular lens implantation in aphakic eyes with traumatic aniridia and previous pars plana vitrectomy. J Cataract Refract Surg. 2003;29(11):2168–73.

103. Qiu X, Ji Y, Zheng T, Lu Y. Long-term efficacy and complications of black diaphragm intraocular lens implantation in patients with traumatic aniridia. Br J Ophthalmol. 2015;99(5):659–64.

104. Reinhard T, Engelhardt S, Sundmacher R. Black diaphragm aniridia intraocular lens for congenital aniridia: long-term follow-up. J Cataract Refract Surg. 2000;26(3):375–81.

105. Schwartz DM. Light-adjustable lens. Trans Am Ophthalmol Soc. 2003;101417–436.

106. Villegas EA, Alcon E, Rubio E, Marin JM, Artal P. Refractive accuracy with light-adjustable intraocular lense. J Cataract Refract Surg. 2014;40(7):1075–84.

107. Hengerer FM, Hutz WW, Dick HB, Conrad-Hengerer I. Combined correction of sphere and astigmatism using the light-adjustable intraocular lens in eyes with axial myopia. J Cataract Refract Surg. 2011;37(2):313–23.

108. Gayton JL, Sanders VN. Implanting two posterior chamber intraocular lenses in a case of microphthalmos. J Cataract Refract Surg. 1993;19(6):776–7.

109. Sales CS, Manche EE. Managing residual refractive error after cataract surgery. J Cataract Refract Surg. 2015;41(6):1289–99.

110. Hull CC, Liu CS, Sciscio A. Image quality in polypseudophakia for extremely short eyes. Br J Ophthalmol. 1999;83(6):656–63.

111. Findl O, Menapace R, Rainer G, Georgopoulos M. Contact zone of piggyback acrylic intraocular lenses. J Cataract Refract Surg. 1999;25(6):860–2.

112. Gayton JL, Apple DJ, Peng Q, et al. Interlenticular opacification: clinicopathological correlation of a complication of posterior chamber piggyback intraocular lenses. J Cataract Refract Surg. 2000;26(3):330–6.

113. Hua X, Yuan XY, Song H, Tang X. Long-term results of clear lens extraction combined with piggyback intraocular lens implantation to correct high hyperopia. Int J Ophthalmol. 2013;6(5):650–5.

114. Shugar JK, Schwartz T. Interpseudophakos Elschnig pearls associated with late hyperopic shift: a complication of piggyback posterior chamber intraocular lens implantation. J Cataract Refract Surg. 1999;25(6):863–7.

115. Fenzl RE, Gills JP 3rd, Gills JP. Piggyback intraocular lens implantation. Curr Opin Ophthalmol. 2000;11(1):73–6.

116. Aerts AA, Jonker SM, Wielders LH, et al. Phakic intraocular lens: Two-year results and comparison of endothelial cell loss with iris-fixated intraocular lenses. J Cataract Refract Surg. 2015;41(10):2258–65.

117. Budo C, Hessloehl JC, Izak M, et al. Multicenter study of the Artisan phakic intraocular lens. J Cataract Refract Surg. 2000;26(8):1163–71.

118. Silva RA, Jain A, Manche EE. Prospective long-term evaluation of the efficacy, safety, and stability of the phakic intraocular lens for high myopia. Arch Ophthalmol. 2008;126(6):775–81.

119. Menezo JL, Cisneros AL, Rodriguez-Salvador V. Endothelial study of iris-claw phakic lens: four year follow-up. J Cataract Refract Surg. 1998;24(8):1039–49.

120. Forlini M, Soliman W, Bratu A, Rossini P, Cavallini GM, Forlini C. Long-term follow-up of retropupillary iris-claw intraocular lens implantation: a retrospective analysis. BMC Ophthalmol. 2015;15143.

121. Rijneveld WJ, Beekhuis WH, Hassman EF, Dellaert MM, Geerards AJ. Iris claw lens: anterior and posterior iris surface fixation in the absence of capsular support during penetrating keratoplasty. J Refract Corneal Surg. 1994;10(1):14–9.

122. Wagoner MD, Cox TA, Ariyasu RG, Jacobs DS, Karp CL, American Academy of O.

Intraocular lens implantation in the absence of capsular support: a report by the American Academy of Ophthalmology. Ophthalmology. 2003;110(4):840–59.

123. Lewis JS. Ab externo sulcus fixation. Ophthalmic Surg. 1991;22(11):692–5.

124. Hoffman RS, Fine IH, Packer M. Scleral fixation without conjunctival dissection. J Cataract Refract Surg. 2006;32(11):1907–12.

125. Cavallini GM, Volante V, De Maria M, et al. Long-term analysis of IOL stability of the Lewis technique for scleral fixation. Eur J Ophthalmol. 2015;25(6):525–8.

126. Khan MA, Gupta OP, Smith RG, et al. Scleral fixation of intraocular lenses using Gore-Tex suture: clinical outcomes and safety profile. Br J Ophthalmol. 2016;100(5):638–43.

127. Heilskov T, Joondeph BC, Olsen KR, Blankenship GW. Late endophthalmitis after transscleral fixation of a posterior chamber intraocular lens. Arch Ophthalmol. 1989;107(10):1427.

128. Scharioth GB, Prasad S, Georgalas I, Tataru C, Pavlidis M. Intermediate results of suture-less intrascleral posterior chamber intraocular lens fixation. J Cataract Refract Surg. 2010;36(2):254–9.

129. Narang P, Narang S. Glue-assisted intrascleral fixation of posterior chamber intraocular lens. Indian J Ophthalmol. 2013;61(4):163–7.

130. Yamane S, Inoue M, Arakawa A, Kadonosono K. Sutureless 27-gauge needle-guided intrascleral intraocular lens implantation with lamellar scleral dissection. Ophthalmology. 2014;121(1):61–6.

131. Werner L. Causes of intraocular lens opacification or discoloration. J Cataract Refract Surg. 2007;33(4):713–26.

132. Tandogan T, Khoramnia R, Choi CY, et al. Optical and material analysis of opacified hydrophilic intraocular lenses after explantation: a laboratory study. BMC Ophthalmol. 2015;15170.

133. Izak AM, Werner L, Pandey SK, Apple DJ. Calcification of modern foldable hydrogel intraocular lens designs. Eye (Lond). 2003;17(3):393–406.

134. Bompastor-Ramos P, Povoa J, Lobo C, et al. Late postoperative opacification of a hydro-philic-hydrophobic acrylic intraocular lens. J Cataract Refract Surg. 2016;42(9):1324–31.

135. Dhital A, Spalton DJ, Goyal S, Werner L. Calcification in hydrophilic intraocular lenses associated with injection of intraocular gas. Am J Ophthalmol. 2012;153(6):1154–60 e1151.

136. Patryn E, van der Meulen IJ, Lapid-Gortzak R, Mourits M, Nieuwendaal CP. Intraocular lens opacifications in Descemet stripping endothelial keratoplasty patients. Cornea. 2012;31(10):1189–92.

137. Mojzis P, Studeny P, Werner L, Pinero DP. Opacification of a hydrophilic acrylic intraoc-ular lens with a hydrophobic surface after air injection in Descemet-stripping automated endothelial keratoplasty in a patient with Fuchs dystrophy. J Cataract Refract Surg. 2016;42(3):485–8.

138. Norouzpour A, Zarei-Ghanavati S. Hydrophilic Acrylic Intraocular Lens Opacification after Descemet Stripping Automated Endothelial Keratoplasty. J Ophthalmic Vis Res. 2016;11(2):225–7.

139. Fellman MA, Werner L, Liu ET, et al. Calcification of a hydrophilic acrylic intraocular lens after Descemet-stripping endothelial keratoplasty: case report and laboratory analyses. J Cataract Refract Surg. 2013;39(5):799–803.

140. Dagres E, Khan MA, Kyle GM, Clark D. Perioperative complications of intraocular lens exchange in patients with opacified Aqua-Sense lenses. J Cataract Refract Surg. 2004;30(12):2569–73.

141. Giers BC, Tandogan T, Auffarth GU, et al. Hydrophilic intraocular lens opacification after posterior lamellar keratoplasty—a material analysis with special reference to optical quality assessment. BMC Ophthalmol. 2017;17(1):150.

第 7 章

人眼生物测量学基础

Sibylle Scholtz, Alan Cayless, Achim Langenbucher

引言

"生物测量学"这个词起源于希腊词"βίος"(bíos:生命)以及"μέτρον"(métron:测量),是将数学方法应用于描述生物器官解剖特性的方法。在本章节中,"生物测量学"指的是人眼的解剖和屈光特性。在白内障手术前,收集生物特征数据是必要的,以便正确计算 IOL 的屈光力,从而提供最佳的术后屈光结果。

屈光不正很可能与人类一样古老。在史前时代,敏锐的视力对狩猎或觅食至关重要,任何缺陷或损伤都是避免自己成为猎物的严重不利条件。几千年来,屈光不正经常被认为是一种疾病,它迫使人们被动、减少交流和定向的选择,从而导致孤立。视觉从古至今都是人类最重要的感觉功能:75%~80%的环境信息是通过眼睛传递给大脑的。全世界大约有 3700 万盲人,其中 90%生活在发展中国家。在这些病例中,高达 75%的失明是可以避免的。到目前为止,全球最常见的致盲原因是白内障。在工业化国家,白内障位列第三,仅次于青光眼和糖尿病相关眼病。虽然白内障手术已经有 3000 多年的历史,但 IOL 植入的历史仅始于 1949 年。

部队眼科医师 Harold Ridley 所发明的人工晶状体植入术首次为白内障患者提供了光学植入物的可能性。白内障手术如今面临着新的挑战:见多识广的"婴儿潮"一代人和 LASIK 术后患者正达到可能需要白内障手术的年龄。眼科医师和手术医师为给这些高要求的白内障患者提供最佳的术后屈光效果而面临着压力。因此,就需要适合这些特殊病例的现代生物测量学和 IOL 计算公式,因为以前的方法可能不再能够满足这些苛刻患者的期望。欧洲白内障和屈光手术质量结果登记处(EUREQUO,由 ESRCS 资助)提供了一个全球平台,其中包括迄今为止 260 多万台白内障手术的术后屈光结果数据。对这些数据的审查发现,在所有登记的患者中,93.8%患者的术后屈光结果等效球镜达到了±1.0D 以内。虽然初看其结果似乎相当令人满意,但也引出了新问题,即剩余 6.2%的患者术后屈光不正的等效球镜超过1.0D。很大程度上,这些不理想结果可能是由不正确或不适当的生物测量和 IOL 度数计算所导致的。根据 EUREQUO 所列出的白内障手术数量,意味着多达 16.12 万例患者的术后屈光结果不佳——这是一个很庞大的数字!

自 1949 年 Harold Ridley 发明并植入了第一枚 IOL 以来,如何确定 IOL 的屈光力问题就应运而生。Ridley 最初试图复制自然晶状体的尺寸,但这种简单的方法被证明是不正确的。然而,即使拥有当今最先进的技术设备和最先进的 IOL 计算公式和方法,准确的生物测量和相应的 IOL 计算仍然是白内障手术持续面临的挑战之一。

设备和测量原则

历史

早在 1905 年,Gullstrand 模型眼就根据角膜、晶状体、眼内介质和眼球轴长的屈光特性来量化人眼的屈光能力。1967 年,Fyodorov 及其团队率先建立了一个计算IOL 屈光力的公式。

直到 20 世纪 70 年代,A 超得以应用于眼部超声测量后,光学折射公式才能得以改进,从而能够更精确地计算 IOL 屈光力。通过使用 A 超测量眼轴长度,在 20 世纪 80 年代各种基于光学折射公式的改良计算方法得以发表。最初的眼部超声测量是压平或压陷式测量。超声探头直接放置于角膜表面,角膜和前房不可避免地受到压迫。根据操作者技术的不同,测量结果可能会出现差异,从而导致 IOL 的错误计算。随着技术的发展,浸润式超声通过眼杯、浸润式凝胶与角膜耦合,或通过眼睑测量,从而避免了超声探头与角膜的直接接触。与接触式测量相比,这种浸润式方法提供了更有意义、更准确和可重复的结果。

通过使用超声波,信号的回波时间以秒为单位测量,并使用平均声速转换为距离(mm)。只有当基础模型眼的内部结构和相应的速度匹配,才有可能进行正确的转换。根据眼内不同结构,声速差别也大:眼内的整体声速约为 1550m/s,但对于硅油填充的空间,声速可低至 900m/s,在硬核中可高达 1600m/s。

A 超扫描可以测量眼球的总轴长、前房深度和晶状体厚度。此操作需要有经验的人员进行。对于计算 IOL 屈光力,还需要额外进行角膜曲率测量。然而,随着光学测量技术的发展,尤其是超声生物测量,基于其需要接触或耦合以及对操作技术的依赖等弊端远大于其优点的原因,不再将其视为"金标准"。目前,超声生物测量主要用于屈光介质严重不透明而无法进行光学生物测量的情况。20 世纪 80 年代和 90 年代出现的多个理论公式(如 Hoffer Q、Holladay 1 和 Haigis)使用了更多的生物学参数(如 Holladay 2 公式需要使用角膜水平直径、年龄),从而可以提高 IOL 屈光力计算的准确性。

直到 20 世纪 80 年代早期,Adolf Fercher 教授发表关于通过部分相干干涉法对眼球进行光学非接触测量这一开创性成果之前,作为一种声学生物测量方法的超声测量一直被认为是"最先进的技术"。但 Fercher 所描述的部分光学相干测量技术改变了这种情况,第一次实现了非接触光学生物测量,代表了对眼球长度的第一次干涉测量。1982 年,Fercher 为其发明申请了专利:"Fercher AF. Verfahren und Anordnung zur Messung der Teilstrecken des lebenden Auges. Offenlegungsschrift DE 3201801 A1; priority date: 21.01.1982,Offenlegungstag 08.09.1983"。基于这项专利,蔡司医疗(Carl Zeiss Meditec)开发了第一款使用这种新技术的生物测量设备——"IOLMaster"。有了这种设备,光学生物测量技术首次成功亮相临床。这是第一次有一种技术可以实现与距离无关的生物测量,能够提供快速的、非接触的、可重复的眼球生物特征数据,并且具有明显更高的分辨率。此外,减少设备对操作人员的依赖,意味着它可以由经验较少的工作人员进行操作。该装置同时提供了人工晶状体计算所需的所有参数。这是第一次可以通过单一设备的一次测量,同时可以确定眼球轴长和角膜曲率数值。这意味着可以直接进行相应的人工晶状体计算,而不需要外部来源的数据,从而减少了传输误差。短相干长度光源发射可见光谱,可提供固视轴眼轴长度测量。此外,光学生物测量更不易受到填充眼球内的介质(玻璃体、硅油、气体)或人工晶状体眼测量时人工晶状体的干扰。

光学生物测量直接测量光学距离(与超声生物测定法中的几何测量相反)。这些光学距离通过折射率转换成屈光力度数。与超声生物测量相比,这个差异明显更小。因此,光学生物测量对介质(如自身玻璃体、硅油、致密白内障或人工晶状体)的依赖度较低。

通过优化测量策略,光学生物测量无法测量(因此需要超声测量)的眼球比例已经逐渐降低, 目前在工业化国家中已远低于 5%。继 Zeiss 之后,Haag-Streit 将"Lenstar"引入市场,其首次提供分段距离测量。如今,大多数现代生物测量仪使用光学相干断层扫描(OCT)进行非接触式工作,并且有多种设备可以通过光学生物测量进行眼球测量。

随着这一技术的发展,出现了更多可以计算相应 IOL 屈光力的公式。IOL 屈光力计算可以采用不同方法,包括经验公式,即 IOL 屈光力数值通过没有任何解剖或生理背景的一系列生物特征数据获得;光学理论公式(目前最常用),即 IOL 屈光力数值通过使用线性高斯光学的近轴光学模型获得;现代光线追踪公式,即 Snell 定律适用于眼球内的每个折射表面,并选择可以在视网膜上提供最佳聚焦的 IOL 设计和屈光力(如果 IOL 是一个平面折射透镜)。

IOL 计算所需参数

生物测量的主要应用是在 IOL 植入前对眼睛进行多次测量以计算正确的 IOL 屈光力度数。IOL 屈光力计算的主要难点之一是预测术后 IOL 最终在眼内的位置。利用近似薄透镜对角膜和 IOL 进行建模,将角膜到 IOL 的距离定义为"有效晶状体位置(ELP)"。

1.超声法测量眼轴

如图 7.1 所示,超声(A 超)所测量的眼轴为角膜前表面顶点与内界膜(ILM)之间的距离。

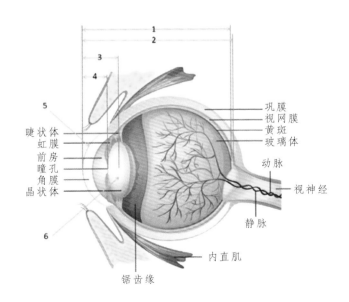

1	超声眼轴长度
2	光学眼轴长度
3	有效晶状体位置(ELP)
4	前房深度测量值
5	角膜曲率读数
6	植入 IOL 的屈光力

图 7.1　IOL 屈光力计算的重要参数。

2.光学生物测量测量眼轴

相比之下，光学生物测量所测眼轴为角膜前表面顶点与视网膜色素上皮细胞（RPE）之间的距离（图 7.1 中的距离 2）。由于眼轴的测量方法不同，因此超声法和光学测量法所测得结果也会存在差异。在大多数的光学生物测量仪中，眼轴测量结果是由浸润式超声测量法来校准的，因为在光学生物测量诞生早期，浸润式超声测量是金标准。这种校准通常是通过减去大约 $200\mu m$ 的标准视网膜厚度来完成的。因此，超声波和光学生物轴长测量在个体测量中会产生不同结果。如今，光学生物测量已被视为金标准。

3.有效晶状体位置(ELP)

在光学计算理论中，有效晶状体位置被定义为所植入的 IOL 薄透镜与角膜前顶点的轴向距离。ELP 取决于眼睛的生物测量、IOL 的材质和设计、IOL 在眼内的位置（如囊袋内），以及适用于不同眼睛和 IOL 类型的公式。

ELP 可以减少光学折射公式设计中所固有的模型误差和不准确性，而这些误差和不准确性意味着 ELP 通常不能真正反映 IOL 在眼内的真实位置。在过去的 30 年中，IOL 计算公式的进步也是基于 ELP 的可预测性提高。

需要注意的是，在由两个薄透镜组成的光学系统中，ELP 会影响 IOL 屈光力。

对于正度数的 IOL，位置越靠后，其屈光力越高；反之，位置越靠前，其屈光力越低。因此，理论光学公式中的 IOL 常数对 ELP 有影响。

IOL 屈光力越低，ELP 的折射效应会减弱。使用负度数的 IOL，其效果是相反的：较高的 ELP 值将导致 IOL 的屈光力降低。

对于某一特定 IOL，由 IOL 计算公式得到的 IOL 屈光力会随着有效晶状体位置的变化而变化。一般来说，对于正度数的 IOL，ELP 越大，则 IOL 屈光力越大；ELP 越小，则 IOL 屈光力越小。

4.前房深度的测量

有些 IOL 屈光力计算公式需要有前房深度数值。该数值是指有晶状体眼的角膜后顶点和晶状体前顶点之间的距离。前房深度的测量可以使用光学生物测量和超声生物测量两种技术。

5.角膜曲率解读

角膜曲率通常测量角膜前表面曲率，并用曲率半径（单位为：mm）来表示。大多数角膜曲率计除了提供以毫米为单位的曲率半径值以外，还提供以屈光力为单位的屈光力数值,但使用者应该知道一般情况下屈光力数值是无法测量的。将以毫米为单位的角膜前表面曲率半径值转换为整个角膜(凸凹透镜)的屈光力数值,需要对角膜进行建模假设,这可能适用也可能不适用任一只眼。市场上,不同的角膜曲率计设备基于不同的模型假设而使用不同的屈光指数。因此,即使同一个人在不同设备上所测得角膜前表面曲率半径值相同，但其角膜屈光力数值也可能会有所不同。为了避免不正确的角膜曲率指数对屈光力误差的影响,建议统一使用曲率半径值(mm)来计算 IOL 的度数,而不使用角膜屈光力数值来计算。为了实现毫米和屈光力之间的数值转换,有必要了解角膜曲率计屈光指数(例如,在角膜屈光指数为1.332 时,从 K 到曲率半径的转换方法为:R=332/K)。不同角膜曲率计采用不同的屈光指数，如 1.3375(American Optical,即所谓的 Javal 指数)、1.336(Haag-Streit)、1.332(Zeiss,Gambs,Topcon,即所谓的 Zeiss 指数)、1.338 (Hoya)。

　　重要的是，对于某一特定患者，虽然所有检查设备报告的曲率半径值是相同的,但角膜屈光力数值会有显著差异(最高可达 0.8D)。在美国,IOL Master 角膜屈光指数的系统默认值是 1.3375,而其他国家则是 1.332。另外,还有重要的一点,我们要考虑每个角膜曲率计所测量的角膜前表面曲率半径值的范围有所不同,如1.25mm、1.5mm 或者其他值。

6.晶状体厚度

　　此外,一些 IOL 计算公式在计算 IOL 度数时会用到晶状体厚度值。如 Olsen 公式、Holladay 2 公式和 Barrett Universal II 公式。

7.角膜水平直径测量

　　水平“白到白”距离(WTW,即水平角膜直径)是一个可选的额外测量。它被用于Holladay 2 和其他一些公式。

设备

超声测量

　　声波测高仪利用回声波脉冲来测量距离。A 超利用同样原理来测量眼轴长度。声学生物测量可以通过接触式(10MHz)或浸润式超声生物测量。两种测量方法均可以测量眼轴、前房深度和晶状体厚度,并且还可以测量角膜厚度。此外,角膜曲率必须借助于其他设备测量来确定角膜的屈光力。

接触式测量

　　这种测量方式是将超声探头直接放置在角膜上。这导致了超声探头信号与角膜回声的合并，意味着应用该技术不能确定角膜前表面。此外，接触式超声生物测量会产生不可避免的误差，如探头引起的角膜压平或者压陷。这种压迫可以导致前房深度 $100\sim300\mu m$ 的缩短。结果就是所测量眼轴的长度偏短，导致 IOL 屈光力的计算值偏大。目前，患者对白内障手术的期望不仅是视觉清晰度，同时还要求达到极佳的裸眼视力。接触式生物测量法在准确性和精准度方面远低于患者对现代白内障手术的期望和要求，应避免使用(图 7.2)。

　　许多检查者认为接触式比浸润式更简便、更快捷，但其缺点也很明显，如由于

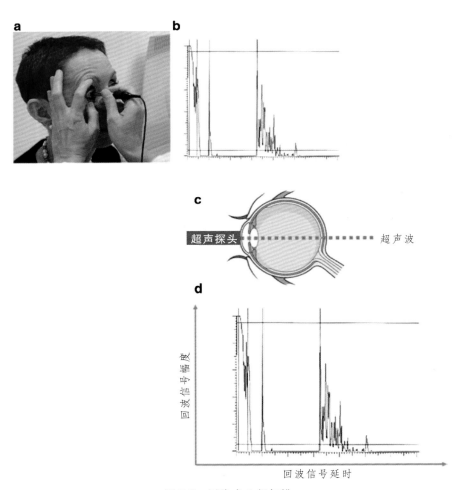

图 7.2　压陷式 A 超扫描。

压迫角膜所导致的不可避免的误差。结果就是所测量眼轴的长度偏短,导致 IOL 屈光力的计算值偏大。即使检查者通过自己经验修正量(经验法则)来纠正眼轴长度,也不能消除患者测量中的个体误差。

浸润式测量

在浸润式测量技术中,角膜与眼杯有接触,但与超声探头无接触。技术人员将一个小的眼杯放置在经麻醉的角膜缘,而探头可手持置于液体中,也可固定在眼杯内。液体通过一端与 BSS 瓶相连或与装有角膜接触镜生理盐水的 5mL 注射器相连的管道注入眼杯中(患者端坐时可以向眼杯内输入液体,但是对于患者和技术人员来说,患者斜卧位时操作会更容易一些)。当探头正确对齐时,在扫描波中可以清晰地看到(理想状态)5 个波峰(分别代表探头顶端、角膜、晶状体前囊膜、晶状体后囊膜和视网膜的回声),视网膜波峰从基线急剧上升,随后的是巩膜和眶脂肪的回声。角膜波峰与探头波峰是分开的,角膜波峰呈双峰,分别代表角膜上皮层和角膜内皮层(图 7.3)。

值得注意的是,无论是接触式或浸润式超声生物测量都不一定是沿着视轴测量的。在大多数情况下,测量是通过超声回波进行的,这意味着声波信号垂直地击中角膜和视网膜,但不一定达到黄斑中心凹。特别是长眼轴眼球,位于黄斑中央凹附近的葡萄肿可能会导致眼轴测量结果偏长,从而导致计算出的 IOL 度数偏低。

使用浸润式超声生物测量时,测量结果的差异性较小、重复性更高,这意味着该技术比接触式 A 超所测得的结果更准确、可重复性更高。浸润式超声技术也可用于致密的屈光介质,如成熟期白内障或角膜瘢痕眼。当然,它也有缺点,如精准度比较低(120μm,10MHz);眼杯与眼睛接触会引起眼球形状的改变;在一些复杂的案例中,由于声速的变化,其准确性会降低,如人工晶状体眼或玻璃体切割术后硅油填充眼(必须适当调整设置参数);需要麻醉;操作和读取结果时需要有经验的技术人员。此外,其比光学生物测量耗时更长,而且必须在非生理位置下(斜卧)进行。固视也是一个问题:带有集成固定灯的超声探头可提供较好的固视,但显示出非均匀的固视模式,而没有集成固定灯的探头提供的是更均匀的固视模式,但可能会错过一些,如后巩膜葡萄肿等特殊情况,后者需要 B 超辅助检查。

接触式和浸润式超声生物测量都是接触测量,其测量结果的准确性往往依赖于操作人员。由于这些技术的使用频率较低,而熟悉程序和判读结果的检查者较少,因此这又增加了出现错误的风险。

尽管如此,在极少数不能使用光学生物测量的白内障手术中,超声生物测量仍

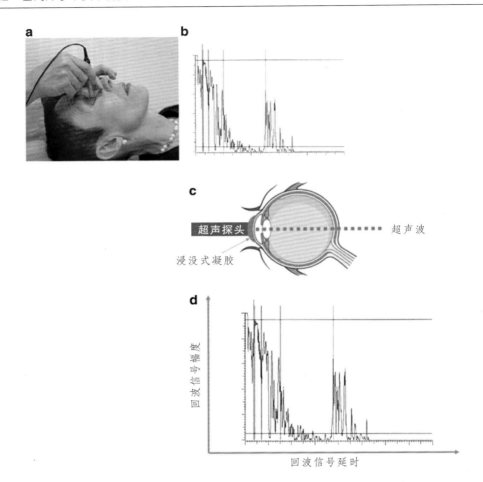

图 7.3　浸没式 A 超扫描。

是必不可少的技术,如在致密白内障、玻璃体积血或角膜瘢痕的患眼。

光学生物测量

随着 1999 年第一台光学生物测量仪的发明,使用部分相干干涉法的概念进行人眼非接触生物测量首次出现。所有光学生物测量仪所测量的距离都是从角膜顶点到 RPE 的距离。

光学生物测量与超声测量相比有许多优点。光学生物测量仪允许在生理位置下(直立位置)进行非接触测量(不需要麻醉,不压迫角膜),并且其固视目标在无穷远处。测量是沿着光学生物测量仪的固视轴进行的(一般会靠近视轴),并且轴长测量的准确性不受瞳孔大小的影响。所有设备都可以校准以精确测量硅油填充眼、无晶状体眼,以及人工晶状体眼。光学生物测量仪易于使用,并且提供自动化操作,更抗故障,甚至可以自动识别哪只患眼在检测(右或左)。由于这是无须麻醉的非接触操作,因此测量可以由不熟练的操作人员进行。测量可以在大约 0.4 秒内快速完成。最重要的是,光学生物测量具有更高的准确性,10μm 的分辨率是超声方法的 5~10 倍。光学生物测量仪是一种一体化的仪器,可以同时扫描轴长、角膜半径和厚度、前房深度、晶状体厚度和 WTW(图 7.4 和图 7.5)。光学生物测量仪可以计算所需 IOL 的度数,消除了由传输或转录数据引起的误差。此外,这种光学生物测量仪通常有一个集成的数据库,其中包含了几种晶状体的优化 IOL 常数,并且现代光学生物测量仪与晶状体数据平台有直接连接,可以直接下载或更新晶状体数据和优化常数。

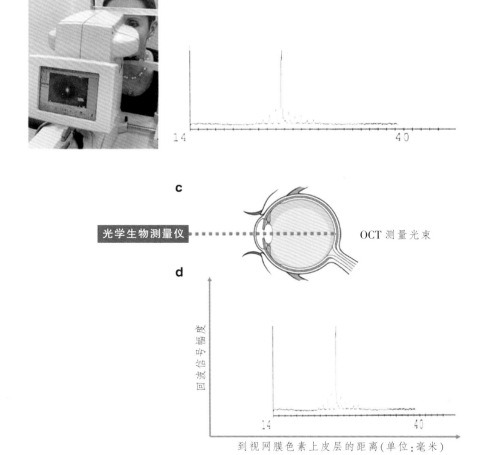

图 7.4　非接触光学生物测量仪。峰值代表视网膜色素上皮层的信号。

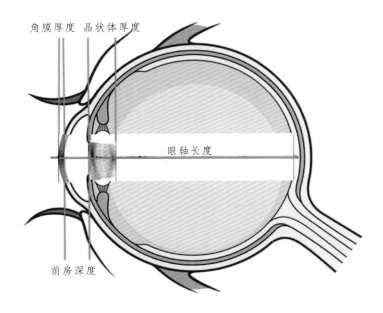

图 7.5　OCT 测量图像与眼球结构简图的混合示意图。

现代光学生物测量仪能够测量 95% 以上的患眼，其余 5% 为不透明晶状体眼或明显角膜瘢痕的患眼。

即使光学生物测量有很多显著优点，但在少数眼内介质严重混浊、无法进行光学测量的眼中，超声生物测量仍有应用前景。

超声波和光学测量在一定程度上依赖于眼内介质的模型。对于超声波，时间延迟可以用平均声速换算成以毫米为单位的长度。在光学生物测量中，利用折射率的平均值将光程长度转换为以毫米为单位的长度。这两种方法都可能有误差，因为转换分别是基于声速和折射率平均值进行估算的。然而，正如表 7.1 中提到的，光学生物测量的变异性是显著小于超声生物测量的。

生物测量数据对 IOL 计算的影响

尺寸的重要性体现在患眼的生物测量上。眼轴长度是计算准确 IOL 屈光力度数的关键因素之一。

在标准眼轴长为 23.39mm 的患眼中，实现术后正视的 IOL 的模型计算基于的有效晶状体位置（ELP）为 5.2mm。眼轴长度、角膜曲率半径、角膜屈光力或 ELP 的变化，将导致眼正视所需的 IOL 屈光力不同，如表 7.2 所示。

表 7.1 超声生物测量与光学生物测量的比较

超声生物测量	光学生物测量
接触式或浸润式	非接触式
需要经过特殊培训的人员	操作人员依赖性低
测量时间长	测量和计算更快
目前测量误差的主要来源	测量精度更高
两个程序(眼轴长度/前房深度–角膜半径)	单一程序(所有测量和 IOL 计算)

表 7.2 眼轴长度所致眼正视所需的不同 IOL 屈光力

	短眼轴	"正常"眼轴	长眼轴
AL	21mm	23.39mm	25mm
ACD	3.1mm	3.37mm	3.6mm
P(emm.)	31.61D	21.63D	16.02D
$\Delta P/\Delta AL$	−4.80D/mm	−3.83D/mm	−3.35D/mm
$\Delta P/\Delta ACD$	1.27D/mm	0.81D/mm	0.57D/mm
$\Delta P/\Delta R$	7.86D/mm	8.07D/mm	8.23D/mm
$\Delta P/\Delta K$	−1.41D/D	−1.44D/D	−1.47D/D
$\Delta P/\Delta ELP$	3.17D/mm	2.02D/mm	1.45D/mm

AL,眼轴长度;ACD,前房深度;P,IOL 屈光力;R,曲率半径;K,角膜屈光力;ELP,有效晶状体位置。

IOL 计算误差的潜在来源

由于不恰当的仪器设置、过时的仪器校准或不正确的记录所导致的轴长、前房深度或晶状体厚度的不正确生物测量,将不可避免地导致 IOL 度数计算错误。

对数值的错误解释,例如使用不恰当的角膜曲率指数将毫米(mm)转换为屈光力(D),或没有满足使用角膜曲率指数的模型假设,将导致 IOL 度数计算错误。

此外,并非所有的公式都适用于所有的患眼,特别是对于角膜屈光手术后的病例。使用不恰当的 IOL 计算公式(如在屈光手术后使用标准公式)或光线追踪方法可能导致不正确的计算结果。

当然,使用错误的 IOL 公式常数(如未优化的常数或针对不同使用环境条件而优化的常数),也会导致 IOL 度数的计算错误。

重要的是要注意,使用光学生物测量测量的眼轴是从角膜前顶点到 RPE,使用超声生物测量测量的眼轴是从角膜顶点到内界膜，而人眼中真实创建的图像是在这两者之间的感光层。此外，生物测量仪显示的结果不是直接测量的结果，因为眼轴长度的数据是用精密超声生物测量仪校准过的。

不恰当的测量条件也会导致 IOL 的计算错误。IOL 的计算公式是指不经校正的最佳远视力、平面屈光力。眼科医师将正视理解为在 4~6m 距离处的最佳未矫正视力，其依据的是各自的 ISO 标准，该标准规定视力测试应在 4~6m 距离处进行(ISO 11979-1:2018)。实际上，这个距离不足以被称为无穷大，这意味着其实这种"正视性"患者的近视屈光力为-0.25~-0.167D。

ISO 标准还定义了所允许的 IOL 制造商标签偏差 (ISO 11979-1:2018)。根据 IOL 的屈光力范围，一定的度数偏差被认为是可接受的(一般来说，IOL 的度数越高，可接受的度数公差就越高)。

生物测量的实用建议

概述

当使用新的 IOL 模型时，其标准流程是进行光学生物测量和浸润式超声生物测量并比较结果。如果没有使用新款晶状体的个人经验，建议查看 IOL 常数 IOL Con 网站(www.iolcon.org)，以确定是否有优化的数据可用。如果没有，试着在这个网站上找到一个相同的材料和相似的几何形状的晶状体，并尝试使用这些常数。如果你有关于这款 IOL 使用接触式超声生物测量的个人经验，试着找出你的 A 超读数和角膜测量结果与光学生物测量结果有多少差异。请参阅 IOL Con 网站。一般来说，压平式超声检查选择的 A 常数值应比光学生物测量或浸润式超声检查选择的 A 常数值低 0.3~0.4。如果你有关于这款 IOL 使用浸润式超声生物测量的个人经验，则可以在光学生物测量仪中使用你的浸润式超声常数。两种设备系统的角膜曲率测量读数可能存在差异；如有，请参阅上述网站。可以应用来自 IOL Con 网站上优化的 IOL 常数进行浸润式超声生物测量。在进行测量时，请注意仔细地、慢慢地放置患者至正确体位！

眼轴测量

如果患者的屈光不正是 6D 或更高，并且无法看到固视灯，则患者应该佩戴眼镜(进行光学生物测量)。如果瞳孔非常小或患者调节过度，则推荐散瞳。注意反常的结果，例如，在有+4D 屈光不正的患者中，其眼轴长度为 27mm。出现以下情况需要复核:如果报告的双眼眼轴长度小于 22mm 或超过 25mm;如果双眼的轴长度差异大于 0.33mm 且与患者的屈光状态不匹配;或者测量结果不能解释患者的屈光不正。一般来说,近视眼的眼轴会大于 24mm,远视眼的眼轴会小于 23.5mm。

角膜曲率测量

角膜曲率测量应在接触式或浸润式测量前进行（如要采用超声生物测量或 Goldmann 压平式眼压测量,应先测量眼轴长度或前房深度）。接触或浸润方法可能会改变角膜曲率,这种改变会持续相当长的一段时间(就像使用角膜接触镜一样)。确保患者在测量前眨眼,如果需要,可使用润眼液并等待几分钟。还要确保患者在检查前没有佩戴角膜接触镜(在检查两周前停戴硬性角膜接触镜,在检查 1 周前停戴软性角膜接触镜)。

如果两眼的平均角膜屈光力相差大于 1D,请复测。要求患者眨眼几次,以提高角膜的反光性。请患者把眼睛睁大。由于用角膜曲率计获取的是毫米数据,因此应确保角膜曲率数据总是以毫米(而不是屈光力!)表示。

如果角膜屈光力小于 40D 或大于 47D,或两眼角膜屈光力差值大于 1D,以及既往有角膜屈光手术史,应复查结果。

前房深度测量

使用光学生物测量仪时,要求患者注视固视灯。新一代光学生物测量仪可以同时测量自然晶状体眼和人工晶状体眼。新一代光学生物测量仪能够测量瞳孔直径小至 3mm 的眼睛,而旧一代的光学生物测量仪需要在散瞳情况下进行 ACD 测量,以消除由调节引起的波动,从而便于前房浅和瞳孔小的病例进行测量。

IOL 屈光力计算

建议将特定 IOL 的所有公式结果打印在一页纸上(四合一功能)。根据轴长选择合适的公式。特别是对于特殊眼,应使用包含前房深度的公式。IOL 常数可以使用光学生物测量仪的优化特性或使用基于 WEB 的现代平台(如 IOL Con)来优化,这些平台涵盖了 IOL 的技术数据以及公式常数。如果两眼的 IOL 度数相差超过 1D,如果 IOL 度数与患者的屈光不正相关性较差(近视需要 <20D 的 IOL,远视需要 >23D 的 IOL 才能达到正视),或如果患者既往有角膜屈光手术史但其计算度数小于 +20D 或超过 +23D,请再次检查测量结果并重新进行 IOL 计算。如果 IOL 将被植入睫状沟或前房,则需使用适当的睫状沟固定 IOL 公式常数,因为其度数通常小于植入囊袋内的度数。

IOL 计算

在白内障手术中,手术医师摘除混浊的自然晶状体,并植入 IOL,以补偿屈光力的损失。为了避免矫正过度或矫正不足,必须根据患者的需求及其患眼的生物学特征来选择 IOL。IOL 常数将生物测量与眼内 IOL 的有效轴向位置联系起来。需要准确地估算有效晶状体位置,以确定最适合患者的 IOL 屈光力度数。

如今,IOL 计算所需的所有参数都可以通过现代生物测量设备获得:角膜前后表面曲率和角膜中央厚度、轴长和各自的折射率(角膜、房水、玻璃体)都可以手工输入并用于计算。

对于 IOL 的正确计算,需要人工晶状体眼的生物测量数据,但这在手术前是无法得到的。因此,自然晶状体眼是 IOL 计算的基础。通常,眼轴长度(最好是通过光学生物测量得到的)和角膜前表面曲率是必须的测量值,对于某些公式,额外的参数,如 ACD、LT 或 W2W 也很有帮助。所有 IOL 计算中涉及的其他因素都是简化、假设和预测的。角膜和 IOL 都被假设为近似薄透镜。可以根据自然晶状体眼的生物特征参数来估算有效晶状体位置。房水和玻璃体的屈光指数参考示意模型眼,并且由于角膜和 IOL 都被认为是薄透镜,因此其屈光指数是不需要的。

目标屈光力

什么是正确的目标屈光力?我们的目标应该始终是优化每一例白内障患者的视觉质量。因此,在进行 IOL 屈光力计算时,应考虑患者的生活方式和主要日常活动。在大多数病例中,正视可能就是目标屈光力,但在某些病例中,–1~–4D 的近视可能有助于单眼视或减少屈光参差。

特别是计划植入多焦点晶状体时,必须非常努力以达到正视,从而使患者从多焦点晶状体中获得最大益处,并最大可能脱镜。成功实现正视的因素有使用优化的 IOL 常数、选择合适的 IOL 生物测量公式、使用光学生物测量和一致的光学生物测量数据。

然而,即使在考虑了所有这些因素后,生物测量所推荐的 IOL 也可能无法准确地得到所要求的屈光力,或者 IOL 公式可能会产生不同的结果。这些障碍只能通过 IOL 和生物测量的使用经验来克服。一些一般性的指导方针可能是:①光学生物测量仪的每次打印输出都应包含所有 IOL 公式的结果(通常的打印结果显示的是针对不同类型 IOL 的同一个公式,这个价值有限);②不同的 IOL 公式的结果应相互比较。

公式演变

目前,许多已发表和未发表的 IOL 公式都可用。随着时间的推移,IOL 屈光力计算已经演变产生了多种方法:

最简单的"理论光学"公式由 Swjatoslaw Nikolajewitsch Fjodorow 在 1970 年左右提出,Vo 为眼镜平面的目标屈光力(d0 表示眼镜平面到角膜顶点的距离),d1 为 IOL 位置,d1+d2 为视网膜位置,均相对于角膜前顶点(图 7.6)。

经验方法独立于任何解剖或生理的眼睛模型,是一种依赖于"大数据"的方法。在这里,你会发现,如 SRK、SRK2 这样简单的公式,由于它们的准确性有限,因此不应该被继续使用(图 7.7)。

其中,"A"为 IOL 的 A 常数,"K"为角膜屈光力数据,"AL"为轴长,"A_{mod}"为 A+偏移量,作为 AL 的函数。

但也有一些现代方法,如 Hill RBF 使用的就是"大数据"的方法。

理论光学公式是目前被普遍使用的一些公式(包括近似薄透镜和高斯光学的公式),以及是那些具有重要经验元素的公式(ELP 的估计、经验因素或关于"角膜圆顶"结构的假设)。

光线追踪是计算 IOL 度数的最新选择,可以使用或不使用简化的薄透镜或角膜和(或)IOL,并且也依赖于重要的经验成分(ELP 估计)。

$$P_{IOL}=\frac{n_{\text{玻璃体}}}{\text{眼轴长度}-ELP}-\frac{1}{\cfrac{1}{\cfrac{1}{\cfrac{1}{P_{\text{眼镜}}}-d_{\text{角膜顶距}}}+P_{\text{角膜}}}-\cfrac{d_{\text{前房}}}{n_{\text{房水}}}}$$

P=屈光力
n=屈光指数
d=长度
ELP=有效晶状体位置

图 7.6　Fjodorow 公式。

$$IOLP=A-0.9 \times K-2.5 \times AL$$
$$IOLP=A_{mod}-0.9 \times K-2.5 \times AL$$

图 7.7   SRK 和 SRK2 公式。

当前 IOL 计算公式

现在有多个合适的 IOL 计算公式,其中一些已公开发表,还有一些具有专利,其可通过购买专用软件工具获得或与光学生物测量仪一起捆绑购买。有些公式适合长眼轴,有些公式适合有角膜屈光手术史的患眼(图 7.8 和图 7.9)。

图 7.8 中红色标注的公式是欧洲使用最频繁的公式,并且这些公式是已公开发表的,因此可以免费获得。灰色标注的公式是基本公式,其是发表于 1970 年左右的第一代公式。蓝色标注的公式是屈光手术后适用的公式(这些已经公开发表,可以免费使用)。紫色标注的公式是尚未公布的商业化公式,需要收取费用。

对于 SRK/SRK 2(Sanders Retzlaff Kraff)和 Hill RBF 公式而言,虽然 SRK/SRK 2 公式已经过时,而 Hill RBF 是一个现代公式,但它们有一些共同之处——二者都依赖于"大数据"的方法,以及使用实证的策略,而不考虑任何解剖模型眼(图 7.9)。

这些公式都不能反映屈光手术后的情况,但越来越多的这类患者现在需要进

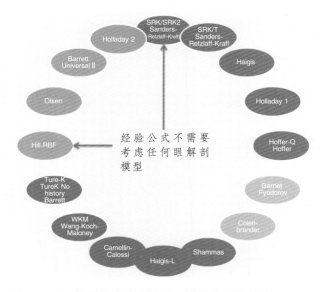

图 7.8   IOL 计算公式的选择(此列表并非详尽无遗)。

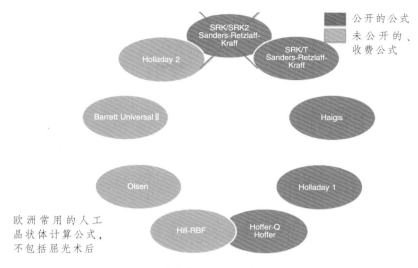

图 7.9　欧洲常用的 IOL 计算公式。

行白内障手术。SRK/SRK 2 公式已经过时,SRK/T 是一个经典公式而仍然经常被使用,Haigis 公式可能受到患者年龄的一定影响, 因为随着时间推移, 晶状体不断变化,前房深度会降低,晶状体厚度会增加;Hill–RBF 公式基于大量生物特征数据,并使用人工智能(AI)选择合适的 IOL 度数;通过同时考虑 ACD 和 LT,Olsen 公式根据晶状体前后顶点来确定 ELP。

实际上,理论光学公式是物理学和经验主义的混合体,反映了公式创始人各自的理论基础研究,包括使用由创始人设置的各种因素、数值和常数。

目前所有公式的差异之一是基于术前生物测量数据对人工晶状体眼 ELP 的估算。此外,不同公式对角膜屈光力由角膜前表面曲率半径值决定的解释,或者对不同折射指数的考虑可能会有所不同。此外,使用生物特征数值不同的偏移值或"经验因素",以及使用不同的眼介质折射率,将导致计算出不同的 IOL 度数。

IOL 计算公式的简化/假设

以下简化和假设适用于所有 IOL 计算公式:角膜形态和参数在术前、术后没有任何改变(包括角膜前后表面、角膜厚度和角膜屈光指数);或者这些变化可以从术前情况中预测出来。眼轴长度不发生变化。

只有在将角膜和 IOL 视为薄透镜的简化模型公式中,ELP 才有意义。ELP 是一个估计参数,可以根据术前生物测量结果(轴长和角膜屈光力)对其进行预测。

以下简化方法被用于目前常用的传统 IOL 公式：角膜是凹凸型半月形透镜，IOL 为薄透镜（即没有厚度的透镜）；对于 IOL，屈光力由制造商提供，而对于角膜，角膜前表面的几何形状将以毫米为单位进行测量；用角膜曲率计测量角膜半径的单位是 mm；这个值必须转换成屈光力，因为这是 IOL 计算所需的值；使用角膜曲率指数，将毫米转换为屈光力的合适公式如图 7.10 所示。

作为一种简化方法，将使用角膜曲率指数作为校准因子，而不是包括角膜前、后表面曲率、角膜中央厚度和折射率的角膜模型。其中，角膜的焦距可以根据光学中常见的主平面来确定，也可以根据角膜的前后顶点来确定。根据参考平面的选择，我们将得到不同的角膜曲率指数：对于根据 Gullstrand 原理图模型眼的角膜，以主平面为参考的角膜指数为 1.3315，以前顶点为参考的角膜指数是 1.332（Zeiss 指数），以后顶点为参考的角膜指数是 1.3375（Javal 指数）。

$$角膜屈光力 = (1 - n_K)/Ra$$

图 7.10　计算角膜屈光力（n_K 为角膜曲率指数，Ra 为角膜半径）。

光线追踪

光线追踪理论早已为人所知，但仅仅在几年前才开始被用于 IOL 的计算，直到最近才引起人们逐渐浓厚的兴趣。许多眼科医师仍在使用第三代公式来计算 IOL 屈光力。此类公式使用众所周知的简化旁轴光学的高斯光学理论。此外，此类公式将角膜和 IOL 都近视为薄透镜而实现进一步简化。几十年来，这些原理一直用于 IOL 的计算公式。

对于屈光手术后或长眼轴的情况，经典的 IOL 计算公式可能会很不准确。现在这类计算可以使用电脑通过数学方法来解决，而不是采用分析方法。在计算机普遍应用于 IOL 计算之前，IOL 计算需要一系列假设和简化的公式。

利用光线追踪技术和现代生物测量技术可以描述人工晶状体眼的光学特性，从而为 IOL 实际位置的预测提供了可靠依据。光线追踪技术是一种非常现代的技术，它可以计算出通过光学系统的单一光线的路径（轨迹）。遵循 Snell 定律，光线在光学系统的每个光学表面都会发生折射，并根据各自表面的折射率改变其方向。对于单一光线通过多个表面的计算在数学上过于复杂，不能用经典的分析公式来进行。

光线追踪技术需要声学眼轴长度数据，并通过手动将该数据输入到光线追踪计算中或直接从生物测量设备中将该数据传输。光线追踪程序包括市场上主要 IOL 的相关数据。光线追踪使用 IOL 眼模型。角膜前、后表面的参数应采用断层扫描进行测量。

特殊情况下的 IOL 度数计算

"长"和"短"眼轴

当光学长度转换为几何长度时，生物测量中的简化和模型假设是一个普遍的误差来源。当使用光学生物测量仪测量眼轴长度时，"短"眼轴和"长"眼轴的轴长必须进行调整，因为随着眼轴长度的增加，光学生物测量仪在报告较高值时可能会出现系统误差。基于光学生物测量数据和使用经典公式(仅基于平均折射率，而没有考虑实际轴长)计算 IOL 屈光力，在两个极端情况下会导致计算结果错误：在长眼轴中，其会低估角膜和晶状体的屈光力，而高估玻璃体的屈光力，从而造成患者术后远视。而在短眼轴中，角膜和晶状体的屈光力会被高估，玻璃体的屈光力会被低估，从而造成患者术后近视。

Haigis 公式和新一代公式，如 Holladay 2 公式、Olsen 公式和 Barrett 公式所提供的结果更好。但使用 Holladay 1 公式、SRK/T 公式、Haigis 公式和 Holladay 2 公式时，需要对高度近视眼轴进行调整。而使用 Barrett Universal II 公式时，则无须调整眼轴长度。值得注意的是，考虑患者群体、眼前节解剖结构和涉及的误差，这种调整是否有意义，或者通常而言这种调整是否只是在统计学上提供了一个更好的结果，这些都值得怀疑。

建议：总结眼轴长度>25mm 患者的所有手术数据，并据此得出自己的 IOL 常数。适当调整眼轴长度以反映玻璃体的较长深度，但应避免在屈光手术后的病例中使用。

此外，IOL 制造商的标签上的偏差也必须被考虑在内，如远视患者的 IOL 屈光力可能是+35D，那么在 IOL 制造过程中允许有±1D 的偏差。

角膜屈光手术后的患眼

在屈光手术后，角膜前后曲率关系发生改变。在近视 LASIK/PRK 手术后，角膜中央前表面变平，而在远视矫正术后，角膜中央曲率变陡。这会导致角膜屈光力在近视矫正病例中被高估，而在远视矫正病例中被低估。其结果是，在近视矫正病例中,IOL 屈光力被低估,患者术后发生远视漂移,而最初的远视患者在屈光手术和随后的白内障手术之后发生近视。

另一个问题是儿童时期进行 PRK/LASIK 屈光手术,其 5.5mm 或 6mm 直径的小光学区周边存在过渡区。如果角膜曲率计测量的曲率位于过渡区(特别是在偏心屈光手术后),这将再次导致近视矫正后高估角膜屈光力及低估 IOL 屈光力,而远视矫正后反之亦然。

如果 IOL 计算方式是基于角膜曲率来计算 ELP,那么对 ELP 的预测也是不正确的。特别是在这些病例中,将角膜近似看为"薄透镜",并且由前表面曲率和经典角膜曲率指数进行计算全角膜屈光力,从而会导致全角膜屈光力误差,最终导致 IOL 屈光力的错误计算。

近视 LASIK 术后,角膜前表面曲率减小,此时的眼球不能再用经典模型眼来评估。对于近视 LASIK 或 PRK 术后的较长眼轴的眼球,更推荐使用适宜长眼轴的 IOL 计算公式。近视 LASIK 术后角膜的屈光指数被高估,随后低估 IOL 屈光力,从而使患者在白内障手术后出现远视。当进行远视 LASIK/PRK 术时,由于周边部进行了切削,因此角膜中央曲率会增加并变得更陡。同时,由于远视 LASIK/PRK 术后的眼轴较短,因此经典的 IOL 计算公式在这种情况下也不准确,应使用适合于短眼轴的公式。

经典的美国 IOL 公式通过角膜曲率预测 IOL 位置(SRK/T、Holladay、Hoffer-Q)。在 PRK/LASIK 术后,这类公式所预测的 IOL 位置是错误的:近视 LASIK 术后患者的角膜会变平,从而导致 IOL 的预测位置更靠前,IOL 的度数偏小,从而使患者术后出现远视的屈光结果。对于远视 LASIK 术后的患者,其角膜会变陡,使预测的 IOL 位置更靠后,导致 IOL 屈光力偏大,从而导致近视的屈光结果。

建议:考虑不使用 k 值来预测 ELP 的 IOL 计算公式,或者使用将角膜作为厚透镜的公式。

角膜屈光手术后生物学测量计算建议

不要使用常规公式进行 LASIK/PRK 术后的 IOL 计算。因为这种情况下,基于角膜薄透镜的测量原理对于角膜屈光力的测定结果是不正确的。在这种情况下,角膜非球面性的变化也会导致角膜曲率半径测量数据不正确。如果 ELP 的预估是基于角膜屈光力(如 Hoffer-Q、Holladay 和 SRK/T 公式),那么 Haigis 或 Olsen 公式将给出相对正确的结果。

一般来说,在计算 LASIK 术后的 IOL 度数时,应区别对待患者是否有 LASIK

手术前的角膜屈光数据(有屈光手术历史资料)。对于有屈光手术前数据的患者,可以根据屈光干预前的情况计算晶状体。当然在这种情况下,仍然需要最新的角膜测量数据、LASIK 前后的角膜屈光数据及术前、术后验光数据。通常,在经历 LASIK 手术后多年,这些数据已很难获得。即使患者在手术后有"LASIK 手术资料册",它也可能会在 LASIK 和白内障手术之间的这么多年当中遗失。

对于没有这些数据的患者, 一种选择是应用 LASIK 手术时使用的矫正量估计值,并将其与标准角膜数据进行比较;另一种选择可能是使用角膜断层检查,因为这可以评估整个角膜的真实屈光力,而不必将角膜简化为一个薄透镜。在这些情况下,不需要 LASIK 前的数据。随着 OCT 和(或)Scheimpfug 技术的普及,其将成为 LASIK 术后眼的标准计算方法。

此外,还需确保 PRK/LASIK 术后的 ELP 不是基于角膜曲率半径估算的(图 7.11)。

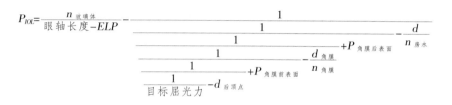

图 7.11　含有所有角膜数据的 IOL 计算公式。

ASCRS 网站提供了计算 IOL 屈光力的工具,包括屈光手术后的 IOL 屈光力计算(https://ascrs.org/online-tools)。

角膜胶原交联术后的患眼

在这种情况下必须谨慎,因为到目前为止所讨论的一切都是基于标准眼。角膜胶原交联术后,角膜曲率半径会改变,而且角膜的屈光指数会升高,因此眼睛所需的屈光力会降低,相应地,IOL 的屈光力也会降低。

儿童

由于眼轴长度和角膜曲率在出生后的 5 年内仍随着眼球的生长而不断变化,因此准确估算先天性白内障所需的 IOL 度数是非常困难的。常见手术策略是选择最初植入的 IOL 以儿童远视为屈光目标, 并且期望在接下来的几年里由于眼球的生长而实现正视。或者直接植入获得正视的 IOL,在白内障术后患儿近视时,再植入一枚附加型 IOL。也可以同时或随后植入两个 IOL,一个在囊袋内,另一个在睫状沟内(附加型 IOL),并根据眼球的生长情况调整 IOL 的屈光力。如有必要,可随时轻松更换附加型 IOL。

无晶状体眼

这类病例的问题是,Ⅱ 期 IOL 植入是否还能植入囊袋内,或者是否可以选择植入睫状沟、前房或虹膜固定。在这种情况下,需要不同的常数,由于以这些方式植入的 IOL 到视网膜的距离较远,因此这些常数将显著降低。对于无晶状体眼,在使用光学生物测量仪时,应适当将其调整为无晶状体眼模式。超声生物测量将产生一幅缺少晶状体两个信号波峰的图像,并且还显示一个玻璃体前表面的信号波峰。在这些患眼中,超声生物测量只能在使用无晶状体眼测量模式时可以提供正确的数据,此模式基于对无晶状体眼更合适的平均声速。

人工晶状体眼

在这类患眼中使用超声生物测量可以看到非常强的代表 IOL 的信号, 随后的超声回波可能覆盖视网膜信号。在超声生物测量中,了解所植入 IOL 的材料是非常重要的,如硅凝胶 IOL 的声速明显较低。

一般来说,采用人工晶状体眼模式的光学生物测量是非常有利的,因为这些光学生物测量仪可以正确测量并为不同的 IOL 提供适当的校正。与无晶状体眼一样,人工晶状体眼的核心问题是关注囊袋的状况。如果囊袋不稳定或缺如,可以选择将 IOL 固定于睫状沟或虹膜,以及植入前房,但需要考虑到这时选择的 IOL 常数将较低。

后段手术后的患眼

由于不同眼内介质(玻璃体、硅油、气体)的声速不同,因此超声生物测量不是这类患眼的首选测量技术,而具有自然玻璃体、硅油或气体的特定模式的光学生物测量将会更好。

IOL 常数优化

通过对 IOL 常数的不断优化,可以更准确地选择正确的 IOL 度数。可靠的 IOL 常数需要大量的术前生物测量数据, 以及相应的术后屈光结果和所植入的人工晶状体资料。随着术后屈光预测成功的病例数不断增长,IOL 度数的计算结果将变得越来越可靠。

　　在计算每例患者的 IOL 度数时，一个至关重要的参数是制造商提供的 IOL 常数的正确值。这些常数必须随着越来越多的手术数据积累而不断更新。通常 IOL 的计算公式只需一个常数，但有些需要多个常数(如 Haigis 公式需要 3 个常数)。所有的常数都代表了 IOL 材料的特性(如 IOL 的折射率)、人工晶状体光学部的形状(如前后半径的比值)、人工晶状体的中心厚度以及晶状体襻的角度与特性。

　　有人认为同一个产品范围内所有 IOL 的常数都相同，但事实可能并不总是如此，因为当考虑到某种 IOL 的完整屈光力范围时，不同屈光力的 IOL 的特征很可能会有所不同(如 IOL 前后半径的关系)。

　　IOL 常数还需要负责补偿系统误差，例如，角膜曲率与角膜屈光力转换不准确、参考平面的转换问题(角膜顶点平面和主平面)、不正确的生物测量(校准目标是 RPE 层，而不是神经上皮层)、术后验光方法的不正确、检查者/眼科医师的个人技术，以及覆盖整个 IOL 模型范围的 IOL 几何学变化(如中心厚度、半径关系)。

　　如今，IOL 常数通常个性化地补偿某种 IOL 的系统误差。在不久的将来，IOL 常数还将根据生物测量仪、角膜测量仪、地形仪、断层仪、判断术后屈光状态的验光技术、手术医师技术和患者的种族等因素进行优化。

　　标准优化程序包括评估白内障术后数据的结果：角膜曲率、眼轴长度、有晶状体前房深度、稳定的屈光结果(如术后 6 个月)、IOL 型号和 IOL 屈光力度数。

　　优化 Haigis 公式常数时，首先计算出 ELP，然后利用所有手术资料对轴长和 pACD(术后前房深度)进行回归，并计算 a_0、a_1 和 a_2。

　　对于其他 IOL 计算公式，使用每只患眼的完美常数进行反向计算的方法是非常有用的。这包括为每只患眼推导出一个"完美"的公式常数，这个常数匹配术前生物测量值、术后屈光力和所植入 IOL 的度数。对于采用 SRK/2 公式的 A 常数、SKR/T 公式的 A 常数、Hoffer 公式的 pACD、Holladay 公式的 SF 值、Olsen 公式的 C 值，以及 Haigis 公式的 a_0 值(对于 a_1 和 a_2，则采用标准值)的所有患眼，其都需要进行统计(使用中位数，对有偏差出现时是最理想的)。

工具

IOL Con

　　经过 20 年的光学生物测量仪的使用和优化 IOL 常数的需求，并且考虑到 ULIB 数据库至今已有 3 年多没有更新，一个新的百科式数据库——IOL Con 数据库已经建立起来。这个包含 IOL 规格的数据库是为了满足现代白内障手术和 IOL 计算日益增长的需求而建立的。IOL Con 持有一项正在进行的将 ULIB 数据纳入 IOL Con 数据库的协议。

在全球 IOL 和生物测量设备制造商以及白内障手术医师的合作下，IOL Con 的概念正在不断发展。对已公开的 IOL 公式(SRK/T、Haigis、HofferQ、Holladay 1)实施了优化算法。在白内障手术医师、IOL 制造商、生物测量设备制造商和科学家的通力合作下，最近一个考虑了所有重要因素的、用于优化 IOL 选择的独立数据库已经被创建起来。IOL Con 是一个开放的在线数据库，用于白内障手术的 IOL 常数的持续、自动优化和编纂。

这个全球可用的活跃数据库被建立成了一个"更好视觉联盟"，其作为一个互联网平台，一方面可以让所有的 IOL 制造商提供其 IOL 相关的技术资料和性能规范，另一方面 IOL Con 在全球范围内给所有眼科手术医师提供了一个可以了解各种类型 IOL 特性和晶状体常数优化的平台。通过收集大量数据集(包括术前生物测量数据、所植入的 IOL 和术后屈光状态)，IOL Con 能够为基于公式的 IOL 计算提供可靠的优化的 IOL 常数。数据的数量和质量是关键因素：眼科医师上传到平台的数据越可靠，优化后的常数就越可靠。通过 IOL Con 的建立，一个全新的、现代的、基于网络的、可公开访问的数据库被推出，其用于连续归档和自动、独立于制造商的 IOL 常数的通用 IOL 计算公式(例如，根据 SRK/T、Hoffer Q、Holladay 1、Haigis 计算)的优化。

有关 IOL 的数据由全球 IOL 制造商和眼科医师提供。它不断被调整、扩大和更新，并允许及时和标准化的发布和分发优化的 IOL 常数，从而使医师和患者获益。该数据库为医师提供了晶状体型号及其技术规格的全面概述，医师可以方便地根据标准和(或)手工方法进行 IOL 型号选择，以及进行晶状体常数的个人优化选项。生物测量设备制造商正在实现 IOL Con 的开放 XML 接口，以将 IOL Con 与其设备集成。

眼科医师可以在 https://www.IOLCon.org 上免费注册，可以使用平台的各种搜索功能并使用 IOL Con 提供的最新常数来检查他们的参数。除此之外，眼科医师还可以上传他们的术前和术后结果来获得全球和个人的优化 IOL 常数。

总结和建议

目前，光学生物测量技术已成为白内障手术前 IOL 计算的标准工具和必要基

础。它是眼科不可缺少的一部分,从根本上改变了白内障手术。医师应注意以下几个方面:

目前,生物测量仪还不能互换使用,对不同生物测量仪的常数优化有很高的需求。

谨慎对待角膜曲率值。任何仪器都不能直接测量角膜屈光力,而是需要进行从毫米到屈光力的转换。即使在正常角膜中,从毫米到屈光力的转换也不是在所有情况下都是准确的,角膜屈光力经常被高估。在某些情况下,这种转换更不准确,如角膜屈光手术后、角膜基质环、角膜胶原交联术后等。

建立自己的质量体系。如果你已经收集了足够数量的某种 IOL 的手术数据,应该建立自己的质量控制体系。根据自己的技术、生物测量、角膜曲率计或地形/断层仪,以及验光师来调整 IOL 常数。

长、短眼轴的问题是由于使用平均折射率,建议不要再使用这种方法。

使用断层扫描来测量角膜前、后表面曲率和角膜厚度,而不是评估/比较多种有或没有临床史的不同策略的结果,屈光手术后的白内障手术问题将得到解决。在大多数临床病例中,屈光手术前和(或)白内障近视前的屈光状态检查结果可能缺失。最好的 IOL 屈光力计算和优化的常数不能完全弥补生物测量的误差。为了确保一致性,需要花时间对所有测量进行全面的评估。

然而,在过去的 20 年中,光学生物测量技术的不断改进使得白内障患者对术后的期望值更高。此外,LASIK 手术后的患者现已经达到需要接受白内障手术或 IOL 置换的年龄,他们期望完全脱镜。要求获得最佳术后屈光结果的患者,给眼科医师带来了特殊的压力。相较于超声生物测量,现代光学生物测量的测量结果更加精确,IOL 的计算更加准确,更能满足患者的期望。这意味着,现代 IOL 概念,如 EDOF 晶状体,只有在使用光学生物测量进行非常精准的 IOL 计算的结果下才能成为可能。

(高岩 刘慧 译 唐琼燕 校)

第 8 章

超声乳化白内障手术培训

John Desmond Ferris

引言

在全球范围内,所有专业的手术培训都面临着压力。长期的培训方案、几乎无限制地接触手术病例和"见一个、做一个、教一个"的方法都已成为过去。培训计划的时间越来越短,手术机会越来越少,而且,在不久的将来,人们更加重视提高手术培训的安全性。所有这些因素都导致了我们现有学员手术机会的减少。

有人担心,虽然采用了以能力为基础的手术培训方案,但是我们仍在培养一些手术能力较差的眼科医师。一项对 58 名美国项目负责人的调查显示,9%的住院医师在掌握手术技能方面有困难,在这其中 1/4 的人手眼协调能力差,1/5 的医师术中判断能力差,1/3 的医师到毕业时仍无法克服这些困难[1]。

本章旨在结合虚拟现实和模型眼技术以及现代评估工具,为如何安全有效地培训超声乳化白内障手术提供一个实用、循证的指导。

毫无疑问,增加实践手术技术的时间将加快学习曲线。然而,被教导正确的实践无疑是同样重要的。对于学员来说,没有一种技术比另一种技术更好,应该学习一系列的技术,才能建立起手术适应能力。

那么,对于任何类型的外科手术,我们试图传授的核心手术技能是什么?模拟技术如何帮助发展这些技能?外科手术不仅仅是关于单独学习手术技术的技能,发展手的灵巧性,器械的基本操作,解剖和缝合技能对任何外科医师来说都是重要的组成部分,模拟当然可以帮助训练这些技能,但外科手术比这复杂得多。一个好的外科医师将有能力处理变化和意外的情况,能够提出、倾听和根据指示采取行动,以及能够在压力较大的情况下做出正确的决定。如果所有的模拟训练都是为了传授技术和技能，那么，我们就错过了一个机会，即无法对外科医师与技术人员之间的区别进行微调。

那么，我们如何着手设计一个能够培养出称职、自信和适应能力强的外科手术医师呢？我建议第一步是对手术教育理论有一定的了解，这是成功的手术培训项目的基础。

教育理论

学习可以被定义为态度、技能和知识的获得、同化和巩固的过程。学习是关于我们如何感知世界，关于对创造价值的理解。作为培训师和教育者，我们更希望学习者能深入学习，而不是浅层学习。教学可以被看作是传递、转移、促进或内在激励某人发展的过程。

成人学习

成人教育指的是成人学习，与教育学或儿童学习相反。美国教育家马尔科姆·诺尔斯在 20 世纪 80 年代将成人教育定义为"帮助成年人学习的艺术和科学"[2]。

随着成年人变得成熟，他们从一个依赖他人的个体发展成为更加自主的个体。成熟的成年人积累大量的经验，成为学习的丰富资源。当成年人体验到需要知道或理解某事时，他们就会准备好学习。儿童倾向于以主题为中心，对知识的应用持延迟的态度，而成年人则更以问题为中心，对知识的应用表现出更直接的态度。最后，随着个体的成熟，他们最强大的学习动力来自内部。自我指导和个人动机是外科训练的关键，尤其是基于模拟的外科培训。一个没有掌握自主学习，没有培养自己动力的眼科医师将会学习得艰难，进一步精通和掌握专业知识几乎是不可能的。

在手术训练中，个人动机是至关重要的。这可以是内部的，也可以是外部的。内部动机可能是完成任务、取得成功的愿望，或者能够为患者服务。外部动机是多方面的，包括职业发展、经济奖励、同事的尊重、证书或更简单的评估和考试。

建构主义

在当代心理学中，建构主义理论被用来描述人们是如何学习的：他们提出，我们通过在已有的知识和理解中植入新的知识和理解来学习；扩大甚至以新换旧。建构主义理论有很多种类型，但他们的核心理念是不断地在有知识的头脑中构建和修改结构或图式[3]。

　　建构主义描述了知识的产生过程，在这个过程中，学习者是一个积极的参与者，而不是知识的被动旁观者或被动接受者。此外，知识和意义随时间而变化，这取决于个人先前的经验或知识。一个实际的例子是，鼓励学员积极主动地接受培训，寻找培训机会，而不是依靠培训师的"填鸭式"培训。

体验式学习

　　手术训练传统上依赖于学徒模式。然而，这种"见一个、做一个、教一个"的手术培训学徒模式正在被采用更微妙的体验式学习形式的方法所取代。

　　体验式学习描述了通过个人和环境体验不断获取知识的过程。这种建构主义学习观基于这样一种理念，即理解不是不变的或固定的，而是可以通过体验形成或改造的。学习者必须能够反思体验，使用分析技能对体验进行概念化，并积极利用体验中获得的想法做出决策和解决问题。

反思

　　反思和反思实践可以被视为体验学习的一个关键方面，因为它将体验转化为学习。Donald Schon 描述了教育发展中的两种不同类型的反思：行动中的反思和对行动的反思[4]。行动中的反思可能是在手术过程中学员对他们的手术表现的评论，对行动的反思是关于他们对手术视频录像的评论。

　　反思和反思实践是外科教育的基石，包括眼科外科培训。鼓励学员反思自己的白内障手术表现是一项重要的学习活动。一旦这种技术融入教育和培训过程中，它就可以发展成为外科医师终身学习的工具，使他们可以不断努力提高自己的技能。

近侧发展区间

　　Lev Vygotsky 认为，当学习活动集中在学员的近侧发展区间（ZPD）时，学员的学习效果最好[5]。初学者（或进阶学员）可能已经掌握了一些技能，这些他们已经掌握的技能，可以单独操作；然而，还有其他任务或技能，这些任务或技能对他们来说太遥远或很难单独完成。在这两个学习极点之间的空间是 ZPD。有经验的培训师会知道特定学员的 ZPD 在哪里，并组织培训，使他们不断超越之前的能力水平，而不是要求他们尝试一种比当前能力水平高出几倍的新操作。

实践交流团体

　　实践和情景学习团体描述的是这样一个群体，他们一起分享自己所做的事情的关注点或热情，并在经常交流的过程中学习如何更好地做这件事。这当然适用于那些作为同龄人一起工作的外科学员,以及与更资深的外科培训师一起工作的人。

眼科医师在各种各样的实践团体中工作,这些团体可能包括机构、国家或国际地区的同行和高级导师;由眼科护士、斜视矫正医师、验光师和技术人员组成的多学科团队;以及许多部门的医疗保健专业人员。这些实践团体的精神、对教与学的态度可能是建立一个成功的外科训练计划最重要的因素之一。

持续刻意地练习

心理学家 K. Anders Ericsson 发表了大量关于专业知识理论的文章。他质疑了一种观点,即只要进行足够多的练习,而不考虑练习的方式,就会自动获得最好的表现。换句话说,一个人如何成为某项技能的专家与如何练习有更多的关系,而不仅仅是进行大量的练习[6]。

刻意练习有许多重要的方面。反馈有助于实现这一目标。它包括为了掌握一项技能而在更具挑战性的水平上不断练习。提供基于模拟的有意识地练习的反馈的挑战之一是,培训师或评估者可能无法观察学员的表现。一种可能的解决方案是使用模拟手术过程的视频记录,然后对记录的表现进行评估。

模拟练习为获得专业知识和掌握特定技能提供一个很好的平台,因为它提供了大量持续刻意练习的机会。

这些由不同教育理论家提出的关键概念,应该用来支持课程开发和培训,这些课程开发和培训主要有以下目的:

- 为学生提供个人动机。
- 积极主动,善于合作。
- 由具体观察、抽象概念和积极试验组成,通过体验式学习使学生受益。
- 允许进行重新检查和反思经验。
- 关注于近侧发展区间,即新手和胜任或专业之间的知识领域。
- 提供一个可以分享学习成果的实践社群。
- 最后提供机会,让学员持续深思熟虑地练习技巧。

手术前准备

以下主题是任何白内障手术培训计划的重要组成部分,本书的其他章节将对其进行深入介绍。毋庸置疑,所有学员在接受外科训练之前都必须充分掌握这些知识:

- 白内障的眼解剖和病理生理学。
- 白内障手术患者的术前评估——病史记录和检查技巧。
- 了解生物测量、IOL 和屈光手术的知识。
- 白内障手术的患者知情同意。
- 麻醉技术。
- 无菌技术原则:洗手、穿手术衣和戴手套。
- 如何操作手术显微镜。
- 超声乳化动力学及手术前准备中超声乳化设备的设置。
- 了解手术器械和手术刀。
- 了解超声乳化手术的每个步骤以及执行每个步骤的一些不同选择。
- 了解白内障手术的术中、术后并发症及处理方法。

模拟基础训练

眼科与其他医学专业一样,一直关注高度复杂的模拟训练技术模型。然而,并不是所有模拟都需要高科技或昂贵的,事实上,有一种观点认为,高科技并不总是意味着高仿真模拟。还有一种危险是,"外科手术模拟通常是不加批判地接受过分强调复杂技术的设计,这是以牺牲教育理论基础为代价的"[7]。

当考虑训练方法和实施的仿真度、可靠性和有效性时,重要的是要记住验证基于模拟培训的四个标准。在医学和外科教育领域,有效性是指一种工具衡量其所要衡量的内容的程度。表面效度描述所选择的任务是否与那些在现实中的外科手术过程中执行的任务相似。内容效度是指测试是否真的类似于一种特定技能,例如,撕囊操作时模型眼的晶状体囊膜是否与人晶状体囊膜相同?信度或结构效度可能是一个工具或模拟器区分初学者和专家外科医师表现的能力。换句话说,结构效度是测试实际捕捉到设计用来测量的技能水平的程度,例如它能区分专家和新手。预测效度通常是最难以评估的,它关系到未来的表现和在模拟手术室过程中获得的技能的转移。满足这四个标准的模拟模式极可能有助于提高外科训练。

虚拟现实模拟器

目前已有 3 种计算机模拟设备用于眼科白内障手术培训:Eyesi(VRMagic Holding AG, Mannheim, Germany)、MicroVisTouch(ImmersiveTouch, Chicago, USA)和 PhacoVision(Melerit Medical, Linkoping, Sweden)。

这些虚拟现实模拟器中应用最广泛的是 Eyesi(图 8.1)。

它由一个人体模型头、仪器、脚踏板和一个可以通过手术显微镜看到的虚拟现实界面组成。白内障模块包括白内障手术主要步骤,除了制作切口,还有简单的模块以训练基本技能,如前房导航,抗震颤训练和双手训练。所有的模块可以在不同的难度级别上使用。

由模拟器提供的自动评估包括 21~33 种不同的结果,可分为 5 大类:

- 目标成绩。
- 效率,基于器械在眼内操作的总时间。
- 仪器的利用率。
- 组织损伤,如角膜、虹膜、晶状体或后囊膜损伤。
- 显微镜的使用。

评分系统部分是基于动作跟踪技术,包括测量器械尖端的移动毫米量和器械

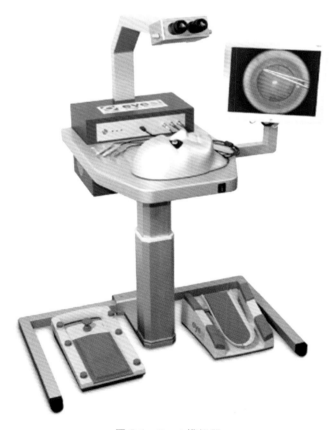

图 8.1　Eyesi 模拟器。

闭合次数(即钳子闭合的频率),而其他部分是基于时间的。

这种模拟器的最大优点之一是能够进行持续刻意地练习,一遍又一遍地重复任务,直至看到进步。它的另外一些功能,如通过脚踏板控制的显微镜聚焦和缩放就像真实设备一样,但模拟的物理感受有些不足,它非常依赖视觉而不是触觉反馈。另外有一个设备来记录并回放模拟操作,同时通过软件显示手术技术中的错误。

建构效度的研究已经证明,Eyesi 可以区分新手/中级水平或是有经验的外科医师[8,9],大量的研究已经证明采用 Eyesi 训练获得的技能,如撕囊技术,是可以在手术室中使用[10],所以证明有一定程度的预测效度。

通过运动跟踪指标[11],人们发现 Eyesi 自动表现评分与现实世界中的白内障手术操作之间存在高度相关性。同一研究团队指出,基于客观结构化白内障手术技能评定量表(Objective Structured Assessment of Cataract Surgical Skill)测定,发现 Eyesi 训练程序可以将白内障新手医师(只做了几步手术操作)技能提升 32%,中等水平医师(手术例数为 1~75 例)技能提升 38%[12]。

最令人信服的 Eyesi 训练的预测效度证据可能是英国皇家眼科学院国家眼科数据库研究[13]。2010—2016 年 265 名英国 1 年和 2 年的住院医师所实施的 17 831 例手术中,使用 Eyesi 的培训对象的后囊膜破裂(PCR)率从 4.2% 降至 2.6%,降低了 38%。在那些无法获得 Eyesi 培训系统的医院,医师学习期间后囊膜破裂率仅下降 3%。

根据这项研究,可以认为所有学员在开始着手超声乳化手术前都应该进行 Eyesi 训练。

模型眼

过去的十年中,由塑料和其他合成材料制成的人工眼球已经被用于眼科模拟训练中,并不断发展。

在英国,Phillips 工作室研发了各种的人工眼球,用于白内障、青光眼、角膜、斜视和玻璃体视网膜外科手术的培训 (Phillips Ophthalmic Simulated Surgery: Phillips Eye Studio)。模拟眼部手术网站(simulatedocularsurgery.com)展示了如何用这些眼睛来模拟各类眼科手术。

白内障眼球模型有两款,一种是基础型,另一种是高级型。基础型的模型眼是半球形的。角膜的感觉和真正的角膜相似,让学员可以练习切口制作和角膜缝合技术。晶状体有一个前囊膜,它与人的前囊膜具有非常相似的特性,使学员能够练习撕囊技术(图 8.2)。

晶状体本身是由不同黏稠度的凝胶状材料制成,以模拟不同类型的白内障。这些晶状体类似于在超声乳化手术中的人眼晶状体,使学员能够练习刻槽、分核和核块移除技术,但他们没有晶状体皮层。一旦晶状体移除完,就可以植入 IOL。

高级型的晶状体是球形的,有一个前房和一个后房(图 8.3)。晶状体被包裹在囊内,晶状体的密度不同,以模拟不同类型的白内障。后房可用蛋清填充作为玻璃体的替代品。这些眼睛可以是用于模拟常规或复杂的手术,如后囊膜破裂玻璃体丢失,掉核,悬韧带离断+/−玻璃体丢失,甚至是爆发性脉络膜出血。这类模拟视频可以在 Gallery 模拟网站上进行观看(gallery.simulatedocularsurgery.com)。

"Kitaro 模型实验室"是一个用于传授和学习白内障手术步骤的模型工具(图8.4)。它是可以移动的,可以在桌面上使用,不需要使用显微镜(Frontier Vision Co. Ltd., Hyogo, Japan)。Kitaro 模型特别适用于练习撕囊技术和碎核技术。

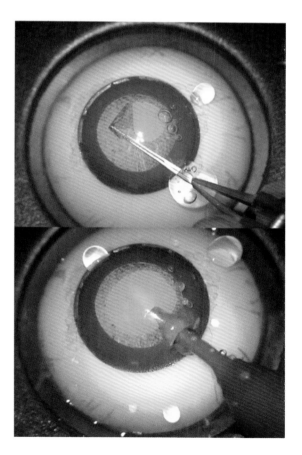

图 8.2 Phillips 工作室–基础型白内障模型眼的撕囊和核刻槽。

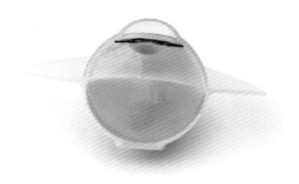

图 8.3 Phillips 工作室-高级型的白内障模型眼。

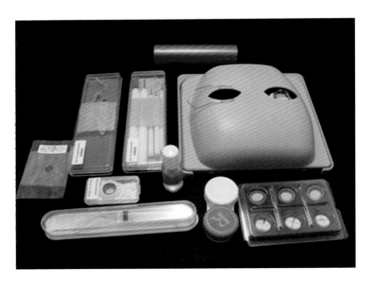

图 8.4 Kitaro 模型实验室。

　　Bioniko 系统使用 3D 打印模型眼,可用于模拟各种外科手术,包括超声乳化手术(Bioniko Models,Florida USA)。OKULO Brown 8 是用于超声乳化手术的模型,可以用于练习除晶状体皮质抽吸外的所有手术步骤。

　　Guilden 眼科已经开发出了"超乳手术患者替代眼"。可以练习超声乳化白内障吸除术中的多个步骤,包括撕囊(GuildenOphthalmics,Elkins Park,PA,USA)。

虽然动物眼比如浸泡在福尔马林中的山羊眼,牛眼以及最常见的猪眼,都已经被使用了几十年来练习制作切口,撕囊和核刻槽,但它们都需要有一个专门的操作教学实验室,在一个正常的手术室使用这些动物眼会有严重的卫生安全问题和伦理问题。同样重要的是要认识到,在某些国家由于文化和伦理的敏感性,禁止使用某些动物模型眼。

随着低成本、高仿真度模型眼的出现,这些模型眼不存在存储或处理问题,可用于手术室或操作教学的实验室,动物眼正在大多数的训练项目中被逐步淘汰。

表 8.1 总结了 Eyesi、Phillips 眼、Kitaro 眼和猪眼在模拟超声乳化手术 7 个步骤中的优缺点。

眼科手术培训的评估工具

随着研究生外科教育在过去十年中转变为基于能力的教育模式,外科培训项目已经由英国皇家学院和医学理事会(GMC,RoyalColleges and General Medical Council)和美国医学研究生教育认证委员会(ACGME,Accreditation Council for Graduate Medical Education)来管理,并提供学员能够胜任的证明。

1997 年,ACGME 批准使用教育成果衡量标准作为评估住院医师培训项目认证状态的工具。他们特别确定了眼科住院医师教育的 6 种能力项目,包括医学知识、以患者护理实践为基础的学习、人际交往和沟通技巧、专业精神,以及最后以系统为基础的实践。美国眼科委员会随后将手术作为第七个能力领域一并列入。

表 8.1　**各种手术模拟器中超声乳化手术步骤的比较**

	Eyesi	Phillips 眼	Kitaro 眼	模型眼	猪眼
切口构建	NA	++	++	+	+++
撕囊	+++	++	++	++	+
水分离	++	+	+	+	++
核刻槽	+	+++	++	++	+
核碎裂和核块移除	+	++	++	++	+
晶状体皮质抽吸	+++	NA	NA	NA	+
植入 IOL	++	+++	++	++	+

+++ ,优秀; ++,良好; +,一般; NA,不适用。

实施 ACGME 指导方针的长期目标是通过使用结果提高反馈和教学技术来改善住院医师医学和手术的培养。在眼科手术中,目标也是专门评估手术技能,改善手术学习曲线。

为此,培训机构和方案需要有效的评估工具。许多评估工具,包括现场和模拟手术,已经被开发用于眼科的手术训练。

白内障手术技能的客观结构化评估(OSACSS)

OSACSS 是作为一种客观的操作评估工具而开发的。该分级系统包括全球和超声乳化白内障吸除术任务特异性元素[14]。全球评级系统改编源自之前验证过的技术技能客观结构化评估(OSATS)工具,这个工具之前对模拟和现场手术医师的技术技能评估是经过验证的。OSACSS 系统记录了学员的表现,与直接观察相比有一定优势,因为它没有直接观察偏差,评分可以匿名。OSACSS 对超声乳化白内障吸除术具有结构效度。

内眼手术技能的客观评估(OASIS)

OASIS 是于 2005 年在波士顿哈佛大学开发[15]。目的是制订一个客观的眼科手术评估方案,以评估手术能力和改善结果,特别针对超声乳化白内障吸除术。一个独立数据库记录了一家三级医院一年内所有住院医师的白内障手术病例,并由住院医师带教专家提供了建设性的反馈,协助创建了一份单页评估表。这提供了术前、术中和术后数据的详尽记录。OASIS 具有表面效度和内容效度,可用于客观评估手术事件和手术技能。OASIS 的主要目的是直接观察现场手术,并进行手术评估。

内眼手术技能的客观评估(GRASIS)

GRASIS 作为 OASIS 的补充,是一种更主观的评估方法[16]。它可以用来评估眼科手术学员的外科护理,以及他们的外科知识,准备状态和人际技能。它具有表面效度和内容效度。

主观超声乳化术技能评估(SPESA)

SPESA 采用一种非常类似于 GRASIS 和 ESSAT 的全面的方法,针对白内障手术关键步骤,采用详细特定的标准来评估学员在白内障手术中的表现[17]。

眼科手术能力评估标准(OSCAR)来源

国际眼科理事会[18]已经开发并验证了现场眼科手术的评估模型(眼科手术能力评估标准– OSCAR)。这些 OSCAR(眼科手术能力评估标准)最初是起源于 Saleh 描述的 OSACSS。然而他们通过创建一组行为定位记分模型已经将评估表进一步扩大、细化,准确且明白地界定每一步的期望是什么(表 8.2)。该表格是基于改良的 Dreyfus 模型[19]。然而遗漏了最终手术水平达到"专家"级别的评审结果,因为培训期间没有预料到学员会成为专家。

眼科模拟手术能力评估表(OSSCAR)

OSSCAR 是修改之后的 ICO OSCAR 模型,用于模型眼(表 8.3)。主要修改部分是 OSSCAR 只设有 3 个阶段的能力:新手,进阶学员和有胜任能力的医师,模型眼所不能模拟的手术步骤已被去除。

学习的结果将是学员能够操作手术的所有步骤,并达到明确定义的"有胜任能力"水平,从而能够进阶到在手术室由高级医师监督下进行现场手术。

尽管 OSCAR/OSSCAR 初看像是冗长的表格,培训师可以很快学会判断一名受训者属于哪一类,而不必详细地阅读每个记录。

人眼手术准备

由于现在有明确的证据表明,Eyesi 培训提高了人眼手术的表现,并显著降低了 PCR 的发病率,因此应将其视为人眼超声乳化手术前培训的"金标准"。然而,正如本章"模型眼"部分所讨论的,在转向人眼手术的过程中,模型眼操作模拟也应该与 Eyesi 训练一样发挥重要和补充的作用。

如何最有效地使用 Eyesi 培训

Eyesi 有一个预先安装的手术课件,这是一个结构化的随时可用的培训课程。课件的难度是递增的,要通过一门课程,学员必须达到每门课程所要求水平的任务。

以下是从 Eyesi 培训中获得最大收获的提示。

- 入门培训向学员介绍仪器和课件。
- 至少在第一个小时的 Eyesi 培训中,由一名培训师(可以是一名更高级的学

表 8.2　ICO-眼科手术能力评估标准：超声乳化手术(ICO-OSCAR；超乳)

国际眼科理事会眼科手术能力评估标准(ICO-OSCAR)

国际眼科理事会的"眼科手术能力评估标准"(ICO-OSCAR)旨在促进手术技能的评估和教学。手术过程被分解为单个步骤，每个步骤都根据新手、初学者，进阶学员和能够胜任者进行分级。并给出在每个步骤中达到每个等级所必需的操作描述。评估人员只是在每个步骤的过程中圈出圈中圈出观察到的操作描述。ICO-OSCAR 应在病例手术结束时完成，并立即与培训师讨论，提供及时，有条理，具体的表现反馈。这些工具是由国际专家研究开发并能有效地进行手术技能评估

ICO-OSCAR 指导说明

1.观察住院医师进行超声乳化术

2.在理想情况下，手术结束后立即圈出你观察到的每个项目描述框。有些人喜欢让住院医师先自己圈描述框。如果手术进行录像，也可以稍后进行评估和评分，但这会耽误更有效的及时反馈

3.记录任何不在项目范围内的相关评论

4.与住院医师一起检查结果

5.制订改进计划(例如，教学实验室操作/下一个案例的提示)

建议：
• 如果以前的病例已经完成，对 ICO-OSCAR 数据进行回顾分析，注意需要改进的地方
• 如果不同的指导老师给同一住院医师评分，那么在开始使用这个工具之前，这些指导老师会根据同一个手术录像在一起评分，这样他们就能确保所有的评分都是一样的

（待续）

表 8.2(续)

日期 住院医师 评估者	新手 (评分=2)	初学者 (评分=3)	进阶学员 (评分=4)	胜任者 (评分=5)	不适用/由导师完成 (评分=0)
1　术眼贴膜	在没有帮助的情况下不能进行贴膜	贴膜时需要少量的语言指导。术眼敷贴时,睫毛覆盖不完全	术眼敷贴时,睫毛基本上被覆盖。贴膜对手术野的妨碍极小	术眼敷贴时,睫毛被完全覆盖,切口部位明确,贴膜未妨碍视野	
2　切口和侧切口:构型和技巧	切口的构型、位置、大小不合适	局部压力即可导致切口漏液和/或虹膜脱出,手术通道不佳,影响囊膜和晶状体的可见性	切口位置合适或不漏水,但未能兼有	切口平行于虹膜,能自行闭合,大小合适,为手术操作提供良好的通道	
3　黏弹剂:适当使用和安全注入	不确定使用黏弹剂的时机,种类和用量。黏弹剂针头由侧切口进入前房困难	需要少量指导。虽然知道黏弹剂的使用时机,但是所选种类或用量有误	不需要指导。能在适当的时间,使用适当的剂量与种类。黏弹剂针头放置的位置适当。但在提供多种黏弹剂时,不确定哪种是正确的选择	黏弹剂能在适当的时间,给予适当的剂量。针头放置在晶状体囊和内皮同间的适当位置。在提供多种黏弹剂时能够选用正确的种类	
4　撕囊:起瓣及后续	过程中需要指导,撕囊扰豫,被动,不能控制撕囊。被动,扰动皮质	过程中需要少量指导。多数时间能正确控制撕囊;偶尔失控,偶尔扰动皮质	过程中,很少失控或重复操作,无皮质扰动	熟练地操作,自信地控制撕囊。无皮质扰动	
5　撕囊:构型和连续性	大小和位置不适于核硬度与植入 IOL 类型。撕囊时发生撕裂	大小和位置勉强适于核硬度与植入 IOL 类型。完成环形撕囊,常发生撕裂	大小和位置几乎准适用于核硬度和植入 IOL 类型。能够较好地把控整个过程,只需要最低程度地指导	大小和位置准确的适合核硬度和植入 IOL 类型。没有撕裂,撕囊迅速,放射状撕裂能独立处理,撕囊可控且保持前房深度稳定	

(待续)

表 8.2（续）

日期 住院医师 评估者	新手 （评分=2）	初学者 （评分=3）	进阶学员 （评分=4）	胜任者 （评分=5）	不适用/由 导师完成 （评分=0）
6 水分离：可见水波纹和核自由旋转	水的注入量不足或针头放置位置不当，不能形成水核	多次尝试后，注入适量液体，能够一定程度的转核，但是不完全。在未完成水分离之前尝试用人为的力量转核	在合适的位置注入足量的液体，能够转核，但是遇到了一定的阻力	可见到理想且足够的液波。在最小阻力下实现完全的转核。了解水分离的禁忌证	
7 超声乳化针头和劈核钩：进入眼内	超声乳化针头或劈核钩进入眼内时难度很大，并可能导致前房塌陷，切口，晶状体囊膜损伤或后弹性膜脱垂	多次尝试后能够放入针头和辅助器械，但可能造成切口，囊袋损伤或者后弹力层脱离	有轻微难度，但可以一次性放入针头和辅助器械。无切口，囊袋损伤或后弹力层损伤	能流畅、安全地将器械放入眼内，没有造成其他组织损伤	
8 超声乳化针头和辅助器械：有效使用及稳定性	多数时候视野内看不到器械头端，难以保持原有眼位，用力过猛	经常在视野内看不到器械头端。需要各种操作来保持原有眼位	在大多数时间保持器械头端位于视野内，眼球一般可以保持在原位，仅有轻度地下压或牵拉眼球	一直保持器械头端可见，并且操作中能一直将眼睛保持在初始位置，没有按压或者牵拉眼球	
9 核处理：刻槽或初级劈核	刻槽过程中能量使用错误，超声乳化针头运动，不能吸住核块运动，频繁地推动眼睛（核块（chop法），或者刻槽的宽度深度或宽度不够（分而治之法）	刻槽过程中能量使用错误的频繁地使用超声乳化针头，很难吸住核块（直接劈核法），或者刻槽深度或宽度不够（分而治之法）。超	在刻槽过程中能量使用错误的超声能量，偶尔用超声乳化针头推动眼睛/核块，很能摆持住核块（chop法），稍有困难；用最少的次数完成刻槽（深度	在刻槽时能使用脚踏板控制合适的超声能量，向前的动作不会改变眼睛的位置或者推动核块，能够安全的吸住核块（chop法），刻槽的深度与宽度	

（待续）

表 8.2（续）

日期 住院医师 评估者	新手 （评分=2）	初学者 （评分=3）	进阶学员 （评分=4）	胜任者 （评分=5）	不适用/由 导师完成 （评分=0）
10 核处理：核的旋转和控制	不能旋转核	能够部分旋转核，但是操作中给予悬韧带压力大；声动力学控制差，前房深度变度慢。脚踏动频繁。超波动力学控制困难	能够充分旋转核，但是操作中轻度悬韧带；或变度慢，相当好的控制超声动力学，偶尔有前房深度的变化。脚踏板控制错误少	可以安全、充分地旋转核，且对悬韧带和眼球的牵拉极小；合适（分而治之法），超声动力学控制良好，前房没有波动，脚踏板控制良好	
11 核处理：分核、劈核及核碎块的乳化吸除	分核：刻槽不在中央或深度不足，仅仅位于干外核层，核块常常被推离中央位置，不能完全分开核块，眼位经常移动 劈核：总是危及或损伤邻组织，无法完成任一核块的劈核 乳化吸除：导致明显的伤口灼伤。持续使用超声	分核：部分手术中，槽在中央或深度合适，但部分分槽的深度仍然仅位于干外核层；刻槽时常将核块推离中央位置；超声乳化针头及辅助助器械放置在槽的顶部，试图分核；能够将部分核块分开，眼球经常移动 劈核：在大多数核操作中危及或损伤邻近组织，能够在部分核块上彻底劈核 乳化吸除：导致明显的伤口灼伤。持续使用超声	分核：多数手术中，刻槽在干中央深度合适，很少仅仅限于外核层；刻槽时偶尔将核块推离中央位置有时将超声乳化针头中央位置及辅助放置在槽的中部分核，但仍能成功将核一分为二；眼球通常能保持在原位 劈核：劈核时偶尔危及或损伤邻近组织，能够在大多数核块上彻底劈核 乳化吸除：导致中度轻微的损伤。偶尔使用超声乳化	分核：槽在中央深度合适且长度适中，未达到外核层；刻槽时不会将核块推离中央位置；能将辅助超声针头化针头及辅助放置在槽的底部，熟练的放松并成功将核一分为二；眼球一直保持在原位 劈核：能熟练运用水平或垂直劈核技术安全进行彻底劈核，没有危及或损伤毗邻组织 乳化吸除：没有虹膜的损伤。核块是漂在针尖处，没有使用超声乳化	

（待续）

表 8.2(续)

日期 住院医师 评估者	新手 (评分=2)	初学者 (评分=3)	进阶学员 (评分=4)	胜任者 (评分=5)	不适用/由 导师完成 (评分=0)
	乳化针头捕捉前房和甚至囊袋不能有效运用辅助器械，将其置于超声乳化针头下的意识不够	针头捕捉前房和甚至囊袋内的核碎块。偶尔将辅助器械置于超声乳化针头下	化针头捕捉前房和囊袋内的核碎块。多数时候能将辅助器械置于超声乳化针头下	用超声孔针头捕捉前房和囊袋内的核碎块。当浪涌皮生时有意识的将其置于超声乳化针头下保护后囊膜	
12 灌注和抽吸技术 皮质吸除	在将抽吸针头置入前囊膜口下时存在很大困难。不能控制抽吸孔的位置；不能根据需要调节抽吸力度；不能将皮质剥除，抽吸孔损伤邻近组织，例如后囊膜、虹膜	在将抽吸针头置入前囊膜口下方和保持开口向上等方面存在中等困难。对超声波动力学理解不佳，在针头未阻塞的情况下尝试抽吸。皮质剥除控制不理想，过快且大慢。操作中存在损伤晶状体囊袋的风险。多次尝试后仍然存在少量皮质残留	在将抽吸针头置入前囊膜口下方时存在较小的困难。抽吸口通常能保持向上。能对360°的皮质进行处理，皮质剥除时操作轻柔，技术错误很小，可能残留极少皮质	在将抽吸针头置入前囊膜开口下方，能保持抽吸口向上，在灌注模式下将其吸除。操作有效地去除全部皮质。操作中向瞳孔的中心抽吸，避免方向轻柔剥除皮质，避免悬韧带的损伤	
13 IOL 的植入、旋转和最终位置	不能独立植入 IOL；非折叠型 IOL：不能制作合适大小的切口，不能将 IOL 前襻植入囊袋中，不能将后襻旋转入位。	在切口大小足够 IOL 植入，但非折叠型 IOL 存在困难，导致粘稠剂溢出，前房不稳定；非折叠式 IOL：反复尝试才能将非折叠式前襻置	能够顺利完成 IOL 植入，但植入时前房略不稳定，非折叠型 IOL：切口大小合适无损伤。在前襻置入囊袋时存在一定困难，将后	能够流畅的完成 IOL 植入，操作中前房略稳定，且切口大小合适。非折叠型 IOL：前襻能顺利植入且囊袋内，后襻能旋转到位且	

(待续)

表 8.2（续）

日期 住院医师 评估者	新手 （评分=2）	初学者 （评分=3）	进阶学员 （评分=4）	胜任者 （评分=5）	不适用/由 导师完成 （评分=0）
	折叠型 IOL：不能将 IOL 装载入植入器；不能控制推注速度，不能控制植入器头放置位置；IOL 不能植入囊袋内或植入时前后倒置	入囊袋内，后襻能旋转入位，但是对撕囊口和悬韧带施加的压力过大。折叠型 IOL 装载存在一定困难；对夹头植入放置控制存在困难；推注速度较差且犹豫不决；多次操作方可将前后襻放入囊袋中	襻旋转到位时，对撕囊口和悬韧带施加一定压力。折叠型 IOL：IOL 装载时存在很小的困难；有所犹豫但仍能较好控制 IOL 的植入；植入器口前后襻均能顺利植入囊袋中	未对撕囊口或悬韧带施加压力。折叠型 IOL：能够流畅的完成 IOL 的装载；IOL 位置居中，光学区和前后襻均在囊袋内	
14 切口关闭（包括缝合、水密性和按照要求检查安全性）	若需要缝合，则要指导下进行，缝线布局不当，动作慢且在很大困难、散光，把针弄弯，线结不能埋好，伤口仍有渗漏。不能彻底清除黏弹性剂，不能水密切口，不能有效检查切口的密封情况，最终眼内压不佳（偏低）	若需要缝合，在缝线的布局方面存在一些困难，可能需要再次缝合，切口闭合不可靠，散光，可能导致散光，以上操作可能需要指导；不确定是否彻底清除黏弹性剂，在手术结束时，需要额外操作才可确保切口不漏水。眼内压可能不理想	若需要缝合，缝线的布局方面存在较小的困难，缝线紧度足以保持切口闭合，为轻度的散光，但是有一定困难。在手术结束时检查困难，切口密闭性即可，极小的调整可能不理想	若要缝合，缝线紧度以保持切口闭合，但是不会因为大紧而导致散光。可彻底清除黏弹剂。在手术结束时检查闭，最终眼内压理想	

（待续）

表8.2（续）

日期 住院医师 评估者	新手 （评分=2）	初学者 （评分=3）	进阶学员 （评分=4）	胜任者 （评分=5）	不适用/由导师完成 （评分=0）
15　切口中性和最小化眼球运动和角膜变形	几乎持续的眼球运动和角膜变形	在操作中造成角膜变形	眼球经常不在初始位置，角膜经常变形折叠	在手术过程中，眼球始终处于初始位置，操作中没有角膜变形。切口长度和位置合适，可以防止角膜变形	
16　眼位保持在显微视野的中央	总是需要重新定位	偶尔需要重新定位	瞳孔位置有轻度移动	在手术中，瞳孔保持在中心位置	
17　结膜和角膜组织的处理	组织处理粗糙，并导致损伤	组织处理较粗糙，发生轻微损伤	组织处理得当，但存在损伤的风险	在操作过程中未损伤组织且无相关风险	
18　眼内空间意识	眼内空间意识差，器械经常接触晶状体囊，虹膜或角膜内皮，辅助器械未保持在适当的位置	器械偶尔接触到晶状体囊，虹膜或角膜内皮。偶尔将辅助器械放置于后囊膜和超声孔化针头之间，来保护囊膜	器械很少接触到晶状体囊，虹膜或角膜内皮。时常将辅助器械放置于后囊膜和超声孔化针头之间，来保护囊膜	没有与邻近组织的意外接触，在适当的情况下，始终有意识将辅助器械放置于后囊膜和超声孔化针头之间，来保护囊膜	
19　虹膜的保护	操作粗暴，虹膜持续处于危险中	虹膜持续处于危险中。需要帮助确认何时需要使用虹膜拉钩或其他方法来保护	通常虹膜保护良好。大致了解需要使用虹膜拉钩，虹膜张力环或其他方法来保护虹膜	未损伤虹膜。在需要时，能熟练使用虹膜拉钩，虹膜张力环或其他方法来保护虹膜	
20　整体速度和操作流畅性	犹豫不决，经常做做停停，手术操作非常不流畅	偶尔做做停停，无效和不必要的操作常见，手术操作持续约60分钟	偶见无效和不必要的操作，手术持续约45分钟	避免无效/不必要的操作，手术时间适合相应手术难度。整体速度约30分钟	

表 8.3　眼科模拟手术能力评估——超声乳化手术(OSSCAR:超乳)

培训学员　　　　　评估者　　　　　日期

	眼科模拟手术能力评估——超声乳化手术(OSSCAR:超乳)	新手学员(得分=0)	进阶学员(得分=1)	胜任者(得分=2)	总分(未完成=0)
1	切口和侧切口技术	切口构造差，侧切口位置不佳。结膜损伤严重	切口和侧切口的位置正确，但切口构造不佳	切口和侧切口构造良好，组织处理小心	
2	黏弹剂:合理使用，安全进入	不完全填充+/-损害囊膜	适当填充，但有些扰像	安全顺畅地填充黏弹剂	
3	撕囊术:起瓣	起瓣初始位置不佳，扰动皮质	起瓣位置良好，但提起瓣膜时略显扰像	在正确的位置整齐地起一个合适大小的瓣	
4	撕囊术:环形撕囊	不能完成完整的撕囊，对撕囊向量力理解差	可以完成撕囊，但不是大小，就是大大或小小偏心	顺利地完成一个适当大小的圆形撕囊	
5	水分离:可见水波和自由核旋转	不能将针头插入前囊下的组织平面/使用的力量过大或不足/不完全核旋转	针头正确地插入前囊膜下，但需要多次尝试才能达到核旋转	高效和安全地水分离与自如地核旋转	
6	超声乳化针头和辅助器械:有效使用，眼内稳定性好	不确定器械在眼内位置超声乳化针头经常接近前囊膜口/不能有效使用辅助器械	超声乳化针头和辅助器械摆放正确无虹膜外伤/无囊膜破裂危险	超声乳化针头的操作始终保持在安全的位置	
7	核处理:刻槽或初次劈核	在使用超声乳化针头时将液滴/经常推动晶状体/在使用全超声能量刻槽时晶状缩紧	更有效地利用超声能量和适当的负压设置，以创建凹槽或完成初次劈核，仍然对悬韧带产生一定压力	快速高效的刻槽或劈核技术	
8	核处理:旋转和控制	器械放置位置不正确/向后施加压力过大/超过一个象限边缘磨成圆，挖成碗状	器械位置良好，但在使用辅助器械时仍有一些扰像/在旋转核时	自信地使用超声乳化针头和辅助仪器旋转核晶状体，对	

(待续)

表8.3(续)

培训学员		评估者		日期	

眼科模拟手术能力评估——超声乳化手术（OSSCAR:超乳）	新手学员（得分=0）	进阶学员（得分=1）	胜任者（得分=2）	总分（未完成=0）
9 核处理：分核和劈核	在刻槽没有足够深时，尝试分核/把器械置于槽的位置过于表浅/过大向后压力	分核前形成正确深度和宽度的刻槽仍然需要几次尝试来开分 时仍有一些后部压力	完成良好的刻槽，在第一次尝试时就能成功分核 悬韧带没有施加压力	
10 核处理：核碎块移除	超声乳化针头追逐核碎块/辅助器械使用不当/损伤后囊膜/超声乳化针头位置太靠近后囊膜或角膜内皮	适当使用负压吸引住核碎块以更有效地使用辅助器械/减少超声乳化针头在囊袋内过深的倾向或大靠近角膜内皮	安全吸引住核碎块，很好的利用辅助器械有效的移除核碎块	
11 灌洗和抽吸技术，无分核除皮质	抽吸孔处干在囊袋内的不安全位置/不正确的使用负压/抽吸时扰扰残渣质	抽吸的位置较好/仍然没有有效地使用负压/偶尔接触前囊膜	有效的吸除皮质，对囊袋或撕囊口无危险	
12 晶状体植入，旋转和IOL的最终位置	IOL未植入囊袋/无法将晶状体旋转到正确位置	IOL放置在囊袋内，但IOL稍仍然需要调整	第一次尝试就将IOL完全置于囊袋内	
13 切口闭合：水密，必要时缝合，检查切口安全性 眼球安全指数	水密无效/没有检查切口安全性/10-0线缝合和打结不良	切口水密操作正确/缝线打结欠/豫缝操作过紧或过松	切口水密操作正确/缝合技术良好，张力好，松紧合适	

（待续）

表 8.3(续)

培训学员 _____ 评估者 _____ 日期 _____

眼科模拟手术能力评估——超声乳化手术（OSSCAR：超乳）	新手学员（得分=0）	进阶学员（得分=1）	胜任者（得分=2）	总分（未完成=0）
14 组织处理	组织处理通常是不安全的，会对结膜、角膜、虹膜或囊膜造成意外伤害/过分胆大或胆怯	组织处理是安全的，但有时需要多次尝试来实现所需要的组织操作	组织处理是高效、流畅的，几乎总是在第一次尝试时，就能达到预期的组织操作	
15 眼球定位与显微镜使用	眼睛经常处于偏心位置。显微镜的聚焦和 X-Y 运动不稳定	眼睛基本保持在中心位置，显微镜聚焦变得更加平滑	在整个手术过程中，眼睛保持在中心位置，显微镜聚焦在焦点上是清晰的	
16 整个过程的速度和流畅性	犹豫和缺乏流畅性，在操作时多次停顿	在培训师很少的指导下，开始把不同的步骤连续在一起	及时完成所有步骤，并很少需要培训师指导	

手术的整体难度：简单　中度　困难

优点：

发展建议：

商定意见：

评估员签字：_____　学员签字：_____

员)监督,然后定期观察课程,以确保学员采用正确的技术。

• 培训数据的监控。这可以通过学员在当地的 Eyesi 上查看他们的分数来完成,也可以通过基于 VR Magic 网络的培训门户网站 VRmNet 来完成。通过该网站,主要负责人可以在线查看学员的培训历史,并将其结果与同等的学员的培训数据进行比较。

• 结对练习。许多学员发现结对学习课件很有帮助,互相传授如何通过较难模块的技巧。

• 如果学员在人眼手术过程中发现存在持续性的特定操作困难,或者想在手术并发症后帮助重建信心,可以重新进行 Eyesi 培训。

• 为更高级的学员打造定制课程,使他们培养独立的人眼手术。虽然有针对不同手术阶段(如撕囊和核刻槽)、不同难度程度的预设课程,但也有可能为特定实践任务而设计课程。当学员想要练习一种新的撕囊技术,或者从"分而治之"的技术转变为"拦截劈核"的技术时,这是很有帮助的。

随着学员通过 Eyesi 课件水平得到提升,他们可以转换到使用模型眼操作。虽然这种训练传统上是在操作教学实验室进行的,但如果有条件,模型眼也应该可以在手术室中使用,在手术室学员以后将会进行人眼手术。这种身临其境的模拟方式,使学员有机会熟悉将来人眼手术中会使用到的显微镜和超声乳化设备,还能使他们能够练习更多的触觉元素的手术,如构建切口、核刻槽和操纵核碎块。

一旦学员完成了 Eyesi 课件 A 和 B,并根据超声乳化 OSSCAR 确认他们在模型眼上操作已有一定能力,他们就可以为人眼手术做好准备。

人眼手术

在开始人眼手术之前,重要的是要制定一些基本规则,关于在手术期间学员和培训师如何相互沟通以及与患者如何沟通。需要提醒学员的是,患者在手术过程中能够准确地听到医师的对话,患者可能会注意到某些短语,更重要的是他可能会注意到使用的语气。因此对于学员很重要的一点是,对话都要使用平静的安抚语气,而且要避免使用"对不起"这样的词。使用暗码的短语也可能很有帮助,可以指示学员什么时候应该停止他们正在做的事情,并听取进一步的指导,或移交给培训手术医师。

在理想情况下,第一次接触人眼手术的学员应将患者列在专门的培训名单上,减少患者数量,且这些患者没有眼部或全身的共病。在知情同意的过程中,患者应被告知,他们的部分手术将由实习眼科医师在密切监督下进行,并且实习医师已证明他们有能力在模拟器上进行这些部分的手术。

学员应该提供一些清单来协助他们的培训师,这样他们就可以观察他/她是如何与团队和患者沟通的,以及他们是如何执行每一步手术的。

学习曲线的陡峭部分——起始的 1~20 例

白内障手术教学有各种各样的模式,其中最常见的模式是重复列表上相同的操作步骤,或者另外一种模式即所谓的"反向步骤学习"或"向前追溯学习"——在这种模拟训练过程中,将从手术结束时的步骤向前学习,理论上至少学员会在非常好的条件下进行操作。

大多数培训师会结合使用这两种教学方法,并且会根据个人喜好来安排不同阶段的教学顺序,例如,

- 正确的铺单过程。
- 在手术结束时吸除黏弹剂。
- 植入 IOL,然后吸除黏弹剂。
- 制作角膜主切口和侧切口,前房注入黏弹剂。
- 晶状体皮质抽吸。
- 移除核块并使用辅助器械控制晶状体碎块。
- 核刻槽,旋转和分核。
- 撕囊——接受过 Eyesi 培训的学员通常会发现撕囊步骤相对简单,因此在学员掌握了切口制作后,就可以开始这一阶段的训练。

当学员对每一步骤都有了信心和能力后,下一步就是开始将这些步骤串联起来,同时注意每一个步骤所需要的时长。随着学员在这些阶段的进步,"近侧发展区间"的概念是值得牢记的。

以下是学员在培训初期可能遇到的常见困难以及解决这些困难的补救办法。

- 按压主切口或侧切口,使前房变浅。在 Eyesi 训练过程中,学员不会因此而受到惩罚,而且事实上,他们可能会有意识地向后侧按压模型眼,以稳定它,从而提高他们的分数。使用 Phillips 或 Kitaro 模型眼有助于纠正这个错误。
- 撕囊犹豫不决。解决这个问题的最好方法是进行更多的 Eyesi 训练。
- 在试着掰开核块之前,刻槽不够深,或者在试着掰开核块之前,没有把超声乳

化针头和辅助器械足够深地插入凹槽。

- 用分而治之的方法磨圆边缘,创造出一个核碗。
- 核旋转技术差,后房压力过大。
- 不善于使用辅助器械,因为他们太专注于超声乳化针头。

所有这些与处理晶状体核有关的问题最好用 Phillips 或 Kitaro 模型眼来解决,因为需要触觉反馈练习。

- 皮质抽吸的问题,如在应用负压前用皮质阻塞抽吸针头失败,或者不正确的撕囊平面操作。进一步 Eyesi 监督练习将纠正这些错误。

在每个病例结束后,应立即给予反馈,指出手术的哪些步骤做得很好,并在草图的帮助下提出改进建议。回顾手术录像是非常有价值的,因为它使培训师能够指出学员技术的各个方面,可以在下一次手术前进行 Eyesi 和(或)模型眼练习和改进。

进阶段——20~100 例

一旦学员能够持续地完成超声乳化手术的所有步骤,并开始从头到尾地进行手术,下一步就是巩固所学知识,集中精力提高手术的效率和成功率。如果学员每周能接触到两次或两次以上适当案例的手术安排, 大多数人在这一培训阶段会取得快速进展。作为学员,在这个阶段回顾他们的手术录像也是不可缺少的,这样他们可以发现自己的一些不必要的操作或效率低下的操作。

白内障可以选择更广泛的形态,但仍然要谨慎,避免成熟期白内障,假性囊膜剥脱综合征的病例,小瞳孔和高度远视或近视的眼睛。一旦学员总能在不到 20 分钟的时间内完成了完整的手术过程, 并基本无须培训师的干预, 他们就可以使用 Eyesi(中级课件 C)和模型眼训练的组合来学习不同的手术技术。例如,使用撕囊镊而不是撕囊针来进行撕囊,或使用"拦截劈裂法"而不是"分而治之"技术来碎核。

应该强调的是,没有一种技术比另一种更好,掌握各种各样技术将有助于他们成为更熟练和适应性更强的外科医师。

增加复杂病例——病例 100+

一般来说,在这个阶段,学员已经准备好接受更复杂的眼部和全身并发症的病例,这将使手术更具挑战性。有 Eyesi 模块模拟更困难的撕囊场景,成熟白内障和悬韧带薄弱的白内障。学员应该在处理更复杂的情况之前进行。在这些情况下需要更密切的监督,因为培训师通常可以发现即将发生问题的细微迹象,如前房加深,并在并发症发生前进行干预。

在这一培训阶段,并发症发病率几乎不可避免地会上升,如果学员遇到并发症,必须向他们提供支持和鼓励。

后囊膜破裂和玻璃体丢失的处理

改进的超声乳化手术训练的一个意想不到的后果是,即使是做过 300 例或更多手术的学员,也可能很少有机会处理有 PCR 和玻璃体脱出的病例。虽然 PCR 与眼内炎和视网膜脱离的风险增加有关,但如果处理得当,保留前囊膜支持和在睫状沟中放置 IOL,视力预后仍然很好。

同样,Eyesi 和模型眼模拟技术可以用于模拟 PCR 和玻璃体脱出。最新的 Eyesi 软件包括 PCR 和玻璃体丢失溢出,使学员能够熟悉前路玻璃体切割术器械和曲安奈德染色玻璃体技术(图 8.5)。控制脚踏板可以从玻璃体切割术模式切换到抽吸模式,模拟从囊袋和前房移除玻璃体是非常真实的。

Phillips 的高级白内障模型眼被设计用于模拟复杂的白内障手术。这些眼睛的后房可以用蛋清填充以模拟玻璃体,后囊膜和(或)"晶状体悬韧带"可以被破坏,以产生后囊膜破裂或悬韧带离断。如何采用这种眼睛和 Eyesi PCR 模块进行这类场景模拟的视频可以在模拟图像网站找到(gallery.simulate docularsurgery.com)。

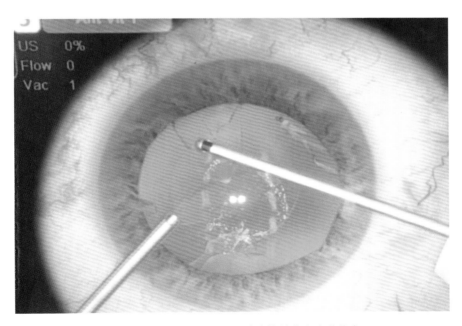

图 8.5 Eyesi–PCR 模块显示玻璃体被曲安奈德染色。

下面是 PCR 模块培训的示例：

• 讲授如何预防 PCR，以及如何处理术后复杂手术的患者。

• 前玻璃体切割术用于 PCR 和 IOL 植入术的原则。

• 玻璃体脱出的 PCR 处理的正确和错误方法的视频。

• Eyesi PCR 模块–此培训应在培训师的监督下进行，而不是单独进行。

• 如何为前段玻璃体切除的病例进行超声乳化。

• 用 Phillips 高级白内障模型眼在超声乳化白内障吸除术摘除后，通过有意穿刺后囊膜进行前玻璃体切割术（图 8.6）。这使学员能够将通过 Eyesi 学习的技能到用到手术室环境中。

• 在学员或手术团队没有意识到可能会发生并发症的情况下，模拟复杂的白内障手术。这种真正的身临其境的模拟类似于飞行员和机组人员所进行的模拟，他们在模拟开始前并不知道他们将遇到什么问题。这种玻璃体脱出的"消防演习"训练是确保手术团队所有成员知道在 PCR 事件中需要他们如何处置的一种极好的方法[20]。

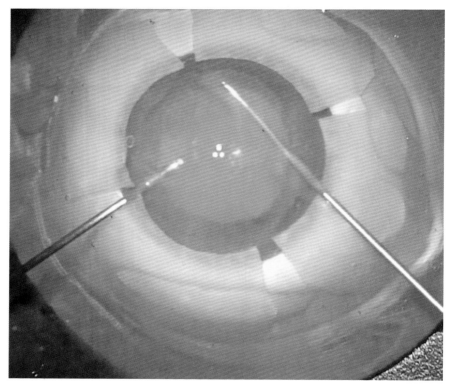

图 8.6　Phillips Studio 模型眼和曲安奈德替代品的前路玻璃体切割术模拟。

在本章的结尾,我们应该提到,模拟不仅适用于学员,甚至经验丰富的外科医师也可以从 Eyesi 上所花费的时间或使用模型眼中获益。当涉及手术并发症的处理或尝试一种新的眼科技术时,尤其如此。不断提高自己的眼科技术应该是一个终生的追求,我们很幸运,我们有工具来实现这一点,而不危及我们的患者的安全。

致谢:我要感谢我的朋友和同事 Will Dean,感谢他对这一章中教育理论部分的帮助。

(王勇　冯珂　译　李莉　校)

参考文献

1. Binenbaum GM, Nicholas MD, Volpe J. Ophthalmology resident surgical competency: a national survey. Ophthalmology. 2006;2006(113):1237–44.
2. Knowles M. Andragogy in action. Houston: TX, Gulf Publishing; 1984.
3. Fry H, Ketteridge S, Marshall S. A handbook for teaching and learning in higher education: enhancing academic practice. New York: Routledge; 2009.
4. Schön DA. The reflective practitioner: how professionals think in action. London: Temple Smith; 1993.
5. Vygotsky L. Interaction between learning and development. Harvard University Press; 1979.
6. Ericsson KA, Krampe RT, Tesch-Romer C. The role of deliberate practice in the aquisition of expert performance. Psychol Rev. 1993;100:363–406.
7. Kneebone R. Evaluating clinical simulations for learning procedural skills: a theory-based approach. Acad Med. 2005;80:549–53.
8. Mahr MA, Hodge DO. Construct validity of anterior segment anti-tremor and forceps surgical simulator training modules: attending versus resident surgeon performance. J Cataract Refract Surg. 2008;34:980–5.
9. Spiteri AV, Aggarwal R, Kersey TL, Sira M, Benjamin L, Darzi AW, et al. Development of a virtual reality training curriculum for phacoemulsification surgery. Eye. 2014;28:78–84.
10. McCannel CA, Reed DC, Goldman DR. Ophthalmic surgery simulator training improves resident performance of capsulorhexis in the operating room. Ophthalmology. 2013;120:2456–61.
11. Thomsen ASS, Smith P, Subhi Y, Cour M, Tang L, Saleh GM, et al. High correlation between performance on a virtual-reality simulator and real-life cataract surgery. Acta Ophthalmol. 2017;95:307–11.
12. Thomsen ASS, Bach-Holm D, Kjaerbo H, Hojgaard-Olsen K, Subhi Y, Park YS, et al. Operating room performance improves after proficiency based virtual reality cataract training. Ophthalmology. 2017;124:524–31.
13. Ferris JD, Donachie PHJ, Johnston RL, Barnes B, Olaitan M, Sparrow JM. Royal College of Ophthalmologists' National Ophthalmology Database study of cataract surgery: report 6. The impact of EyeSi virtual reality training on complication rates of cataract surgery performed by first and second year trainees. BJO. 2020;104:324–29.
14. Saleh GM, Gauba V, Mitra A, Litwin AS, Chung AK, Benjamin L. Objective structured assessment of cataract surgical skill. Arch Ophthalmol. 2007;125:363–6.
15. Cremers SL, Ciolino JB, Ferrufino-Ponce ZK, Henderson BA. Objective assessment of skills in intraocular surgery (OASIS). Ophthalmology. 2005;112:1236–41.
16. Cremers SL, Lora AN, Ferrufino-Ponce ZK. Global rating assessment of skills in intraocular surgery (GRASIS). Ophthalmology. 2005;112:1655–60.
17. Feldman BH, Geist CE. Assessing residents in phacoemulsification. Ophthalmology. 2007;114:1586.

18. Golnik KC, Beaver H, Gauba V, Lee AG, Mayorga E, Palis G, Saleh GM. Cataract surgical skill assessment. Ophthalmology. 2011;118(427):e421–5.

19. Dreyfus SE, Dreyfus HL. A five-stage model of the mental activities involved in directed skill acquisition; 1980.

20. Lockington D, Belin M, McGhee CNJ. The need for all cataract surgeons to run a regular vitreous loss fire drill. Eye. 2017;31:1120–1.

第 9 章

复杂病例

Ahmed Shalaby Bardan，Riddhi Thaker，Rawya Abdelhadi Diab，
Vincenzo Maurino，Christopher Liu

本章目标

1.了解每个病例的复杂程度。

2.规划并制订出每个复杂病例所需的详细治疗方案。

3.介绍处理复杂病例所需的外科手术的方法和技巧。

4.认识到复杂手术的操作其实也是由多步的简单操作累积而成的,需要在手术过程中保持冷静,一步一步平稳操作。

5.通过充分的术前沟通,与患者讨论治疗的风险与获益,以获得患者的知情同意,并在必要时转诊合适的白内障专科医师,来确保患者的手术满意度和安全。

引言

白内障患者如伴有既往眼部手术史(如角膜激光屈光矫正术、角膜手术或玻璃体切割术)、合并眼部疾病(例如,葡萄膜炎、角膜疾病,如 Fuchs 角膜内皮营养不良)或全身情况(如严重脊柱侧凸、手术体位无法配合),都会使白内障手术变得困难重重。

医师与患者均需要充分认识导致白内障手术复杂化的因素及术后可能产生的不利影响。这些认知有助于医师为患者选择不同级别和经验的医师及确定其围术期的护理等级。最重要的是医师可以根据患者的病情提供相关的手术咨询和建议,从而让患者能够在知情的情况下更加清楚地决定是否及何时进行手术(详见"第 3

章")。

要成长为可以持续稳定地处理复杂白内障病例的白内障专家，熟练掌握白内障手术是关键。大多数复杂白内障的学习曲线是陡峭的，因为这类病例并不常见，尤其在小型眼科诊疗中心中可能是十分罕见的。在本章中，我们将为白内障手术医师及其团队提供一份指导，帮助其认识、沟通、准备和处理相关的复杂白内障病例。

术前复杂影响因素

免疫抑制

伴有免疫抑制的患者容易出现术后感染及炎症反应。患者可能因不同病因而存在免疫抑制，也可能因自身免疫性疾病(如器官移植后治疗和癌症)而服用免疫抑制药物。医师仔细询问病史，包括详尽的既往病史和用药史，对于确定患者是否存在影响白内障手术结果的全身性疾病至关重要。

对于这类患者，手术医师应基于多学科考量，详细告知患者手术感染及炎症反应的高风险，让患者充分了解术后视力改善与手术风险之间的利弊。手术医师必须告知接受免疫抑制剂治疗的患者，出现影响术后视力的感染风险会比普通人群要高[1]。血常规检查有助于评估术前感染风险。为了减少感染风险，手术医师需要确保角膜切口的水密性，必要时可以缝合切口，也可以选择巩膜隧道切口。

高血压

一般认为患者血压收缩压(SBP)低于 180mmHg 及舒张压(DBP)低于 110mmHg 是可以进行超声乳化白内障吸除术的。患者血压控制不佳会增加手术不良事件(如心血管病变和神经病变)的发生风险。而且患者血压控制不佳会增加与之相关的眼部出血的风险，进而损害术后视力[2]。

患者血压收缩压为≥180mmHg 和(或)舒张压≥110mmHg，在围术期发生严重不良心血管和神经事件的风险将增加。但是这类患者手术风险增加的证据大多来自接受了重大心脏或血管手术的患者，可能不适用于需要接受白内障手术的患者。英国的一项研究显示，734 例患有高血压的白内障患者中收缩压≥180mmHg 或舒张压≥110mmHg 的患者占 87 例(12%)，围术期均未发生心脏骤停、心肌梗死或卒中等全身性不良事件。其结论是，由于围术期全身不良事件发生风险较低，仅因血压升高而推迟局部麻醉的白内障患者的手术时间是不合理的。但是，该项研究中所有 734 例患者术前的高血压疾病均控制良好[3]。

相关研究表明，与术前高血压值相比，围术期血压波动大小与心血管危险因素相关性更大。因此，建议围术期平均血压应保持在基线的 20% 以内[2,4]。

糖尿病和高血糖症

由于部分白内障手术患者会被要求术前禁食，这会导致其血糖发生波动。因此，建议将糖尿病患者——特别是那些胰岛素依赖的患者，安排在手术名单的前列，尤其是如果计划术中使用镇静麻醉。

手术应激可导致围术期的血糖升高。术前高血糖会引发相关的不良事件包括伤口愈合延迟、感染、糖尿病酮症酸中毒和非酮症高渗状态。还会增加术后黄斑囊样水肿（CMO）和视网膜病变恶化的风险。所以，部分高血糖患者可能还需要使用静脉胰岛素来控制血糖。

根据英国外科手术指南，HbA1c <8.5%（69 mmol/mol）可接受外科手术[5]。糖化血红蛋白可以作为患者术前整体血糖控制是否良好的指标。

合并活动性糖尿病视网膜病变的患者，术前需要在眼底内科医师处进行相关的治疗。糖尿病视网膜病变（DR）与白内障之间存在显著的相互作用。白内障会造成 DR 的检查、诊断和治疗困难，同时，白内障摘除手术会加重未治疗的 DR/黄斑病变。

术前黄斑光学相干断层扫描仪（OCT）检查对高血糖患者伴有临床意义的黄斑水肿（CSMO）确诊及临床治疗意义重大。这类患者可以在白内障手术结束时联合玻璃体腔内注射抗 VEGF 药物，以防止黄斑水肿的恶化。如果白内障妨碍术前影像检查的清晰度，必须在术后几天内进行早期随访，因为白内障手术可能引起糖尿病黄斑病变的急性进展。

合并晚期糖尿病眼病的患者（通常是年轻的 1 型糖尿病患者），应考虑行晶状体超声乳化吸出和 IOL 植入术时联合玻璃体切割术。这些病例应由经过玻璃体视网膜手术培训的眼底外科医师处理。

伴有糖尿病的患者，白内障术后发生黄斑囊样水肿的风险较高。这引发了一场关于是否预防性使用非甾体抗炎滴眼液的争论（详情请参阅"第 10 章"）。有证据表明，所有伴有糖尿病的患者都需要预防性使用非甾体类抗炎滴眼液。

对于那些有严重白内障而眼底窥不清的患者，也应进行白内障手术。摘除白内障后可以清晰看到黄斑和视网膜，有助于糖尿病视网膜病变的治疗。因此，这种情况建议尽早进行白内障手术,以便术后评估他们的 DR 程度,并建立后续随访。

最后,为了给糖尿病视网膜病变筛查、临床检眼镜检查和全视网膜光凝(PRP)提供良好的眼底视图, 建议留取大小合适的前囊膜口以减少前囊膜膜纤维化和皱缩的风险。应使用特殊设计的(如直角边缘)和合适生物材料的 IOL,以降低囊袋收缩综合征(CCS)及囊膜混浊的风险。

抗凝血剂

常用的抗凝剂包括直接口服抗凝剂(DOAC)如华法林和新型口服抗凝剂(NOAC),在临床上这都是与患者生命相关的药物。因为抗凝剂药效不容易消除[6],为减少局部麻醉手术中出血的风险,DOAC 和 NOAC 应停用 48~72 小时。为确保患者围术期的安全, 白内障手术医师需要和内科医师一起权衡停用药物后的健康风险和尽量减少术中出血的需求。术前可通过 CHA2DS2-VASc 和 HAS-BLED 评分评估患者的凝血和出血风险[6]。如果患者停药后的健康风险高,白内障手术医师则不会要求患者停止抗凝治疗,但会告知患者围术期的出血风险及可能发生的低概率术后并发症,如失明。

为了将使用抗凝剂患者白内障手术出血风险控制在最小的范围内,要在手术当天检查 INR。当 INR 低于 3.5 时,可进行无创局部麻醉下的白内障手术。英国白内障电子多中心审计数据集显示,在使用华法林和氯吡格雷的患者中,有创局部麻醉(采用锋利麻醉针头或者 Tenon 针头)的轻微并发症显著增加,但严重影响视力的并发症如术中出血的风险并没有显著增加[7]。

英国皇家眼科学院建议, 使用抗凝剂的患者, 最好选择在无创局部麻醉或经 Tenon 囊下局部麻醉下进行白内障手术,以避免有创局部麻醉(球周和球后)带来的出血和严重影响视力的相关并发症的风险[8]。如果手术顺利,抗凝剂通常可以在手术的同一天开始恢复使用。

眼周的疾病

所有接受白内障手术的患者必须接受包括眼部附件在内的全面眼科检查。例如,眼睑外翻/内翻、严重的睑缘炎和玫瑰痤疮可能会增加术后眼内炎的风险。此外,术前必须评估眼表及泪膜的状态。任何眼部附件和眼表问题必须在手术前解决。眼睑外翻/内翻需要转入相关科室进行手术矫正[8]。

眼球运动及协调障碍

双眼球运动和协调性检测是白内障手术前评估的重要部分。术前手术医师充分了解患者双眼球运动及协调的状态可以给患者提供更完善的术前咨询。医师询问全面的术前病史包含任何类型的斜视、脑神经麻痹和甲状腺眼病等。白内障手术也可用于治疗顽固性复视、畏光或其他复杂神经性症状的患者,在这些患者眼中植入不透明的 IOL 可作为解除这些症状的最后手段(如果情况改变,放入睫状沟内的 IOL 也很方便取出)(图 9.1)[9,10]。Liu 等描述了一种囊袋内植入透明的聚甲基丙烯酸甲酯 IOL 与睫状沟植入黑色不透明 IOL 的黑色−透明背驮联合植入技术,在以后需要时,可以更安全、更容易地移除黑色不透明 IOL,从而避免进行 IOL 置换手术[11]。

当患者术前已经存在眼球运动障碍时,手术医师应对于术后复视的风险与患者进行充分解释、讨论并记录在册。如果患者已有复视病史,则医师需要对患者进行正式的术前复视矫正评估。

医师需要知道局部麻醉注射也可能导致白内障手术后眼外肌损伤和复视。为

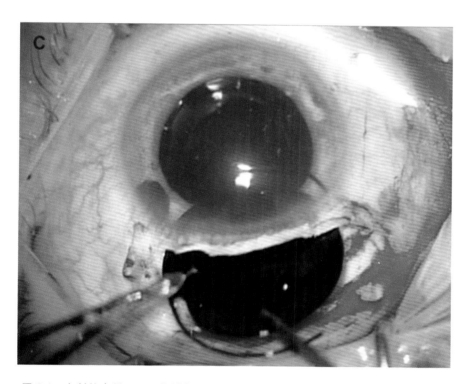

图 9.1　定制的直径 10mm 的黑色不透明 IOL 被植入眼内。(Credit Christopher Liu.)

了减少患者局部麻醉后复视的风险,手术医师应首选表面麻醉[12]。

白内障手术后需要再次进行复视和斜视的评估。暂时性眼外肌麻痹引起的复视可通过棱镜矫正治疗。对于聚合不充分或暂时性融合丧失的患者,也可以进行复视矫正治疗[12]。

白内障手术中的复杂情况

体位配合困难和背部问题

患者术中维持适当的舒适体位对于确保手术的安全性至关重要,可以减少手术并发症的发生。对于强直性脊柱炎和严重脊柱后凸或脊柱侧凸的患者,可能很难获得适当舒适的手术体位。医师术前充分了解这类患者的既往病史,评估患者体位配合的困难程度,以便在术前采取适当的应对策略。对于严重的病例,术前应进行手术体位测试。大多数身体残疾的患者可以正常手术或者很少影响手术。脊柱活动受限的患者可以使用特殊的眼科手术推床来配合术中体位要求。手术医师需要预留更多的时间给这类患者,因为术中体位调整增加了手术室的使用时间(包括围术期和实际手术),以避免手术室流程受到延误。

复杂的特殊体位病例包括:

脊柱/颈部弯曲受限的患者,可考虑采用 Trendelenburg 体位(头低脚高位):患者可以安置在向后倾斜的椅子上,这样患者的脚就在头顶上方。它只适用于能忍受这种体位的患者,不适合需要端坐呼吸的老年患者。这种体位在白内障手术中可能会增加玻璃体腔的压力,因为头部比身体其他部位低。

不能平躺、颈部灵活的患者,可以采取患者坐位,手术医师站立进行手术:这种体位对有端坐呼吸(如心力衰竭或严重的慢性阻塞性肺病),但脊柱/颈部弯曲不受限的患者有帮助。术中可以调整头枕,使患者可以伸长脖子,并向上看头顶的显微镜。

不能平躺、颈部弯曲受限的患者,可以考虑面对面直立坐姿:患者笔直舒适地坐在手术椅上。显微镜向前旋转,面向眼睛,手术医师面对患者坐(或站)。采用位于角膜下半部分的切口进行的白内障手术:右撇子外科医师可能会发现,左眼使用颞侧切口(0°),右眼使用下方切口(270°)更顺手。由于眼睛位置比正常卧位时高,所以灌注瓶的高度也要相应提高。我们需要花费更多的精力及准备时间来确保患者和手术医师可能在更长时间的手术中保持舒适[13,14]。

严重焦虑及特殊需求(如学习困难、认知障碍)

这类患者前来就诊时,手术团队就应给予相关评估。手术团队应提前确认患者是否适应手术室环境,手术室环境会放大他们的恐惧,造成过度恐慌。对于这类患者如果采用全身麻醉(GA),应该考虑选择即时连续双眼白内障手术,避免二次全身麻醉。

幽闭恐惧症和严重焦虑会使得患者在手术过程中难以全程保持安静和合作。他们需要手术团队在术前进行专门的术前谈话和麻醉评估,以选择最佳的麻醉方式,例如,选择局部麻醉必须联合镇静类药物,以确保手术中患者情绪放松。必要时需要行遮盖试验(遮盖方法评估试验,透明遮盖,患者的鼻子和嘴上开洞的遮盖)进一步的确认患者状态。

某些患者可能缺乏接受术前告知的能力;对于认知能力有缺陷的患者,手术医师术前需要进行详尽的认知能力的评估。如果没有特殊的证据表明患者认知能力有缺陷,我们默认患者有能力可以为自己做决定。如果患者被认定认知能力缺陷,采用国家机构提供的特殊流程和同意文书就尤为重要。如果与患者沟通有困难,手术团队可以邀请其他专业人员参与(如配备翻译以解决语言障碍问题,为有特殊需求的患者提供支持和帮助),鼓励患者自己表达对手术的理解和需求,这对于术前谈话和手术方案的制订很重要。这一切都需要花费很多的时间和精力。

眼球内陷、深眼窝和高眉骨

手术医师术前了解患者眼眶解剖的特殊性,对于避开其带来的手术困扰及制订白内障手术方案至关重要。患者的年龄和前列腺素类药物的使用,会使得眼眶脂肪萎缩从而继发眼球内陷导致手术困难[15,16]。眼眶外伤,发育性颅面异常(如矢状面早闭或高眉骨),可引起结构性眼球内陷。其他可引起眼球内陷的疾病包括隐匿性鼻窦综合征、神经纤维增生症的蝶骨翼发育不良和骨 Paget 病。

伴有异常大小眼窝和深眼窝的白内障手术对于手术医师,尤其是初学者是非常有挑战性的。深眼窝和眼球内陷容易引起术中结膜囊积水,使得术野模糊。而且由于眼球位置较深,器械很难通过上方角膜切口进入前房。

建议可以通过将手术角膜切口换至颞侧、调整合适的头部位置(将头部略转向颞侧)和使用带有引流装置的开睑器来减少术中结膜囊积水,有助于手术操作。如果患者颈部条件合适,可以将患者的颈部轻度后仰,从而降低器械操作的难度[17]。另外还可以使用经 Tenon 囊下局部麻醉来提高眼球的位置。在极端的眼球内陷病例中,可以使用缝线悬吊眼外肌将眼球向上拉起,以便于手术操作。

头部震颤

如果患者存在头部震颤,手术医师需要制订出特定的应对方法。头部震颤常见于帕金森病、心脏病患者,也可见于特发性头部震颤。存在不自主肢体颤抖的患者,尤其是腿部颤抖,也可能将颤抖传递到头部。手术室工作人员及麻醉师(如果在场)应在得到手术安排清单时获得患者的相关情况。手术医师术前需要对头部震颤的程度进行评估,并根据他的专业知识和经验决定是否可以在局部麻醉下进行手术。良好的头部支撑可以减少术中患者的头部震颤。如果术中头部震颤控制不佳,应选择全身麻醉进行手术。手术医师在与患者的术前谈话中需要详细解释严重的头部震颤可能带来的额外手术风险,并记录在相关文书中。

硬核(棕色)白内障

硬核白内障会大大增加白内障手术的难度,手术医师需要详细告知患者相关的手术风险。硬核白内障增加了连续环形撕囊(CCC)及其后续其他手术步骤的难度。硬核白内障手术中,很难清晰辨识晶状体囊膜,可以通过台盼蓝染色辅助 CCC 来提高其可视性。硬核白内障的超声乳化手术需要更多的超声能量和更长的操作时间,会导致术后角膜水肿持续时间延长,并可能对角膜内皮细胞造成永久性损伤。在硬核白内障手术中,长时间的使用高功率超声能量会引起角膜灼伤,增加术后角膜散光,甚至导致角膜切口无法闭合,而且还会增加后囊膜破裂和玻璃体脱出的风险。

我们可以通过使用软壳技术来保护角膜内皮细胞;可以避免角膜切口过紧从而减少角膜灼伤的发生;可以调整超声乳化参数,如避免使用连续超声,而使用联合/不联合纵向超声的扭动超声模式,超声乳化针头斜面朝下将最大超声能量集中于硬核上[18]。

虽然现代超声乳化设备已经很少联合使用囊外白内障摘除手术(ECCE),但对于棕色/黑色白内障,也可以考虑转换成 ECCE 式式。

总之,为了降低硬核(棕色)白内障手术风险,我们需要特别注意的白内障手术步骤如下:

• CCC 可视性与大小。使用台盼蓝可以使晶状体前囊膜清晰的呈现,选择较大尺寸的 CCC,可以防止移除较大晶状体核块时撕裂 CCC 囊口。

• 设置高功率超声乳化来处理密度过高的白内障。使用扭转联合纵向超声模式,超声乳化针头斜面朝下,需要确认超声乳化金属针头充分暴露。

- 碎核:硬核白内障比较坚韧,需要采用居中且较深的刻槽方法来确保可以劈开核块。

- 劈核技术:无论是水平或者垂直劈核技术都适用于硬核白内障。

白色(皮质成熟)白内障(图 9.2)

因为手术方法不同,术前检查应该仔细区分白色白内障(晶状体内部压力不高)和白色膨胀期白内障(晶状体内压力高)。在白内障手术中,可以使用台盼蓝染色晶状体前囊膜进行 CCC。

白色膨胀期白内障的晶状体内部压力会很高,直接撕开前囊膜会使得撕囊口迅速扩张裂开导致前囊膜撕裂并可能延伸到赤道部之后,出现可怕的阿根廷国旗综合征。为了防止这种情况的发生,在 CCC 期间应该使用像 Healon GV ®或类似的高黏稠度黏弹剂填充前房。作者在这类手术中通常会使用台盼蓝染色晶状体前囊膜并用高黏稠度黏弹剂填充前房,然后用撕囊针在前囊膜中央处做一个小切口,再用钝性冲洗针头吸出囊袋内部分白色的晶状体乳糜样物质(冲洗针头放置于囊膜开口内 1mm 处),这样可以释放囊袋内部压力,安全完成 CCC。在撕囊过程中,如果撕囊口有向外延伸裂开的倾向,可以采用撕囊镊利用剪切力将囊膜瓣带回成功完成 CCC。

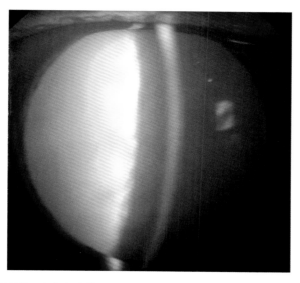

图 9.2　白色白内障。(Photo credit professor Christopher Liu.)

当 CCC 过程中发生前囊膜撕裂时,可用眼内显微剪(Ong 囊膜显微剪或玻璃体视网膜显微剪),将线性的囊口修整变为曲线的囊口;建议采用弥散型黏弹剂将晶状体核旋至前房内;建议降低灌注压力和超声乳化机器的压力,谨慎地将晶状体核乳化吸出。如果发现囊膜口撕裂并延伸至晶状体后囊膜,请遵循"玻璃体脱出的处理"章节中所讨论的后囊膜破裂的详细处理步骤。

合并角膜病变的白内障

白内障手术前的角膜评估是非常重要的。裂隙灯检查可以预估手术中术野的清晰度,评估术中是否需要采用特殊的方法来改善术野清晰度。手术医师可以通过裂隙灯弥漫性滤光片检查,来模拟手术显微镜下的视野情况以对手术视野进行评判和预估。需要引起重视的是角膜的形状不规则、瘢痕和新生血管会使得术中视野比通过裂隙灯所观察到的视野更差。在手术视野非常差的情况下,最好选择其他手术方式,如小切口白内障手术(SICS)、白内障囊外摘除术 ECCE,或者使用玻璃体视网膜手术的导光辅助系统。

手术医师需要谨慎评估伴有角膜混浊的白内障患者的手术风险及术后视力改善的可能性,并获得患者的理解与同意后进行手术。手术医师必须明确视力下降的主要原因,以及手术视野很差的情况下进行白内障手术的必要性。

角膜透明度

如果患者的角膜瘢痕是长期的、分散的及稳定的,而且白内障已经严重影响视力,那么白内障手术应该有助于视力恢复。这类的患者也可先进行角膜手术,将白内障保留,后期可以进行散光矫正的屈光性白内障手术。手术医师要告知患者在穿透性角膜移植术(PKP)或深前板层角膜移植术(DALK)后,角膜屈光状态需要一定的时间稳定,以及白内障手术可能带来的角膜内皮细胞丢失的风险。

手术医师可以采用多种方法来提高不透明角膜手术病例手术视野的清晰度。可以通过调节照明度以获得良好的手术视野对比度[19]。可以通过关闭旁轴外周光照明并增加中心同轴照明光亮度来增加红光反射。改变眼位以利用角膜其他的透明区域进行手术,使用晶状体囊膜染色剂、放大显微镜视物倍率、调暗手术室内灯光,均可以改善手术视野的清晰度。使用 2%羟丙基甲基纤维素 (HPMC,OcuCoat®,Bausch 和 Lomb)覆盖角膜也有助于改善术中手术视野的视觉效果。如果术中角膜水肿,可以使用甘油使角膜脱水消肿,若是角膜上皮水肿则可以去除角膜上皮。还可以在角膜缘或前房内使用吊顶灯内照明系统,以改善手术视野的清晰度[19]。

在进行前囊膜撕囊时,应避开角膜混浊区,在角膜相对透明的区域开始连续环形撕囊,然后在不透明区以稳定的牵拉力进行"连续"撕囊。非连续的撕囊很可能导致放射状囊膜撕裂,这种并发症在角膜术野清晰度差的情况下很难处理。因此,手术医师在术前沟通时一定要告知患者可选择的手术方案和再次手术的可能。有些眼表疾病——黏膜类天疱疮(MMP)和病毒性角膜炎,可能会因进行白内障手术而加重,并使得术后视力提高有限。单纯疱疹性角膜炎引起的角膜混浊,建议预防性口服抗病毒药物。对于 MMP 患者,白内障手术中使用透明角膜切口是不会导致病情恶化的[20]。

边缘性溃疡性角膜炎(PUK)和 Mooren 角膜溃疡(MU)(图 9.3)

白内障手术应在角膜病灶静止后进行。免疫抑制是控制角膜炎症和溶解的关键。局部、口服或静脉免疫抑制可按照阶梯方法使用[21,22]。干燥性角膜结膜炎在 PUK 和 MU 中很常见,需要在进行白内障手术前解决[23],因为角膜的病变会导致术前的生物测量出现很大的误差。手术医师应在患者白内障术前咨询时告知白内障手术的常规风险和角膜疾病的相关风险,以及可能的视力改善程度。

为了提高手术视野的清晰度,手术医师应该遵循上节提到的相关手术步骤(参见上节的角膜混浊部分)。手术切口的选择对于手术医师来说是一个难点,对于 PUK 和 MU 患者,疾病影响的区域角膜是非常薄并且结构异常的,手术切口应避免选在此处。手术切口如果选择在受角膜病灶影响变薄的区域,可能因为切口闭合不良引起相关的术后并发症,如切口渗漏。切口区域的角膜变薄、血管化和角膜基质

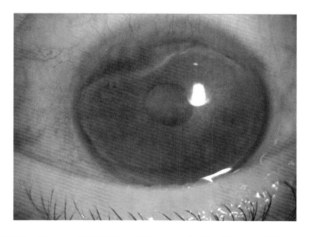

图 9.3 Mooren 角膜溃疡。(Photo credit Mr. Vincenzo Maurino.)

混浊可以延伸到一个或更多象限,MU通常影响6~7点位角膜,多累及下方及鼻侧区域[24]。伴有相关疾病的患者,透明角膜切口应避免溃疡或变薄的区域,需要选择健康区域的角膜,而且最好选择巩膜隧道切口(如有必要,巩膜切口需要隐藏在结膜瓣下)。当拟行巩膜隧道切口时,需要考虑巩膜的受累情况,巩膜受累在MU中很少见,但在PUK中却很常见,特别是病变与系统性血管炎或Wegener肉芽肿[25]相关时。术前清晰的角膜/巩膜受累图将有助于手术医师选择切口位置。

术后局部用药首选无防腐剂滴眼液。建议使用不含防腐剂的强效类固醇药物,并逐步缓慢减少剂量。为了避免白内障手术引起角膜疾病的复发,可能需要使用免疫抑制剂[24]。

角膜内皮疾病(Fuchs角膜内皮营养不良)

任何角膜内皮疾病,包括Fuchs角膜内皮营养不良(FED),都可能影响白内障手术的术野清晰度。采用前文所提及的技巧,并使用弥散型黏弹剂涂于角膜表面可以改善术野清晰度。在白内障手术过程中,弥散型黏弹剂也可用于覆盖和保护角膜内皮细胞。

角膜缘手术切口远离角膜中央,有助于减少内皮细胞的损失。为了避免对内皮细胞造成损伤,应控制手术中的液流,手术医师应小心避免涡流将晶状体碎屑带至角膜内皮,因为这种撞击会对角膜内皮细胞造成机械性损伤。

患者的术前评估包括考虑是否需要进行角膜内皮移植,是否需要在白内障手术的同时联合进行。如果考虑二期进行角膜内皮移植,那么植入疏水IOL可以减少角膜内皮移植术后空气/气体前房填充带来的IOL混浊。如果内皮细胞密度(ECD)< $600/mm^2$,中央角膜厚度(CCT)>640μm,或存在明显的日间视物变化(晨起模糊,午后清晰),或角膜中央区内皮密集的色素滴液状赘生物,应考虑白内障摘除联合角膜后弹力层内皮移植术。

术前已有角膜内皮滴液状赘生物/FED的患者易发生白内障术后长时间的角膜水肿和IOL大疱性角膜病变,所以手术医师应重视与患者进行充分的术前沟通。如果白内障术后角膜水肿持续3个月以上,建议采用角膜内皮移植术。

穿透性角膜移植术(PKP)后

穿透性角膜移植术后增加了白内障手术并发症发生的风险以及白内障术后角膜移植片能否长期存活的问题。这些患者需要考虑的关键问题是术前散光、术后视力的期望、角膜移植片与受体角膜交接区的脆弱性、内皮损伤、缝线损伤(如果仍然存在角膜缝线,特别是单线连续缝合)以及引发的角膜植片排斥反应。这些患者应由有经验的手术医师或请相关的角膜科医师参与术前的咨询及手术计划的制订。

这类患者在手术中可能因角膜上皮糜烂,影响到手术视野的清晰度。可以通过局部使用平衡盐溶液(BSS)或少量弥散型 OVD(如爱尔康公司的 Viscoat)来保护角膜上皮。应该避免使用像丁卡因类的麻醉滴眼液,因为它会损害角膜上皮。术中应该使用台盼蓝前囊膜染色,因为当角膜移植片与受体角膜交接区被周围病变区角膜遮挡时,前囊膜口撕开处往往无法识别清楚。

在超声乳化白内障吸除术中,超声乳化能量会影响角膜内皮细胞,引起中央区甚至少量边缘区内皮细胞的丢失,导致角膜移植容易失败。处理方法与 FED 患者白内障手术相似,术中应及时向角膜内皮面补充弥散性 OVD。这对于防止角膜内皮细胞的丢失非常重要。除此以外,术中应该尽量缩短超声乳化时间。手术过程中应降低灌注液瓶的高度以降低眼压(IOP),减少角膜移植片与受体角膜交接区所受的压力。这类患者的白内障手术应该在白内障早期进行,以避免白内障核变硬而增加手术的难度。

为了减少角膜植片排斥反应的产生,白内障手术前几周就需要高频率使用高浓度的类固醇滴眼液,并且术后需要长期维持用药。

角膜植片相关的散光和屈光不正问题,可选择在完全拆除角膜缝线达到稳定的屈光状态后再进行白内障手术[26]。当角膜散光是规则散光时,可使用散光矫正型 IOL。

角膜屈光矫正术后

角膜屈光矫正术后是白内障手术后存留屈光不正的主要危险因素之一。角膜屈光手术有两种类型:激光矫正(LVC)和放射状角膜切开术(RK)。LVC 手术包括激光辅助原位角膜磨镶术(LASIK)、激光光学角膜切削术(PRK)、飞秒激光辅助小切口角膜基质透镜取出术(SMILE)和激光辅助角膜上皮瓣下角膜磨镶术(LASEK)。这些手术主要涉及角膜前表面的改变。RK 涉及中央角膜前表面和后表面的改变。

常规的角膜曲率测量只测量角膜前表面曲率 (后表面曲率是根据正常的前/后曲率比值计算出来的)。因为屈光手术后角膜前表面曲率发生了改变,所计算出的角膜后表面曲率就不可信[27]。因此,接受过角膜屈光矫正手术的患者,白内障手术后很难达到预期的屈光状态,手术医师应告知这类患者白内障术后屈光状态的不可预测性。即使是没有接受过屈光矫正手术,也有 20%~25% 的患者会出现超过

0.5D 的屈光预测误差[28]。其他可以引起屈光误差因素包括 IOL 有效位置(ELP)预测误差,角膜曲率测量困难,以及屈光指数的变化。手术医师应告知并要求这类患者提供他们屈光矫正术前的眼科相关资料,以便所有相关数据都能用于特殊计算[28]。

可以采用以下的人工晶状体屈光力计算公式:

Haigis-L 公式:IOLMaster 内置的 IOL 计算公式。基于 LASIK 数据,仅适用于 LVC 后的患者,不适用于 RK 后的患者。

新的 IOL 屈光力计算公式,包括 Barrett True-K 公式和基于 OCT 的 IOL 计算公式(OCT 公式),已经被纳入美国白内障与屈光手术学会(ASCRS)的 IOL 屈光力计算公式,可以为接受过 LASIK/ PRK 的患者提供较为准确的计算结果[29]。

Barrett True-K 公式:在一项涉及 88 只眼睛的研究得出结论,相比于 ASCRS 在线计算器上的其他公式,该计算公式对于接受过近视 LASIK 或 PRK 的患者的术后屈光状态预测方面具有相同或更好的准确性[30]。

对于 RK 术后的患者,Barrett True-K 公式和 Haigis 公式均表现良好[28]。

手术医师在计算 IOL 屈光力时可以采用多种计算公式,选择多种公式计算出 IOL 屈光力度数的中位数/平均数,建议选择使用预估术后屈光状态稍偏近视的 IOL 度数,以防止术后出现远视漂移。

虽然有多种计算公式和推荐 IOL 计算平均度数的方法,但接受过屈光矫正手术的患者,白内障手术后屈光状态的可预测性仍比不上未接受相关手术的患者。手术医师应该提醒并告知接受过屈光矫正手术的患者白内障手术后可能需要再次进行屈光矫正。

角膜异常变薄

白内障手术前需要将角膜和巩膜异常变薄的区域识别并正确地标识出来,这涉及对手术切口位置进行调整并对病变区域做预案。这将有助于降低白内障手术后切口漏水、感染和浅前房的风险。正常角膜中心厚度为 503~565μm[31]。

这类病变处理重点是要寻找导致角膜病理性变薄的疾病,包括圆锥角膜(KC)、Ehlers-Danlos 综合征(EDS)(Ⅰ型、Ⅱ型和Ⅵ型)、成骨不全症、马凡综合征和脆性角膜综合征(BCS)等一系列疾病。脆性角膜综合征是一种常染色体隐性遗传病,表现为角膜缘角膜极端变薄,结构异常,引起角膜生物力学的异常改变,使得患者儿童时期轻微创伤后就可能发生角膜破裂。临床上以蓝巩膜和高度近视为特征性体征。眼外体征可表现为耳聋、关节活动过度、先天性髋关节发育不良、青少年肌张力减退和皮肤苍白柔软[31]。

　　这类患者在白内障手术前谈话时需要使患者充分了解和理解术中发生角膜穿孔的高风险。在视力受到严重影响，没有其他选择的情况下，才应考虑选择白内障手术。在白内障手术中，应选用爱尔康 centurion 超声乳化机将眼压控制在 20mmHg 以下，以避免角膜切口自行向外裂开。手术室应备有氰基丙烯酸酯胶水、11-0 缝线以防伤口扩大或破裂。用 2% 荧光素检查角膜切口是否存在任何漏水的可能。因为在异常角膜区域行角膜切口缝合难度太大，所以可以选择使用氰基丙烯酸酯胶水和绷带接触镜，甚至自体角膜组织封闭角膜切口[31]。

青光眼

　　EAGLE 研究证明晶状体摘除是治疗闭角型青光眼的重要手段[32]。伴有闭角型青光眼的患者存在前房浅、可能曾接受过激光周围虹膜切开治疗和悬韧带功能不良治疗，使其白内障手术具有特有的手术难度。这类患者如果伴有悬韧带病变，术中可以选择使用囊袋拉钩、瞳孔固定装置和囊袋内张力环。前房角较浅的患者，虹膜创伤和脱出的风险增加，选择适当的切口方式尤为重要，前房内使用去氧肾上腺素也可能会有所帮助。

　　眼轴小于 19mm 的患者有较大的脉络膜上腔出血风险，建议术中使用乙酰唑胺/甘露醇。不建议行预防性巩膜开窗术。

　　手术医师与患者术前谈话至关重要。手术医师应告知患者手术的目的：如果患者有白内障，晶状体摘除术可以改善目前视力，如果患者没有白内障，手术主要目的是为了避免急性或慢性闭角型青光眼的急性发作，从而治疗青光眼。如果患者是小眼球，需要告知相关的额外风险。

　　伴有开角型青光眼患者，特别是接受过青光眼滤过性手术的患者，其白内障手术会有其他的困难。在手术过程中，最关键的是眼压不要过高，因为过高的眼压会损伤患者脆弱的视神经乳头，或者导致滤过泡破裂。角膜切口的位置建议选在眼球颞侧，远离滤过泡。术中前房弥散性 OVD 比内聚性 OVD 更好，注意需要吸除干净眼内特别是 IOL 后的 OVD，以减少术后眼内压升高的风险。手术麻醉选择局部麻醉比经 Tenon 囊局部麻醉或球周麻醉更好，以避免眶内压力过高阻塞已经受损的视神经的血流而导致不可逆的视力丧失。手术后的前几天可以预防性地给予降低眼压的药物，以防止术后眼压一过性升高。术后应更频繁地进行复诊随访，以评估眼压是否平稳。

在白内障手术过程中,滤过泡的滤过性增加,术中可能发生低眼压。此外,滤过泡的滤过功能可能会因其术后纤维化和愈合而降低。为了降低出现这种情况的风险,可以考虑眼球颞侧透明角膜切口来避过滤过泡。术后建议长时间使用类固醇滴眼液,术中滤过泡内注射 5-Fu 和 Avastin 可预防白内障术后并发症引起的滤过泡瘢痕化。

眼轴长度异常

高度近视

虽然第四代 IOL 计算公式对于术后屈光状态的预测性不断提高,但高度近视患者的 IOL 屈光力计算结果不太准确。不同的眼轴长度使用相应推荐的 IOL 屈光力计算公式可减少可能出现的误差(Barrett 是一个全新的公式,适用于所有长度的眼轴,并取代了选择不同公式的需求)。术前 B 超扫描以排除后巩膜葡萄肿的存在。即使存在后巩膜葡萄肿,当进行光学生物测量时也能确保黄斑注视。

高度近视眼患者更容易出现周边视网膜撕裂、裂孔和格子样变性,白内障手术后视网膜脱离的风险高于正常眼轴的患者,尤其是在年轻的人群中;手术医师术前发现此类病变是很重要的,告知患者术后视网膜脱离的相关症状也是有必要、有帮助的。

在高度近视的白内障手术中,前房深度不稳定很常见,可以通过调节灌注压力(灌注液瓶高)来稳定前房深度。稳定前房液流和虹膜晶状体隔,在理论上可以降低牵拉性玻璃体后脱离和随后的视网膜撕裂的风险。当灌注液进入眼内时,使用虹膜拉钩,或挑起虹膜,可以通过平衡前后房之间的压力,打破反向瞳孔阻滞,术中就不会出现严重的前房加深现象。

高度远视

请参阅"青光眼"部分。IOL 屈光力计算误差会导致术后屈光不正,使用最先进的第四代计算公式可以减少术后屈光不正。

玻璃体切割术后

经平坦部玻璃体切割术后,80%的患者手术眼会发生白内障。通常患者在玻璃体切割术后 2 年内会需要进行白内障手术[33]。玻璃体切割术后的白内障手术,术中可能会遇到一些问题, 如晶状体后囊膜的不稳定、后囊膜可能的损伤和前房的波动,这使得其更具挑战性。术中可以使用与高度近视眼手术相同的方法打破反向瞳孔阻滞,稳定前房。在超声乳化手术中后囊膜容易发生撕裂,因此注意保护后囊膜是非常重要的。手术中应保持超声乳化针头位于晶状体核块上方,并始终保持针头斜面向上并可以被看见。当抽吸最后核块时,应该撤出侧切口处的劈核钩,以减少前房漏液,从而稳定前房深度。

术中经常会遇到瞳孔缩小的情况,可通过前房注入去氧肾上腺素、使用虹膜拉钩或瞳孔扩张器进行处理(请参阅下文)。晶状体悬韧带功能不良也很常见(治疗详见下文)。硬核白内障也可能会遇到(参见前文)。常见的后囊膜斑块,可以术中行后囊膜 CCC 或术后早期 YAG 激光后囊膜切开术[34]。

据报道,白内障手术后视网膜再脱离率可高达 6%,因此需要手术医师术前告知患者相关的风险[5]。

后续需要行玻璃体视网膜手术

手术医师在白内障手术前需要确认患者手术后是否需要进行玻璃体视网膜手术,并进行相应的术前谈话和术中预防措施。例如,患有晚期糖尿病眼病的患者在白内障手术时,可能还不需要进行玻璃体切割术,但在白内障术后可能需要。

如果后续玻璃体视网膜手术后需要用硅油填充玻璃体腔,建议使用丙烯酸酯 IOL 而不是硅凝胶 IOL,因为硅油会使硅凝胶 IOL 降低透明度。建议采用较大直径的 CCC 囊口,使用大光学部直径的 IOL(光学直径>6mm),以便更好地观察周围玻璃体和视网膜,如有必要,可以推迟手术。

年龄相关性黄斑变性(AMD)

这类患者具有与他们的眼底黄斑病变性质相关的特殊问题。手术医师对于这类患者术后视力的预估是保守的,所以手术医师在术前咨询和手术知情同意谈话时,应给予这类患者合适的术后视力预期值。

术前咨询时,手术医师和患者沟通不足会引起患者白内障术后的误解和潜在的不满。

术前黄斑 OCT 可以帮助手术医师对这类患者进行病情分类,判断手术预后及进行抗 VEGF 药物治疗的需要。

AMD 通常是选择多焦点 IOL 的禁忌证,因为多焦点 IOL 会降低对比敏感度,会增加视觉不良的风险,并降低视觉质量。多焦点 IOL 最好用于没有其他黄斑病变的患者。

小瞳孔

小瞳孔的常见原因见表9.1。手术医师在白内障手术前应明确患者是否存在小瞳孔(<6mm),因为小瞳孔会缩小术中视野,增加在囊袋内操作的难度。小瞳孔可能会导致后囊膜破裂,增加感染、虹膜损伤、CMO和视网膜脱离的风险(请参阅第3章)。此外,适当的瞳孔大小可以确保进行适当大小的CCC,因为前囊膜口直径不足会增加黏弹剂潴留和囊袋扩张综合征的风险,也增加了囊袋纤维化和囊袋皱缩的风险。

为了防止这些情况的出现,经验丰富的手术医师可以使用几种方法来改善术中视野。术前使用Mydriasert®和去氧肾上腺素(2.5%或10%)可帮助扩大瞳孔至最佳尺寸。也可在前房内使用1.5%去氧肾上腺素或Mydrane®。

术中扩大瞳孔的方法包括:通过在瞳孔平面注入OVD来实现瞳孔扩张;另一种是用虹膜复位器进行手工瞳孔牵拉,由于虹膜操作会引起疼痛,可以选择局部、前房内或者经Tenon囊麻醉;其他方法包括使用23G Prasad剪刀在虹膜边缘等距剪开约0.50 mm,进行瞳孔括约肌切开术,但这会切断瞳孔括约肌,使其瘫痪,随着虹膜环和瞳孔扩张器的新设备的出现,这种方法已经没有存在的必要了。一般来说,最好避免机械性的虹膜扩张,因为它会撕裂虹膜括约肌,引起瞳孔不规则和收缩无力,并导致术后纤维素性葡萄膜炎。可以在术中使用Malyugin环和Morcher瞳孔扩张器。在伴有假性囊膜剥脱综合征(PXF)及悬韧带功能不良的患者,使用虹膜拉钩扩张瞳孔,还可以用来固定晶状体囊袋(确定囊袋完整后,使虹膜拉钩钩住囊袋前囊膜口),以防止悬韧带断裂。

表9.1 白内障手术小瞳孔的原因

术中虹膜松弛综合征(IFIS)	
糖尿病患者	
假性囊膜剥脱综合征(PXF)	
长期使用缩瞳剂的青光眼患者	
外伤	
既往眼科手术	
老年人	
使用阿片类药物	

在使用 α1 肾上腺素能拮抗剂(尤其是坦索罗辛)的白内障患者中,术中虹膜松弛综合征(IFIS)是导致小瞳孔的原因之一,其特点是虹膜飘荡、虹膜脱垂和术中进行性瞳孔缩小。在这种情况下切口结构是至关重要的,较长角膜隧道及内侧远离房角切口可以减少虹膜脱垂的风险。如果术中发生虹膜脱垂,手术医师应按下列方法尽量减少复杂的手术操作,以避免手术并发症的发生。首先,应避免直接通过原切口注射 OVD 复位虹膜,这可能会加重脱垂。建议通过侧切口降低眼内压,并在原切口周围轻轻按摩以促使虹膜回到眼内。如果虹膜返回,可重复上述方法,以降低进一步脱垂的风险。如果没有,则继续通过侧切口释放眼内 OVD 来降低眼内压,并从另一个切口使用虹膜复位器使虹膜复位。当虹膜脱垂时可能需要做一个新的切口。

悬韧带功能不良

假性囊膜剥脱综合征、马方综合征、球形晶状体、外伤、虹膜缺损、既往房角关闭均可引发悬韧带松弛和断裂(原因见表 9.2)。

白内障手术前详尽的裂隙灯检查评估是非常重要的,以寻找悬韧带异常的迹象,可以通过观察患者各方位的眼球运动来寻找悬韧带松弛、悬韧带损伤和晶状体异常活动的体征。

悬韧带松弛或稳定性差可能对白内障术中和术后具有重要的影响。术中可能发生玻璃体脱出、IOL 倾斜和偏心,术后可能发生 IOL 脱位——需要进一步的手术来复位。因此,能够以正确的方法处理这些问题至关重要。如果在白内障手术中发现晶状体悬韧带松弛,建议在晶状体囊袋内植入囊袋张力环(CTR),这可能有助于降低未来脱位的风险(图 9.4)[35]。

这类患者术后可能出现后囊膜混浊加速。手术中彻底吸出晶状体上皮细胞,以降低出现的风险。在囊膜皱缩和 IOL 偏位之前选择 YAG 囊膜切开术也是很重要的。

在伴有 PXF 患者的白内障手术后,由于松弛的悬韧带无法对抗直径较小的 CCC 前囊膜口纤维化带来的收缩力,可能导致前囊膜纤维化和囊袋收缩综合征[36,37]。为避免这些问题,手术中需要使用内聚性黏弹剂或在虹膜拉钩扩大瞳孔后,制作一个合适大小的 CCC,并选择囊袋内植入 CTR 和使用强支撑力襻的 IOL(三片式 IOL)来抵抗收缩力[38]。

葡萄膜炎和虹膜后粘连

葡萄膜炎发作后的白内障对任何一个白内障手术医师来说都是一个挑战。这

表 9.2　悬韧带功能不良的原因

眼部原因

假性囊膜剥脱综合征

外伤性悬韧带损伤

医源性悬韧带损伤(既往眼科手术)

硬核白内障

视网膜色素变性

无虹膜

Axenfeld Rieger 综合征

高龄

全身原因

马方综合征

高胱氨酸尿

Weil-Marchesani 综合征

Ehlers Danlos 综合征

亚硫酸盐氧化酶缺乏症

高赖氨酸血症

Sturge-Weber 综合征

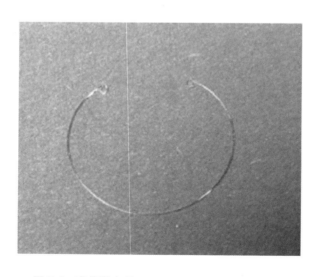

图 9.4　囊袋张力环(CTR)。(Source Tribus et al.)

类患者每个人都有不同的虹膜、前房和晶状体体征。虹膜粘连和术中瞳孔缩小在这类患者中很常见(请参阅前文)。手术医师可以使用 OVD、瞳孔扩张方法来解除虹膜后粘连。

术中虹膜出血的可能性较高,例如,患有 Fuchs 葡萄膜炎综合征的患者会发生虹膜出血(也称为 Amsler-Verrey 征)。如果发生严重出血,建议进行前房黏弹剂填充,等待几秒钟止血。

术后的炎症反应可能会持续较长时间。为了防止这种情况的发生,手术医师应该在术前充分控制炎症后再制订白内障手术计划。在手术过程中,对包括晶状体核和皮质在内的所有物质进行仔细的抽吸,将已经高于正常水平的术后炎症反应风险降到最低。对于这些患者,通常需要延长术后类固醇和非类固醇抗炎药物的治疗时间。

其他术后并发症包括术后 CMO 和继发性青光眼,需要予以局部降眼压药物治疗,全身予以乙酰唑胺治疗并转给青光眼医师进行后续治疗。

IOL 上有可能会有蛋白质和细胞沉积,可以通过使用生物相容性好的材料——丙烯酸 IOL 而不是硅树脂 IOL,以及延长术后类固醇疗程来减少这种情况的出现。如果沉积在后囊膜或发生囊袋扩张,可以行 YAG 后囊膜切开术治疗[39]。

后极性白内障(图 9.5)

后极性白内障对任何一位经验丰富的白内障手术医师来说都是一个巨大的挑战,因为晶状体后囊膜可能存在缺损。手术医师术前检查确定患者是否有后极性白内障是至关重要的,这决定是否需要进行前部玻璃体切割术,这种类型的白内障手术风险要高得多。就算是有经验的白内障外科医师,手术时间也要比常规白内障手术时间要长。虽然后极性白内障有独特的典型的外观,但在大部分患者中很难确定是否存在后囊膜缺损。这类患者如果有后囊膜缺损,在裂隙灯下前部玻璃体可见白点随着退变的玻璃体飘动如鱼尾摇动一般。

手术医师通过患者术前前节 OCT 和超声生物显微镜(UBM)成像可以有效评估后囊膜撕裂的风险,从而进行更完善的手术方案和术前咨询[40,41]。

手术医师如果怀疑后极性白内障患者后囊膜有缺损,给予患者的术前谈话和手术计划最好采用和后囊膜明确有缺损的患者一样。

需要注意的主要步骤有:

CCC 需要十分小心和精确。它必须有很好的居中性并且 4.5mm ≤ 直径 < 5.5mm,

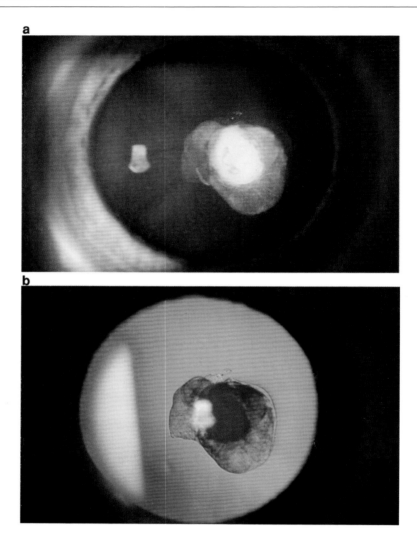

图 9.5 后极性白内障。(Photo credit Mr. Vincenzo Maurino.)

以便于需要进行人工晶状体光学部嵌顿。

为了避免晶状体/核坠入玻璃体腔,不需要进行晶状体水分离,水分离可能会在手术早期扩大已经存在的后囊膜缺损。相反,必须先进行水分层以分离晶状体核和皮质,首先超声乳化吸出晶状体核,然后再处理晶状体皮质,以减少晶状体核坠入玻璃体腔的风险。

降低前房液流量,避免前房突然变浅,特别是在手术结束时,可以降低因玻璃体向前运动导致后囊膜撕裂及裂口扩大的风险。

手术医师和手术室工作人员需要做好处理玻璃体脱出的准备，并选择适当的IOL，例如，选择适当的IOL进行睫状沟植入或者光学部嵌顿(更多细节见下文)。

巩膜扣带术后

巩膜扣带术后眼轴加长，从而使晶状体悬韧带松弛，增加晶状体半脱位的风险。巩膜扣带手术也可引起结膜瘢痕，增加了经Tenon囊局部麻醉引起的巩膜穿孔的风险。这类患者与经平坦部玻璃体视网膜手术相比，白内障手术后视网膜再脱离率较低[42]。

玻璃体脱出的处理

玻璃体可通过后囊膜撕裂口或薄弱的晶状体悬韧带脱出。后囊膜撕裂也可能是前囊膜撕裂延伸至后囊膜的结果。有些患者的疾病或病史会增加后囊膜撕裂的可能性，如后极性白内障和玻璃体腔抗VEGF药物注射后造成的医源性的后囊膜损伤(请参阅第3章)。

及时发现后囊膜撕裂和玻璃体脱出的相关体征是非常重要的。这包括前房加深、瞳孔扩大、晶状体核偏位、超声或冲洗/吸出(I/A)吸力消失、晶状体无法轻松旋转。

如果发现玻璃体脱出，手术医师应立刻停止超声乳化，并小心翼翼地撤出探头，尽量减少对玻璃体的牵拉。可以用OVD填充前房，以减少超声乳化探头撤出时的玻璃体脱出，并稳定残留的晶状体碎片。手术医师应该停下来评估病情，如果需要行玻璃体切割术，可增加经Tenon囊下局部麻醉并安装好相关设备，具体要点见表9.3。

玻璃体脱出处理的目的是清除前房和手术伤口中全部玻璃体条索，完成白内障摘除和安全地植入IOL[43]。对应的应对方法取决于后囊膜撕裂的大小、位置和手术的进程。

晶状体核超声乳化阶段后囊膜出现小的破裂口可采取以下方法处理：

用OVD将玻璃体向后推，将超声乳化机器设置为低负压、低流量，吸除残余的晶状体核及皮质的碎片。通过保持超声乳化针头完全闭塞和使用最小的超声能量，可以降低吸出玻璃体和进一步损伤囊袋的风险。

晶状体核超声乳化阶段早期发现较大的后囊膜裂孔，大部晶状体核仍残留，继续尝试超声乳化会导致晶状体核坠入玻璃体腔，首选的方法是扩大手术切口，使用娩核器手动将残余的晶状体娩出。在晶状体核后面注入OVD使其上浮至前房，

表 9.3　白内障手术中前路玻璃体切割术要点

在撤出任何器械前,将弥散性 OVD 填满后囊膜撕裂区

灌注管道应通过单独的穿刺口进入前房

如果前房因切口漏液而不稳定(如超声切口灼伤),可考虑缝合切口以保维持前房的形成。

设置:对于前部玻璃体切割术,使用低吸力(150mmHg),尽可能高的切割速率(新机器最高切割速率可达 5000 次/分钟)

尽可能用玻切头吸除残余的晶状体皮质

尽可能将 PC 裂口转化为后囊膜 CCC,以避免其延伸和囊袋丢失

如有可能,将人工晶状体置于睫状沟内(更换合适的人工晶状体度数)

使用缩瞳剂缩小瞳孔

方便娩出。如果部分晶状体核碎片飘至后囊膜后面,手术医师必须避免在不行玻璃体切割术的情况下强行将其取出,这可能导致巨大的视网膜撕裂和视网膜脱离[43]。

白内障手术的后期发现较小的后囊膜裂孔, 如果发生在吸除残余晶状体皮质的过程中,而且玻璃体前界膜完好无损,手术医师应尝试在不扩大撕裂的情况下使用低流速 I/A 去除残留的皮质,并避免扰动玻璃体前界膜。

如果发现切口玻璃体脱出,需要去除前房所有玻璃体,这将有助于去除残留的晶状体,减少玻璃体视网膜牵拉。在进行前部玻璃体切割术时,必须确保玻切头和前房灌注有一定的距离。玻切头需要保持低位(低于后囊膜水平),而前房灌注套管需要保持高位(出水方向朝向前房角)。这样可以阻止灌注液对玻璃体的水化作用(见表 9.3)。

根据以往的经验,需要降低前房灌注流量,只要能维持前房的形成就行,而不能因前房灌注流量过高使得前房灌注液被挤出,并加重玻璃体的脱出;将玻切机器的切割速率设置在 600~700 转/分钟(在新机器上可高达 5000 次/分钟),吸力设置在 150~200mmHg。高切割速率可以在玻璃体切割和移除时将对视网膜牵拉力降到最低。玻切头通过后囊膜裂口指向视神经,切割端口位于后囊膜后方,以降低玻璃体切除中接触到后囊膜的风险。大部分脱出的玻璃体可以被拉回后并被切除干净[44]。

前部玻璃体切割术后可以继续切割吸出残余的晶状体核,将玻切机的切割速率降至 300 转/分钟,并增加吸力使残余的晶状体核固定于玻切头,以便将其完全切碎吸出。然后,利用玻切头的吸力,将残余的晶状体皮质与后囊膜分离并吸引至囊袋中心,从而更安全地将它切碎并吸除[44]。

在大多数情况下,只要晶状体囊袋有足够的支撑,手术医师可以将 IOL 植入囊

袋内或睫状沟。如果后囊膜撕裂孔较小且居中，可以将其转化为后囊膜环形撕开孔,这样 IOL 植入囊袋内是安全的。如果后囊膜撕裂孔较大,但前囊膜及前囊膜口完整且居中,则可将 IOL 放置在睫状沟内。对于放置在睫状沟内的 IOL 为了其稳定性要求其的总直径应大于等于 13mm。如果怀疑晶状体前囊膜口撕裂或因悬韧带断裂导致前囊膜口偏心,应将 IOL 植入睫状沟而不进行光学部嵌顿。

悬韧带断裂导致玻璃体脱出

眼外伤、假性囊膜剥脱综合征和马方综合征是导致悬韧带功能不良的常见原因,可导致悬韧带松弛和断裂。有严重悬韧带断裂和晶状体半脱位的患者,为了其手术安全性可以将其转入眼底外科行后路入晶状体切除术。如果计划从前路入手术,在 CCC[45]后,可以选用 CTR[35]、囊袋扩张器(CTS)或囊袋拉钩来支撑囊袋。如果怀疑玻璃体脱出,可用前房注入曲安奈德鉴别玻璃体条索和悬韧带薄弱的区域,并进行仔细地前部玻璃体切割术来清除前房内玻璃体。将分散性 OVD 覆盖在悬韧带薄弱区域，然后将黏性 OVD 注入覆盖区上方来迫使分散性 OVD 封闭悬韧带薄弱区域。然后开始 CCC。植入 IOL 前在囊袋内放置 CTR,将 CTR 的前孔朝向悬韧带薄弱区域以减少植入时的压力[44,46]。

伴有悬韧带功能不良的患者术中植入 IOL 是具有挑战性的。通常是将 3 片式 IOL 的襻放置在悬韧带较薄弱的区域,以减少后期 IOL 移位的风险。如果悬韧带断裂的区域小于 4 个钟点位,可用使用 CTR 支撑囊袋。当出现 4~5 个及以上钟点位的悬韧带断裂时,应考虑植入可缝合 CTR(Cionni 环)或囊袋扩张器(Ahmed CTS)[44]。

曲安奈德染色

因为玻璃体是透明的,所以显微镜下很难发现脱出的玻璃体。这使得手术医师需要依靠间接的体征来确定是否有玻璃体脱出,例如,通过变尖的瞳孔或切口处条索样物质来判断是否已经完全切除脱出的玻璃体。2003 年,Burk 等报道了前房注入曲安奈德可以观察玻璃体脱出进入前房的情况[47]。值得注意的是曾有报道玻璃体视网膜手术中使用曲安奈德后出现过无菌性和感染性眼内炎。在白内障手术中推荐将无防腐剂的曲安奈德 10∶1 稀释后使用。

(陈旭 周小娟 译 高岩 唐琼燕 校)

参考文献

1. Montan PG, Koranyi G, Setterquist HE, Stridh A, Philipson BT, Wiklund K. Endophthalmitis after cataract surgery: risk factors relating to technique and events of the operation and patient history: a retrospective case-control study. Ophthalmology. 1998;105(12):2171–7. https://doi.org/10.1016/S0161-6420(98)91211-8.
2. Kumar CM, Seet E, Eke T, Joshi GP. Hypertension and cataract surgery under loco-regional anaesthesia: not to be ignored? Br J Anaesth. 2017;119(5):855–9. https://doi.org/10.1093/bja/aex247.
3. Agarwal PK, Mathew M, Virdi M. Is there an effect of perioperative blood pressure on intraoperative complications during phacoemulsification surgery under local anaesthesia. Eye. 2010;24(7):1186–92. https://doi.org/10.1038/eye.2010.4.
4. Hanada S, Kawakami H, Goto T, Morita S. Hypertension and anesthesia. Curr Opin Anaesthesiol. 2006;19(3):315–9. https://doi.org/10.1097/01.aco.0000192811.56161.23.
5. Kumar CM, Seet E, Eke T, Dhatariya K, Joshi GP. Glycaemic control during cataract surgery under loco-regional anaesthesia: a growing problem and we are none the wiser. Br J Anaesth. 2016;117(6):687–91. https://doi.org/10.1093/bja/aew305.
6. Dubois V, Dincq A-S, Douxfils J, et al. Perioperative management of patients on direct oral anticoagulants. Thromb J. 2017;15(1):14. https://doi.org/10.1186/s12959-017-0137-1.
7. Benzimra JD, Johnston RL, Jaycock P, et al. The cataract national dataset electronic multicentre audit of 55 567 operations: antiplatelet and anticoagulant medications. Eye. 2009;23(1):10–6. https://doi.org/10.1038/sj.eye.6703069.
8. Special considerations in cataract surgery: five cornea challenges—American Academy of Ophthalmology. https://www.aao.org/eyenet/article/special-considerations-in-cataract-surgery-five-co. Accessed November 24, 2019.
9. Lee RMH, Dubois VDJP, Mavrikakis I, et al. Opaque intraocular lens implantation: a case series and lessons learnt. Clin Ophthalmol. 2012;6(1):545–9. https://doi.org/10.2147/OPTH.S27972.
10. Dubois VDIP, Mavrikakis I, Vickers SLC. Black opaque intraocular lens implantation in three patients: diagnoses leukocoria; loss of fusion; and alternating hypotropia with image delay. Ophthalmic Res. 2005;376:52.
11. Byard SD, Lee RMH, Lam FC, Simpson ARH, Liu CSC. Black-on-clear piggyback technique for a black occlusive intraocular device in intractable diplopia. J Cataract Refract Surg. 2012;38(1):5–7. https://doi.org/10.1016/j.jcrs.2011.10.020.
12. Gawwcki M, Grzybowski A. Diplopia as the Complication of Cataract Surgery. 2016. https://doi.org/10.1155/2016/2728712.
13. Lee RMH, Jehle T, Eke T. Face-to-face upright seated positioning for cataract surgery in patients who cannot lie flat. J Cataract Refract Surg. 2011;37(5):805–9. https://doi.org/10.1016/j.jcrs.2011.03.023.
14. Sohail T, Pajaujis M, Crawford SE, Chan JW, Eke T. Face-to-face upright seated positioning for cataract surgery in patients unable to lie flat: case series of 240 consecutive phacoemulsifications. J Cataract Refract Surg. 2018;44(9):1116–22. https://doi.org/10.1016/j.jcrs.2018.06.045.
15. Athanasiov PA, Prabhakaran VC, Selva D. Non-traumatic enophthalmos: a review. Acta Ophthalmol. 2008;86(4):356–64. https://doi.org/10.1111/j.1755-3768.2007.01152.x.
16. Filippopoulos T, Paula JS, Torun N, Hatton MP, Pasquale LR, Grosskreutz CL. Periorbital changes associated with topical bimatoprost. Ophthal Plast Reconstr Surg. 2008;24(4):302–7. https://doi.org/10.1097/IOP.0b013e31817d81df.
17. Martz TG, Karlin J, Prum BE, Karcioglu ZA. Cataract surgery and the deep-set eye. JCRS Online Case Reports. 2018;6:62–4. https://doi.org/10.1016/j.jcro.2018.05.003.
18. Allen D, Benjamin L, Chawla JS, Foss A, Kervick GLC. Top ten tips: phacoemulsification of hard cataracts. Refract Eye News. 2004;3(1):16.
19. Srinivasan S, Kiire C, Lyall D. Chandelier anterior chamber endoillumination-assisted phacoemulsification in eyes with corneal opacities. Clin Experiment Ophthalmol.

2013;41(5):515–7. https://doi.org/10.1111/ceo.12037.

20. Ho YJ, Sun CC, Chen HC. Cataract surgery in patients with corneal opacities. BMC Ophthalmol. 2018;18(1). https://doi.org/10.1186/s12886-018-0765-7.

21. Maurino V, Matarazzo F. Cirugía de catarata en la queratitis ulcerativa periférica y la úlcera de Mooren. In: Silva RV, Moore M-S, editors. Madrid: INDUSTRIA GRÁFICA MAE; 2020:180–3.

22. Ashar JN, Mathur A, Sangwan VS. Immunosuppression for Mooren's ulcer: evaluation of the stepladder approach—topical, oral and intravenous immunosuppressive agents. Br J Ophthalmol. 2013;97(11):1391–4. https://doi.org/10.1136/bjophthalmol-2012-302627.

23. Yagci A. Clinical ophthalmology update on peripheral ulcerative keratitis. Clin Ophthalmol. 2012:6–747. https://doi.org/10.2147/OPTH.S24947

24. Das S, Mohamed A SVJCRS 2017 A-1049. Clinical course and outcomes in patients with Mooren ulcer who had cataract surgery. J Cataract Refract Surg. 48(8):1044–9.

25. Garg PSV. Immunosuppression for Mooren's ulcer: evaluation of the stepladder approach—topical, oral and intravenous immunosuppressive agents. Cornea Fundam Diagnostic, Manag. 2011; (3rd ed. St. Louis, MO: Elsevier).

26. Javadi MA, Feizi S, Moein HR. Simultaneous penetrating keratoplasty and cataract surgery. J Ophthalmic Vis Res. 2013;8(1):39–46.

27. Savini G, Hoffer KJ. Intraocular lens power calculation in eyes with previous corneal refractive surgery. https://doi.org/10.1186/s40662-018-0110-5.

28. Turnbull AMJ, Crawford GJ, Barrett GD. Methods for intraocular lens power calculation in cataract surgery after radial keratotomy. Ophthalmology. 2019. https://doi.org/10.1016/j.ophtha.2019.08.019.

29. Wang L, Tang M, Huang D, Weikert MP, Koch DD. Comparison of newer intraocular lens power calculation methods for eyes after corneal refractive surgery. Ophthalmology. 2015;122(12):2443–9. https://doi.org/10.1016/j.ophtha.2015.08.037.

30. Abulafia A, Hill WE, Koch DD, Wang L, Barrett GD. Accuracy of the Barrett True-K formula for intraocular lens power prediction after laser in situ keratomileusis or photorefractive keratectomy for myopia. J Cataract Refract Surg. 2016;42(3):363–9. https://doi.org/10.1016/j.jcrs.2015.11.039.

31. Maurino V, Matarazzo FAF. Cirugía de catarata en el Síndrome de Córnea Frágil. In: Silva, Moore, Martinez-Soroa, editors. Cataracta & Cornea y Superficie Ocular. Madrid: INDUSTRIA GRÁFICA MAE; 2020:183–5.

32. Azuara-Blanco A, Burr J, Ramsay C, et al. Effectiveness of early lens extraction for the treatment of primary angle-closure glaucoma (EAGLE): a randomised controlled trial. Lancet. 2016;388(10052):1389–97. https://doi.org/10.1016/S0140-6736(16)30956-4.

33. Cole CJ, Charteris DG. Cataract extraction after retinal detachment repair by vitrectomy: visual outcome and complications. Eye. 2009;23(6):1377–81. https://doi.org/10.1038/eye.2008.255.

34. Grusha YO, Masket S, Miller KM. Phacoemulsification and lens implantation after pars plana vitrectomy. Ophthalmology. 1998;105(2):287–94. https://doi.org/10.1016/s0161-6420(98)93133-5.

35. Mavrikakis I, Georgiou T, Syam PP, Eleftheriadis H, Liu C. Capsular tension rings, iris retraction hooks, and intraocular prosthetic iris devices: a review. Eye News. 2003;10(1):7–15.

36. Waheed K, Eleftheriadis H, Liu C. Anterior capsular phimosis in eyes with a capsular tension ring. J Cataract Refract Surg. 2001;27(10):1688–90. https://doi.org/10.1016/S0886-3350(01)00766-0.

37. Dubois VDJP, Ainsworth G, Liu CSC. Unilateral capsular phimosis with an acrylic IOL and two capsular tension rings in pseudoexfoliation. Clin Experiment Ophthalmol. 2009;37(6):631–3. https://doi.org/10.1111/j.1442-9071.2009.02051.x.

38. Liu CS, Eleftheriadis H. Multiple capsular tension rings for the prevention of capsular contraction syndrome. J Cataract Refract Surg. 2001;27(3):342–3. https://doi.org/10.1016/S0886-3350(01)00778-7.

39. Gomaa A, Liu C. Nd:YAG laser capsulotomy: a survey of UK practice and recommendations. Eur J Ophthalmol. 2011;21(4):385–90. https://doi.org/10.5301/EJO.2010.6085.

40. Chan TCY, Li EYM, Yau JCY. Application of anterior segment optical coherence tomography to identify eyes with posterior polar cataract at high risk for posterior capsule rupture. J Cataract Refract Surg. 2014;40(12):2076–81. https://doi.org/10.1016/j.jcrs.2014.03.033.

41. Guo Y, Lu C, Wu B, et al. Application of 25MHz B-scan ultrasonography to determine the integrity of the posterior capsule in posterior polar cataract (2018). https://doi.org/10.1155/2018/9635289.

42. Mehdizadeh M, Afarid M, Haghighi MS. Retinal redetachment after cataract surgery in eyes with previous scleral buckling. J Ophthalmic Vis Res. 2011;6(1):73–5. https://www.ncbi.nlm.nih.gov/pubmed/22454712. Accessed November 26, 2019.

43. Jacobs PM. Vitreous loss during cataract surgery: prevention and optimal management. Eye. 2008;22:1286–9. https://doi.org/10.1038/eye.2008.22.

44. Oetting TA. Cataract Surgery for Greenhorns (2012). https://webeye.ophth.uiowa.edu/eyeforum/tutorials/instruments/Phacoemulsification/index.htm. Accessed November 26, 2019.

45. Osher RH. Slow motion phacoemulsification approach. J Cataract Refract Surg. 1993;19(5):667. https://doi.org/10.1016/s0886-3350(13)80025-9.

46. Eleftheriadis H. Capsular tension ring insertion technique tips. J Cataract Refract Surg. 2002;28(7):1091–2. https://doi.org/10.1016/S0886-3350(02)01477-3.

47. Burk SE, Da Mata AP, Snyder ME, Schneider S, Osher RH, Cionni RJ. Visualizing vitreous using Kenalog suspension. J Cataract Refract Surg. 2003;29(4):645–51. https://doi.org/10.1016/S0886-3350(03)00016-6.

第 10 章

人工晶状体眼黄斑囊样水肿

Marta Ugarte

引言

IOL 眼黄斑囊样水肿（PCMO）又称 Irvine-Gass 综合征[1-4]，是白内障手术后新发的黄斑水肿，其视力会下降到 0.5 甚至更差。

PCMO 可以发生在白内障术后的任何时间，大多数在术后 5 周内出现，发生在术后 4 个月以上的被称为迟发性黄斑水肿。绝大多数的 PCMO 会在 6 个月内自行消退，但也有一些难以治愈而发展为慢性黄斑水肿。很少有研究比较伴和不伴 PCMO 发生的视力损害情况，但有一些患者确实会发展为永久性的视力丧失，故 PCMO 被认为是一种严重的并发症。美国公布的证据显示，伴有 PCMO 的患者治疗费用比不伴有 PCMO 的患者高出 41%[5]。PCMO 患者最常见的主诉是视物模糊，在白内障术后视力改善的初期就可以出现。比较少见的症状包括中央暗点、视物变形、轻度畏光和对比敏感度降低[6]。患者尽管视力表检查视力良好但因对比敏感度降低，仍存在持续的主观视觉困难。

由于诊断方法不同[如裂隙灯检查、荧光素眼底血管造影（FFA）、光学相干断层扫描（OCT）][7]和患者个体危险因素各异，很难确定 PCMO 的准确发病率。例如，据报道术后 1~2 个月血管造影诊断 PCMO 的发病率高达 20%~30%，而 OCT 诊断 PCMO 的发病率为 4%~41%[8,9]。需要强调的是，大多数血管造影和 OCT 诊断的 PCMO 患者不会出现视觉干扰（即亚临床 PCMO），并且其水肿会自行消失。只有 1%~3% 的无手术并发症患者和 8% 的有手术并发症患者会出现伴视力下降的永久性黄斑水肿[10,11]。

本章中,我们将讨论 PCMO 的发病机制、诊断方法、可能的危险因素以及现阶段 PCMO 的治疗管理。

发病机制

PCMO 的确切病因尚不完全清楚。其可能的发病机制包括炎症介质的释放及血房水屏障(BAB)和血视网膜屏障(BRB)被破坏所引起的血管通透性的增加[12-16]。在炎症级联反应中,花生四烯酸通过磷脂酶 A 从质膜上释放出来,合成前列腺素类化合物(即前列腺素和血栓素 A2),然后在前列腺素 G/H 合酶或环氧化酶的一系列作用下代谢。其中磷脂酶 A 和环氧化酶是抑制炎症的潜在靶点。

视网膜毛细血管和(或)视网膜色素上皮(RPE)组成的 BRB 遭到破坏使得血管内液体渗出,并进入视网膜细胞外间隙。由于视网膜内的液体分布受到内、外丛状层两道屏障的限制,因此从视网膜内血管渗出的液体主要在内核层引起水肿[12]。而脉络膜/色素上皮的渗漏会导致 Henle 纤维层水肿和视网膜下积液[12]。

炎症介质可能在 PCMO 的发展中起重要作用,但导致黄斑囊样水肿进一步发展及其慢性化的确切原因尚未明确。炎症引起后部玻璃体收缩,对黄斑周边的视网膜毛细血管形成机械牵拉,可能引发 PCMO。

组织学上已描述虹膜炎、睫状体炎、视网膜静脉炎和外周静脉炎,以及 Müller 细胞内积液[17]。过多的液体可能会突破细胞膜,并在细胞外积聚。如果液体积聚在细胞内,这种情况被认为是可逆的。如果细胞膜破裂,液体积聚在细胞外,那么很可能这种情况就不可逆了。

诊断

检眼镜检查

在检眼镜下,可以看到黄斑中央凹消失,黄斑区视网膜增厚和中央凹旁的囊样间隙。检眼镜下可见水肿区呈黄色或无红光反射有助于诊断,严重的患者还可以看到视神经乳头的肿胀。在慢性患者中,囊样水肿可能会融合、破裂和形成板层裂孔[17]。

荧光素眼底血管造影

CMO 在 FFA 中显示为黄斑中央和视盘的强荧光渗漏。早期造影可以看到视网膜毛细血管扩张,中央凹旁小的毛细血管扩张和渗漏,后期造影染料积聚在黄斑中央和视神经乳头区,形成典型的花瓣状外观。黄斑周围的花瓣状高荧光表示荧光素在视网膜内侧的囊腔内聚集,视神经乳头渗漏和染色是毛细血管渗漏的结果。在严重的患者中,囊样间隙可能在中央凹旁呈"蜂窝状"外观,需要强调的是,视力下降与渗漏程度并不相关。

光学相干断层扫描仪

虽然 FFA 在过去被认为是 PCMO 的诊断金标准, 但目前 OCT 是诊断和监测 PCMO 的首选方法,其优点是无创和灵敏度高[12]。而且,OCT 可以有效地测量黄斑厚度,与荧光素渗漏相比,黄斑厚度与视力的相关性更好。OCT 上 PCMO 的特点是中央凹消失、视网膜增厚和黄斑区的囊性低反射区,还可以观察到视网膜下积液。在持续性临床 CMO 的患者中,会继发永久性并发症,如板层裂孔。

细胞外积液是囊肿形成的主要原因。此外,Müller 细胞的肿胀也可能导致 OCT 上 CMO 的发展,尤其是在血管造影没有明显血管渗漏的患者。

危险因素

白内障手术后某些解剖和生理条件破坏了 BAB 和 BRB, 使液体在黄斑区积聚。PCMO 的发病率随年龄增长而升高,并且在患有糖尿病[18]、高血压、白血病、视网膜静脉阻塞史[19]、近期葡萄膜炎史[20,21]、已存在玻璃体黄斑牵引、视网膜前膜[22,23]、玻璃体视网膜手术[24]、白内障手术并发症(如虹膜损伤、植入前房型人工晶状体、后囊膜破裂、玻璃体前界膜破裂、玻璃体丢失、角膜切口玻璃体疝)、假性囊膜剥脱综合征[25]、对侧眼曾发生 PCMO、曾接受过放疗和某些药物治疗[26-30]的患者其发病率也会增高。围术期青光眼、使用降眼压液眼液以及显微镜的光毒性也是 PCMO[10]的危险因素。然而,最近的研究并不支持这些说法[31]。

糖尿病

PCMO 在糖尿病患者中发病率较高,不论是否合并糖尿病视网膜病变[18]。血糖指标控制不佳如糖化血红蛋白、糖尿病视网膜病变的严重程度和胰岛素依赖性也都是危险因素。如果在白内障手术前已经有一定程度的糖尿病性黄斑水肿,应该在白内障手术前先治疗,因为它很少会自行消退。在术前无法治疗的情况下可在手术时向玻璃体腔内注射抗炎药物。

葡萄膜炎

术前、术后充分地控制炎症至关重要。在手术后 3 个月内出现活动性炎症的患者发生 PCMO 的风险会增加 6 倍。Belair 和 Kim 等[20]的研究表明,葡萄膜炎患者术后 1 个月 OCT 表现出 PCMO 的发病率为 12%,而对照组为 4%,术后 3 个月则分别为 8% 和 0%(差异具有统计学意义)。围术期口服皮质类固醇药物的患者 PCMO 的发病率会下降 7 倍。

儿童葡萄膜炎十分具有挑战性,正如 Sijssens 等发表的[32]报道显示,术后 1 年 19 例无晶状体眼中有 3 例(16%)发生 CMO,29 例 IOL 眼中有 1 例(3%)发生 CMO($P=0.286$),而在少年特发性风湿病相关葡萄膜炎中,术后 2 年 19 例无晶状体眼中有 7 例(37%)发生 CMO,20 例人工晶状体眼中有 2 例(10%)出现 CMO($P=0.065$)。

青光眼药物

局部青光眼药物作为 PCMO 的危险因素仍有争议。已有多篇关于 PCMO 与局部使用前列腺素类降眼压药物(拉坦前列素、乌诺前列酮、曲伏前列素和贝美前列素)潜在相关性的报道[8],可能是与 BAB 破坏和炎症活性增加有关。

Miyake 等[33]的多项临床试验和细胞研究中证实,术前和术后局部使用青光眼药物,特别是拉坦前列素和噻吗洛尔,可能会增加 PCMO 的发病率。一种常用的防腐剂苯扎氯铵似乎具有细胞毒性,并能加重炎症反应。Arcieri 等[34]也报道了一项随机试验的结果,该项试验纳入了 80 名受试者,结果显示与安慰剂组相比,无晶状体组和 IOL 青光眼组的患者,如果使用贝美前列素、拉坦前列素或曲伏前列素,他们的前房闪辉会更明显($P<0.02$),其中 6 例患者在血管造影中表现出 PCMO(4 例患者使用了拉坦前列素, $P=0.03$), 在停止使用药物并接受局部抗炎药物治疗后症状消失。

然而,在 Law 等[35]最近的一项回顾性对照系列研究中显示,与 553 只非青光眼眼睛相比,700 只青光眼眼睛接受白内障手术后临床 PCMO 的发病率并不高(分别为 5.79% 和 5.14%, $P=0.618$),以及术前、术后使用青光眼药物与临床 PCMO 的发生也无相关性($P >0.05$)。但是如果以血管造影 PCMO 为诊断终点,则不能确定结果是否会有所不同。

鉴别诊断

白内障手术后黄斑水肿的患者, 如果有易导致黄斑积液的潜在眼部或全身疾病,则可能会给诊断带来挑战。此外,有些患者可能有混合性黄斑水肿,但由于治疗方法的不同,能够正确诊断黄斑水肿的类型至关重要。

在某些情况下, 检眼镜检查、FFA 和 OCT 有助于将 PCMO 和其他类型的黄斑水肿区分开来,某些形态学特征可能与特定的潜在病理过程有关。

人工晶状体眼黄斑囊样水肿与糖尿病性黄斑水肿

PCMO 是由炎症介质的急性释放、局部炎症反应和内、外 BRB 的急性破坏引起。相比之下,糖尿病性黄斑水肿(DMO)是持续的慢性炎症和退行性改变,从而导致血管逐渐发生变化所引起。这些慢性进程包括:①高血糖症相关的氧化应激;②晚期糖基化终产物的沉积;③血流受损;④缺氧;⑤周细胞丢失;⑥内皮细胞丢失;⑦囊泡转运上调;⑧胶质细胞源性神经营养因子表达下调到一定程度;⑨炎症。如果炎症诱因被移除,则急性炎症会迅速消失。相反,缓慢的、持续的、慢性的免疫系统激活将持续存在(图 10.1)。

表 10.1 中 FFA 和 OCT 的参数[36,37]有助于鉴别诊断 PCMO 和 DMO,包括①黄斑水肿分布;②微病灶的存在;③视网膜神经纤维层的厚度[37]。在糖尿病视网膜病变早期治疗研究(ETDRS)亚组中,PCMO 通常表现为中央型黄斑水肿,水肿积聚在视网膜内层的中央部分,主要为内核层水肿和完整的高反射带。由于视网膜浅层和深层

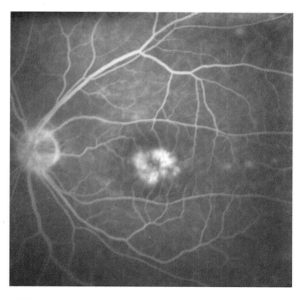

图 10.1　IOL 眼黄斑囊样水肿:FFA 上黄斑中央凹强荧光和视神经乳头强荧光的花瓣样改变。

表 10.1　OCT 和 FFA 的形态学特征有助于鉴别诊断 IOL 眼黄斑囊样水肿(PCMO)和糖尿病性黄斑水肿(DMO)

	PCMO	DMO
水肿的位置	主要是内核层	主要是外核层和 Henle 层
视网膜下水肿	常见	较少见
保留的中央凹轮廓	罕见	较少见
视网膜各层的完整性	常见	较少见
高反射带(外界膜、视网膜色素上皮层、光感受器层)的完整性	常见	光感受器层通常被破坏
内界膜的存在	较少见	常见
微动脉瘤的存在	无	常见
微病灶,硬性渗出	无	常见
FFA 上"热盘"存在超荧光	多见	罕见

的毛细血管丛位于神经节细胞层和内核层,最初的水肿出现在内核层。而 DMO 通常有弥漫性或局灶性的视网膜增厚,并保留了中央凹,这是由于局灶性渗漏主要表现为外核层/ Henle 层水肿、硬性渗出、微病灶和光感受器层被破坏。据报道,与 DMO 的 10%~35% 相比,SRF 液在 PCMO 中更常见,为 47%~100%(似乎取决于疾病的持续时间)(图 10.2)。

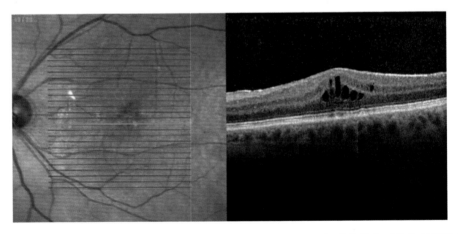

图 10.2　无并发症超声乳化白内障吸除术后扫频 OCT 成像显示，新形成的典型的黄斑囊样水肿和轻度视网膜前膜。

预防和治疗

PCMO 的自然病程、自愈性以及黄斑水肿的影像学表现与视力下降程度不相符的事实,使得评估不同治疗方法的疗效变得十分困难。因此为了预防和治疗 PCMO,需要进一步研究以循证为基础的标准算法[8,38-44]。

PCMO 的治疗应依据其发病机制(如炎症和 BRB 破坏)。对于慢性 PCMO 患者,应从局部使用皮质类固醇和非甾体抗炎药开始逐步进行治疗。当局部用药失败或效果有限时,可以在眼周(即结膜下、Tenon 囊下、眶底、球后注射)或玻璃体腔内注射皮质类固醇或抗 VEGF 药物。对难治性 PCMO 或伴有明显玻璃体牵拉的 PCMO,可通过玻璃体激光消融或经平坦部玻璃体切割术来治疗。

皮质类固醇

皮质类固醇通过抑制磷脂酶 A2 来减轻炎症,此外,它们还能抑制巨噬细胞和中性粒细胞的迁移,从而降低毛细血管的通透性和血管舒张。白内障手术后几周常规使用皮质类固醇(如地塞米松、泼尼松)可有效治疗白内障手术后的炎症。已有证据表明,眼周使用皮质类固醇(结膜下、Tenon 囊下、眶底、球后注射)对局部治疗无效的 PCMO 病例有效[45]。玻璃体腔注射越来越多地被用于治疗糖尿病视网膜病变、视网膜静脉阻塞和葡萄膜炎相关的黄斑水肿。与局部给药相比,玻璃体腔注射药物可以使视网膜上的皮质类固醇浓度更高,从而获得更好的生物利用度。Jonas 等[46,47]在他们的小型前瞻性干预病例系列中证实,玻璃体腔注射曲安奈德(IVTA)更有利于 PCMO 治疗。其他研究也显示了其有益的结果[48,49]。

即使多次向玻璃体腔注射曲安奈德,PCMO 也可能会复发,因此开发持续给药系统以解决这一问题。傲迪适(Ozurdex,Allergan, Irvine, CA)是一种可注射、可生物降解的玻璃体腔内植入物,可持续释放不含防腐剂的地塞米松。傲迪适已被批准用于治疗继发于视网膜静脉阻塞和非感染性后葡萄膜炎引起的黄斑水肿。各项研究都显示了较好的效果[50-56]。一项 Ⅱ 期研究亚组分析调查了其对持久性 PCMO[44]的疗效,一共纳入了 27 例难治性 PCMO 患者,随机接受地塞米松植入物 350μg、地塞米松植入物 700μg 或观察,8 例患者在 3 个月时表现出至少 10 个字母的改善,并在 6 个月时仍然保持。另一项研究目前正在招募患者进行 Ⅱ 期研究,以验证地塞米松植入物治疗 PCMO 的效果[57]。

使用皮质类固醇可能会出现各种不良反应,包括眼压升高、术后感染和伤口愈合不良。还有与玻璃体腔注射相关的其他潜在并发症,包括无菌性眼内炎、视网膜脱离和玻璃体积血。大多数患者的眼压升高可以通过观察或使用降眼压药物来控制。

非甾体抗炎药(NSAID)

NSAID 在炎症级联中抑制环氧化酶,局部给药比全身给药在眼部有更好的穿透性[58]。以下药物被批准用于治疗术后炎症,而不是黄斑囊样水肿:0.4%酮咯酸(Ketorolac,Acular,Allergan,Irvine,CA)、0.1%双氯芬酸(Voltaren,Bausch & Lomb,Tampa,FL)、0.09%溴芬酸(Xibrom/Bromday,Ista Pharmaceuticals,Irvine,CA)和0.1%奈帕芬胺(Nevanac,Alcon,Fort Worth,TX)。奈帕芬胺是一种前体药物,通过眼内水解酶转化为其活性形式—氨芬酸。据报道,在兔模型中,奈帕芬胺比其他NSAID 具有更好的角膜穿透性和眼后节活性[58]。

关于这些药物在预防和治疗急性和慢性 PCMO(包括血管造影和临床)中的应用有多篇报道。总的来说,研究已经证实了 NSAID 的有效性,但不同的 NSAID 之间没有明显的统计学差异,也没有证据支持局部 NSAID 联合或不联合局部皮质类固醇使用与单独使用皮质类固醇两者之间的等效性或优越性[33,58-79]。

在 Cochrane 上的一篇综述[80]发现,使用局部 NSAID 药联合使用类固醇药物的患者,在白内障手术后 3 个月出现因黄斑水肿导致视力下降的风险较低,但证据可靠性不高。使用非甾体抗炎药虽然可以在最初几周加速的患者视力恢复,但没有证据表明会影响长期的视力结果。并且作者认为这种视力下降对患者的视觉功能和生活质量的影响程度尚不清楚。

局部 NSAID 的耐受性一般较好,主要的不良反应是灼热感、结膜充血、角膜炎、角膜浸润,以及其他可能与防腐剂有关的外用制剂而引起的角膜病变[81-83]。全身不良反应:如从鼻泪管引流进入全身循环引起的哮喘加重[84-86]。既往患有干燥综合征、类风湿性关节炎或慢性眼表疾病的患者应避免使用 NSAID[81,82,84]。

抗血管内皮生长因子

血管内皮生长因子是血管生成的关键介质,但它在炎症、毛细血管通透性和BRB 破坏等引起 CMO 的过程中起着重要作用。虽然尚未建立抗 VEGF 药物治疗PCMO 的生物学基础,但已有一些研究证明其潜在的益处。

贝伐单抗(Avastin,Genentech,South San Francisco,CA)是一种抑制血管内皮生长因子的人源单克隆抗体,已有研究报道其治疗 PCMO 的疗效。Arevalo 等[87]报道了 28 只眼睛接受至少一次玻璃体腔注射 1.25mg 或 2.5mg 贝伐单抗来治疗慢性

PCMO,平均随访 8 个月,21 只眼睛(71%)的最佳矫正视力提高 2 行或 2 行以上,最佳矫正视力和黄斑中央厚度的平均基线分别为 6/48 和 466μm,分别改善至 6/18 和 265μm(P<0.0 001)。8 只眼睛(26%)需要进行第二次注射,4 只眼睛(13%)需要进行第三次注射。在对 110 只眼睛进行的 6 个月随访研究中,尽管有 16 只眼睛(21%)需要进行第二次注射,6 只眼睛(8%)需要进行第三次注射,但其在视力和解剖上均有改善。在 24 个月的随访研究中也看到了类似的结果,研究人员也注意到 1.25 mg 组和 2.50mg 组之间没有统计学差异。

其他大多数研究都集中在对其他治疗方法无效的慢性 PCMO 的治疗上。2008 年,Spitzer 等[88]研究表明,尽管视网膜厚度略有下降,但玻璃体腔注射 1.25mg 贝伐单抗对 16 只难治性 PCMO,其视力并没有显著改善。随后 Arevalo 等[89]报道了一系列对局部、球周、全身和玻璃体腔用药无效的慢性 PCMO 患者,一共 36 只眼睛,每只眼睛平均接受 2.7 次注射(P<0.0 001),其中 26 只眼睛(72%)的最佳矫正视力提高至少 2 行,最佳矫正视力和黄斑中央厚度的平均基线在 12 个月的时候分别从 6/60 和 500μm 提高至 6/24 和 286μm。

另一组 10 例患者接受了 1.25mg 贝伐单抗治疗,一共随访 6 个月,也报道了良好的视力和解剖结果[90]。尽管玻璃体腔内药物的效果短暂,但玻璃体腔注射曲安奈德、贝伐单抗和局部使用 NSAID 的"三联疗法"被证明是有效的[91]。

一项纳入 500 例患者的前瞻性研究评估了术中使用哌加他尼(Macugen,Eyetech Pharmaceuticals,New York,NY)预防急性 PCMO 的疗效[92,93]。哌加他尼是一种聚乙二醇化的中和 RNA 适配体,选择性结合血管内皮生长因子 VEGF165,血管内皮生长因子 VEGF165 是关键的病理性 VEGF 亚型之一,第 4 周时,哌加他尼组有 1 例(0.4%)患者的 OCT 上表现出 PCMO,而对照组有 11 例(4.4%)患者的 OCT 上表现出 PCMO。

目前的文献并没有提供抗 VEGF 治疗 PCMO 的有力支持。虽然有一些积极的结果,但由于缺乏随机双盲对照试验,限制了这些数据的普适性,而且体质较差的患者人群玻璃体腔注射抗 VEGF 药物后是否产生全身毒性反应,包括卒中和死亡,也值得考虑[94-99]。

手术

在存在玻璃体黄斑牵拉的情况下,手术干预是有效的。Nd:YAG 激光玻璃体消融术治疗白内障手术后切口玻璃体嵌顿很有效[100]。玻璃体切割术的目的包括去除玻璃体粘连和炎症介质,并使药物更好地抵达后极部[101-103]。

其他治疗

碳酸酐酶抑制剂(乙酰唑胺)

有一些报道和小样本研究表明乙酰唑胺在难治性 PCMO 中的积极作用[103-106]。口服乙酰唑胺可以通过刺激色素上皮细胞将多余的液体从黄斑中排出,从而减轻黄斑水肿。此外,碳酸酐酶抑制剂可以诱导视网膜下间隙酸化,从而增加色素上皮细胞将视网膜的液体吸收至脉络膜。但是由于其严重的不良反应使得它们的使用受到限制,目前尚无关于局部使用碳酸酐酶抑制剂治疗 PCMO 的研究。

免疫调节治疗

最近已经有小样本研究皮下注射 α 干扰素(IFN-a,Imgenex, San Diego, CA)[107,108]和玻璃体腔注射英利昔单抗(Remicade,Centocor Ortho Biotech, Horsham, PA),但研究结果好坏不一[109,110]。

治疗总结

目前白内障手术后炎症管理指南建议以预防为主,做好合适的眼睛/患者选择、充分的术前准备、避免术中出现虹膜损伤、优化术中并发症的处理和及时的术后炎症治疗。为测试治疗 PCMO 的不同药物和给药方式的疗效而进行的多项研究中,许多研究设计得不好并且结果也不一致[111]。需要前瞻性、随机临床试验来比较各种治疗方法[112],还需要标准化的葡萄膜炎命名、用药类型、给药剂量、治疗方案和最后测量的终点(血管造影、临床、OCT 黄斑水肿、视力丧失)。基于 OCT 的 CMO 标准化报告可以使其发病率的定量更统一,对治疗结果的评估也更可靠。未来的研究样本量应该足够大,以找到如何降低患者因慢性黄斑水肿导致视力丧失的危险因素。

(唐琼燕 张文文 译 林英杰 校)

参考文献

1. Gass JD, Norton EW. Follow-up study of cystoid macular edema following cataract extraction. Trans Am Acad Ophthalmol Otolaryngol. 1969;73(4):665–82.
2. Gass JD, Norton EW. Cystoid macular edema and papilledema following cataract extraction. A fluorescein fundoscopic and angiographic study. Arch Ophthalmol. 1966;76(5):646–61.
3. Gass JD, Norton EW. Fluorescein studies of patients with macular edema and papilledema following cataract extraction. Trans Am Ophthalmol Soc. 1966;64:232–49.
4. Irvine SR. A newly defined vitreous syndrome following cataract surgery. Am J Ophthalmol. 1953;36(5):599–619.
5. Schaub F, Adler W, Koenig MC, Enders P, Grajewski RS, Cursiefen C, Heindl LM. Impact of allergy and atopy on the risk of pseudophakic cystoid macular edema. Graefes Arch Clin Exp Ophthalmol. 2016;254(12):2417–23.
6. Ibanez HE, Lesher MP, Singerman LJ, Rice TA, Keep GF. Prospective evaluation of the effect of pseudophakic cystoid macula edema on contrast sensitivity. Arch Ophthalmol. 1993;111(12):1635–9.
7. Brar M, Yuson R, Kozak I, Mojana F, Cheng L, Bartsch DU, Oster SF, Freeman WR. Correlation between morphologic features on spectral-domain optical coherence tomography and angiographic leakage patterns in macular edema. Retina. 2010;30(3):383–9.
8. Yavas GF, Oztürk F, Küsbeci T. Preoperative topical indomethacin to prevent pseudophakic cystoid macular edema. J Cataract Refract Surg. 2007;33(5):804–7.
9. Yonekawa Y, Kim IK. Pseudophakic cystoid macular edema. Curr Opin Ophthalmol. 2012;23(1):26–32.
10. Yüksel B, Karti Ö, Kusbeci T. Topical nepafenac for prevention of post-cataract surgery macular edema in diabetic patients: patient selection and perspectives. Clin Ophthalmol. 2017;11(11):2183–90.
11. Zur D, Loewenstein A. Postsurgical cystoid macular edema. Dev Ophthalmol. 2017;58:178–90.
12. Chetrit M, Bonnin S, Mané V, Erginay A, Tadayoni R, Gaudric A, Couturier A. Acute pseudophakic cystoid macular edema imaged by optical coherence tomography angiography. Retina. 2018;38(10):2073–80.
13. Do JR, Oh JH, Chuck RS, Park CY. Transient corneal edema is a predictive factor for pseudophakic cystoid macular edema after uncomplicated cataract surgery. Korean J Ophthalmol. 2015;29(1):14–22.
14. Fleissig E, Cohen S, Iglicki M, Goldstein M, Zur D. Changes in choroidal thickness in clinically significant pseudophakic cystoid macular edema. Retina. 2018;38(8):1629–35.
15. Jarstad JS, Jarstad AR, Chung GW, Tester RA, Day LE. Immediate postoperative intraocular pressure adjustment reduces risk of cystoid macular edema after uncomplicated micro incision coaxial phacoemulsification cataract surgery. Korean J Ophthalmol. 2017;31(1):39–43.
16. Peyman GA, Canakis C, Livir-Rallatos C, Conway MD. The effect of internal limiting membrane peeling on chronic recalcitrant pseudophakic cystoid macular edema: a report of two cases. Am J Ophthalmol. 2002;133(3):571–2.
17. Michels RG, Green WR, Maumenee AE. Cystoid macular edema following cataract extraction (The Irvine-Gass Syndrome): a case studied clinically and histopathologically. Ophthalmic Surg. 1971;2:217–21.
18. Grzybowski A, Kanclerz P. Risk factors for cystoid macular edema after cataract surgery in diabetic patients. J Cataract Refract Surg. 2017;43(10):1365.
19. Cho HJ, Hwang HJ, Kim HS, Lee DW, Kim CG, Kim BY, Kim JW. Macular edema after cataract surgery in eyes with preoperative retinal vein occlusion. Retina. 2018;38(6):1180–6.
20. Bélair ML, Kim SJ, Thorne JE, Dunn JP, Kedhar SR, Brown DM, Jabs DA. Incidence of cystoid macular edema after cataract surgery in patients with and without uveitis using optical coherence tomography. Am J Ophthalmol. 2009;148(1):128–35.

21. Chu CJ, Dick AD, Johnston RL, Yang YC, Denniston AK, UK Pseudophakic Macular Edema Study Group. Cataract surgery in uveitis: a multicentre database study. Br J Ophthalmol. 2017;101(8):1132–1137.

22. Hardin JS, Gauldin DW, Soliman MK, Chu CJ, Yang YC, Sallam AB. Cataract surgery outcomes in eyes with primary epiretinal membrane. JAMA Ophthalmol. 2018;136(2):148–54.

23. Ramakrishnan S, Baskaran P, Talwar B, Venkatesh R. Prospective, randomized study comparing the effect of 0.1% nepafenac and 0.4% ketorolac tromethamine on macular thickness in cataract surgery patients with low risk for cystoid macular edema. Asia Pac J Ophthalmol (Phila). 2015;4(4):216–20.

24. Mylonas G, Sacu S, Deák G, Dunavoelgyi R, Buehl W, Georgopoulos M, Schmidt-Erfurth U, Macula Study Group Vienna. Macular edema following cataract surgery in eyes with previous 23-gauge vitrectomy and peeling of the internal limiting membrane. Am J Ophthalmol. 2013;155(2):253–259.e2.

25. Ilveskoski L, Taipale C, Holmström EJ, Tuuminen R. Macular edema after cataract surgery in eyes with and without pseudoexfoliation syndrome. Eur J Ophthalmol. 2018:1120672118799622.

26. Chu CJ, Johnston RL, Buscombe C, Sallam AB, Mohamed Q, Yang YC, United Kingdom Pseudophakic Macular Edema Study Group. Risk factors and incidence of macular edema after cataract surgery: a database study of 81984 eyes. Ophthalmology. 2016;123(2):316–23.

27. Conrad-Hengerer I, Hengerer FH, Al Juburi M, Schultz T, Dick HB. Femtosecond laser-induced macular changes and anterior segment inflammation in cataract surgery. J Refract Surg. 2014;30(4):222–6.

28. Ewe SY, Oakley CL, Abell RG, Allen PL, Vote BJ. Cystoid macular edema after femtosecond laser-assisted versus phacoemulsification cataract surgery. J Cataract Refract Surg. 2015;41(11):2373–8.

29. Henderson BA, Kim JY, Ament CS, Ferrufino-Ponce ZK, Grabowska A, Cremers SL. Clinical pseudophakic cystoid macular edema. Risk factors for development and duration after treatment. J Cataract Refract Surg. 2007;33(9):1550–8.

30. Schaub F, Adler W, Koenig MC, Enders P, Dietlein TS, Cursiefen C, Heindl LM. Combined ab interno glaucoma surgery does not increase the risk of pseudophakic cystoid macular edema in uncomplicated eyes. J Glaucoma. 2017;26(3):227–32.

31. Schaub F, Adler W, Enders P, Koenig MC, Koch KR, Cursiefen C, Kirchhof B, Heindl LM. Preexisting epiretinal membrane is associated with pseudophakic cystoid macular edema. Graefes Arch Clin Exp Ophthalmol. 2018;256(5):909–17.

32. Shorstein NH, Liu L, Waxman MD, Herrinton LJ. Comparative effectiveness of three prophylactic strategies to prevent clinical macular edema after phacoemulsification surgery. Ophthalmology. 2015;122(12):2450–6.

33. Miyake K, Ota I, Miyake G, Numaga J. Nepafenac 0.1% versus fluorometholone 0.1% for preventing cystoid macular edema after cataract surgery. J Cataract Refract Surg. 2011;37(9):1581–8.

34. Arcieri ES, Santana A, Rocha FN, Guapo GL, Costa VP. Blood-aqueous barrier changes after the use of prostaglandin analogues in patients with pseudophakia and aphakia: a 6-month randomized trial. Arch Ophthalmol. 2005;123(2):186–92.

35. Law SK, Kim E, Yu F, Caprioli J. Clinical cystoid macular edema after cataract surgery in glaucoma patients. J Glaucoma. 2010;19(2):100–4.

36. Jo EB, Lee JH, Hwang YN, Kim SM. Comparison of evaluation parameters in the retinal layer between diabetic cystoid macular edema and postoperative cystoid macular edema after cataract surgery based on a hierarchical approach. Technol Health Care. 2015;24(Suppl 1):S59–68.

37. Munk MR, Jampol LM, Simader C, Huf W, Mittermüller TJ, Jaffe GJ, Schmidt-Erfurth U. Differentiation of diabetic macular edema from pseudophakic cystoid macular edema by spectral-domain optical coherence tomography. Invest Ophthalmol Vis Sci. 2015;56(11):6724–33.

38. Guo S, Patel S, Baumrind B, Johnson K, Levinsohn D, Marcus E, Tannen B, Roy M, Bhagat N, Zarbin M. Management of pseudophakic cystoid macular edema. Surv Ophthalmol. 2015;60(2):123–37.

39. Holekamp NM. Treatment of pseudophakic CME. Ocul Immunol Inflamm.

1998;6(2):121–3.

40. Sharir M. Exacerbation of asthma by topical diclofenac. Arch Ophthalmol. 1997;115(2):294–5.

41. Warren KA, Bahrani H, Fox JE. NSAIDs in combination therapy for the treatment of chronic pseudophakic cystoid macular edema. Retina. 2010;30(2):260–6.

42. Wielders LH, Schouten JS, Aberle MR, Lambermont VA, van den Biggelaar FJ, Winkens B, Simons RW, Nuijts RM. Treatment of cystoid macular edema after cataract surgery. J Cataract Refract Surg. 2017;43(2):276–84.

43. Wielders LH, Lambermont VA, Schouten JS, van den Biggelaar FJ, Worthy G, Simons RW, Winkens B, Nuijts RM. Prevention of cystoid macular edema after cataract surgery in non-diabetic and diabetic patients: a systematic review and meta-analysis. Am J Ophthalmol. 2015;160(5):968–0.

44. Wielders LHP, Schouten JSAG, Nuijts RMMA. Prevention of macular edema after cataract surgery. Curr Opin Ophthalmol. 2018;29(1):48–53.

45. Dieleman M, Wubbels RJ, van Kooten-Noordzij M, de Waard PW. Single perioperative subconjunctival steroid depot versus postoperative steroid eyedrops to prevent intraocular inflammation and macular edema after cataract surgery. J Cataract Refract Surg. 2011;37(9):1589–97.

46. Jonas JB. Intravitreal triamcinolone acetonide: a change in a paradigm. Ophthalmic Res. 2006;38(4):218–45.

47. Jonas JB, Kreissig I, Degenring RF. Intravitreal triamcinolone acetonide for pseudophakic cystoid macular edema. Am J Ophthalmol. 2003;136(2):384–6.

48. Benhamou N, Massin P, Haouchine B, Audren F, Tadayoni R, Gaudric A. Intravitreal triamcinolone for refractory pseudophakic macular edema. Am J Ophthalmol. 2003;135(2):246–9.

49. Boscia F, Furino C, Dammacco R, Ferreri P, Sborgia L, Sborgia C. Intravitreal triamcinolone acetonide in refractory pseudophakic cystoid macular edema: functional and anatomic results. Eur J Ophthalmol. 2005;15(1):89–95.

50. Bellocq D, Korobelnik JF, Burillon C, Voirin N, Dot C, Souied E, Conrath J, Milazzo S, Massin P, Baillif S, Kodjikian L. Effectiveness and safety of dexamethasone implants for post-surgical macular oedema including Irvine-Gass syndrome: the EPISODIC study. Br J Ophthalmol. 2015;99(7):979–83.

51. Brynskov T, Laugesen CS, Halborg J, Kemp H, Sørensen TL. Longstanding refractory pseudophakic cystoid macular edema resolved using intravitreal 0.7 mg dexamethasone implants. Clin Ophthalmol. 2013;7:1171–4.

52. Dutra Medeiros M, Navarro R, Garcia-Arumí J, Mateo C, Corcóstegui B. Dexamethasone intravitreal implant for treatment of patients with recalcitrant macular edema resulting from Irvine-Gass syndrome. Invest Ophthalmol Vis Sci. 2013;54(5):3320–4.

53. Fenicia V, Balestrieri M, Perdicchi A, MauriziEnrici M, DelleFave M, Recupero SM. Intravitreal injection of dexamethasone implant and ranibizumab in cystoid macular edema in the course of irvine-gass syndrome. Case Rep Ophthalmol. 2014;5(2):243–8.

54. Garcia JM, Isaac DL, Ávila MP. Dexamethasone 0.7 mg implants in the management of pseudophakic cystoid macular edema. Arq Bras Oftalmol. 2016;79(2):113–5.

55. Khurana RN, Palmer JD, Porco TC, Wieland MR. Dexamethasone intravitreal implant for pseudophakic cystoid macular edema in patients with diabetes. Ophthalmic Surg Lasers Imaging Retina. 2015;46(1):56–61.

56. Mayer WJ, Kurz S, Wolf A, Kook D, Kreutzer T, Kampik A, Priglinger S, Haritoglou C. Dexamethasone implant as an effective treatment option for macular edema due to Irvine-Gass syndrome. J Cataract Refract Surg. 2015;41(9):1954–61.

57. Zur D, Fischer N, Tufail A, Monés J, Loewenstein A. Postsurgical cystoid macular edema. Eur J Ophthalmol. 2011;21(Suppl 6):S62–8.

58. Kim SJ, Flach AJ, Jampol LM. Nonsteroidal anti-inflammatory drugs in ophthalmology. Surv Ophthalmol. 2010;55(2):108–33.

59. Grzybowski A, Adamiec-Mroczek J. Topical nonsteroidal anti-inflammatory drugs for cystoid macular edema prevention in patients with diabetic retinopathy. Am J Ophthalmol. 2017;181:xiv–0.

60. Grzybowski A, Levitz L. Lack of evidence to support substituting nonsteroidal antiinflam-

matory drugs for corticosteroids to control inflammation after intraocular surgery. J Cataract Refract Surg. 2017;43(4):580.

61. Grzybowski A, Sikorski BL, Ascaso FJ, Huerva V. Pseudophakic cystoid macular edema: update 2016. Clin Interv Aging. 2016;9(11):1221–9.

62. Juthani VV, Clearfield E, Chuck RS. Non-steroidal anti-inflammatory drugs versus corticosteroids for controlling inflammation after uncomplicated cataract surgery. Cochrane Database Syst Rev. 2017;7:CD010516.

63. Kim S, Kim MK, Wee WR. Additive effect of oral steroid with topical nonsteroidal anti-inflammatory drug for preventing cystoid macular edema after cataract surgery in patients with epiretinal membrane. Korean J Ophthalmol. 2017;31(5):394–401.

64. Kim SJ, Schoenberger SD, Thorne JE, Ehlers JP, Yeh S, Bakri SJ. Topical nonsteroidal anti-inflammatory drugs and cataract surgery: a report by the American Academy of Ophthalmology. Ophthalmology. 2015;122(11):2159–68.

65. McCafferty S, Harris A, Kew C, Kassm T, Lane L, Levine J, Raven M. Pseudophakic cystoid macular edema prevention and risk factors; prospective study with adjunctive once daily topical nepafenac 0.3% versus placebo. BMC Ophthalmol. 2017;17(1):16.

66. Modjtahedi BS, Paschal JF, Batech M, Luong TQ, Fong DS. Perioperative topical nonsteroidal anti-inflammatory drugs for macular edema prophylaxis following cataract surgery. Am J Ophthalmol. 2017;176:174–82.

67. Pierru A, Carles M, Gastaud P, Baillif S. Measurement of subfoveal choroidal thickness after cataract surgery in enhanced depth imaging optical coherence tomography. Invest Ophthalmol Vis Sci. 2014;55(8):4967–74.

68. Quintana NE, Allocco AR, Ponce JA, Magurno MG. Non steroidal anti-inflammatory drugs in the prevention of cystoid macular edema after uneventful cataract surgery. Clin Ophthalmol. 2014;25(8):1209–12.

69. Shelsta HN, Jampol LM. Pharmacologic therapy of pseudophakic cystoid macular edema: 2010 update. Retina. 2011;31(1):4–12.

70. Sheppard JD. Topical bromfenac for prevention and treatment of cystoidmacular edema following cataract surgery: a review. Clin Ophthalmol. 201625;10:2099–2111.

71. Sitenga GL, Ing EB, Van Dellen RG, Younge BR, Leavitt JA. Asthma caused by topical application of ketorolac. Ophthalmology. 1996;103(6):890–2.

72. Sivaprasad S, Bunce C, Crosby-Nwaobi R. Non-steroidal anti-inflammatory agents for treating cystoid macular oedema following cataract surgery. Cochrane Database Syst Rev. 2012;(2):CD004239.

73. Sivaprasad S, Bunce C, Wormald R. Non-steroidal anti-inflammatory agents for cystoid macular oedema following cataract surgery: a systematic review. Br J Ophthalmol. 2005;89(11):1420–2.

74. Sivaprasad S, Bunce C, Patel N. Non-steroidal anti-inflammatory agents for treating cystoid macular oedema following cataract surgery. Cochrane Database Syst Rev. 2005;(1):CD004239. Review. Update in: Cochrane Database Syst Rev. 2012;2:CD004241. Cochrane Database Syst Rev. 2012;2:CD004239.

75. Steinert RF, Wasson PJ. Neodymium:YAG laser anterior vitreolysis for Irvine-Gass cystoid macular edema. J Cataract Refract Surg. 1989;15(3):304–7.

76. Tripathi RC, Fekrat S, Tripathi BJ, Ernest JT. A direct correlation of the resolution of pseudophakic cystoid macular edema with acetazolamide therapy. Ann Ophthalmol. 1991;23(4):127–9.

77. Williams GA, Haller JA, Kuppermann BD, et al. Dexamethasone posterior-segment drug delivery system in the treatment of macular edema resulting from uveitis or Irvine-Gass syndrome. Am J Ophthalmol. 2009;147(6):1048–154, 1054 e1041–2.

78. Wu L, Hernandez-Bogantes E, Roca JA, Arevalo JF, Barraza K, Lasave AF. intravitreal tumor necrosis factor inhibitors in the treatment of refractory diabetic macular edema: a pilot study from the Pan-American Collaborative Retina Study Group. Retina. 2011;31(2):298–303.

79. Yoon DH, Kang DJ, Kim MJ, Kim HK. New observation of microcystic macular edema as a mild form of cystoid macular lesions after standard phacoemulsification: Prevalence and risk factors. Medicine (Baltimore). 2018;97(15):e0355.

80. Lim BX, Lim CH, Lim DK, Evans JR, Bunce C, Wormald R. Prophylactic non-steroidal anti-inflammatory drugs for the prevention of macular oedema after cataract surgery. Cochrane Database Syst Rev. 2016;11:CD006683.

81. Aragona P, Di Pietro R. Is it safe to use topical NSAIDs for corneal sensitivity in Sjögren's syndrome patients? Expert Opin Drug Saf. 2007;6(1):33–43.

82. Aragona P, Tripodi G, Spinella R, Laganà E, Ferreri G. The effects of the topical administration of non-steroidal anti-inflammatory drugs on corneal epithelium and corneal sensitivity in normal subjects. Eye (Lond). 2000;14(Pt 2):206–10.

83. Barba KR, Samy A, Lai C, Perlman JI, Bouchard CS. Effect of topical anti-inflammatory drugs on corneal and limbal wound healing. J Cataract Refract Surg. 2000;26(6):893–7.

84. Gaynes BI, Fiscella R. Topical nonsteroidal anti-inflammatory drugs for ophthalmic use: a safety review. Drug Saf. 2002;25(4):233–50.

85. Semeraro F, Morescalchi F, Duse S, Gambicorti E, Romano MR, Costagliola C. Systemic thromboembolic adverse events in patients treated with intravitreal anti-VEGF drugs for neovascular age-related macular degeneration: an overview. Expert Opin Drug Saf. 2014;13(6):785–802.

86. Sijssens KM, Rothova A, Van De Vijver DA, Stilma JS, De Boer JH. Risk factors for the development of cataract requiring surgery in uveitis associated with juvenile idiopathic arthritis. Am J Ophthalmol. 2007;144(4):574–9.

87. Arevalo JF, Garcia-Amaris RA, Roca JA, Sanchez JG, Wu L, Berrocal MH, Maia M; Pan-American Collaborative Retina Study Group. Primary intravitreal bevacizumab for the management of pseudophakic cystoid macular edema: pilot study of the Pan-American Collaborative Retina Study Group. J Cataract Refract Surg. 2007;33(12):2098–105.

88. Spitzer MS, Szurman P, Bartz-Schmidt KU. Intravitreal bevacizumab in postoperative pseudophakic cystoid macular edema: does it really work? J Cataract Refract Surg. 2008;34(6):880; author reply 880–1.

89. Arevalo JF, Maia M, Garcia-Amaris RA, Roca JA, Sanchez JG, Berrocal MH, Wu L. Pan-American Collaborative Retina Study Group. Intravitreal bevacizumab for refractory pseudophakic cystoid macular edema: the Pan-American Collaborative Retina Study Group results. Ophthalmology. 2009;116(8):1481–7.

90. Barone A, Russo V, Prascina F, Delle Noci N. Short-term safety and efficacy of intravitreal bevacizumab for pseudophakic cystoid macular edema. Retina. 2009;29(1):33–7.

91. Shimura M, Nakazawa T, Yasuda K, Nishida K. Diclofenac prevents an early event of macular thickening after cataract surgery in patients with diabetes. J Ocul Pharmacol Ther. 2007;23(3):284–91.

92. Cervera E, Diaz-Llopis M, Udaondo P, Garcia-Delpech S. Intravitreal pegaptanib sodium for refractory pseudophakic macular oedema. Eye (Lond). 2008;22(9):1180–2.

93. Gallego-Pinazo R, Arévalo JF, Udaondo P, García-Delpech S, Dolz-Marco R, Díaz-Llopis M. Prophylaxis of pseudophakic cystoid macular edema with intraoperative pegaptanib. J Ocul Pharmacol Ther. 2012;28(1):65–8.

94. Carneiro AM, Barthelmes D, Falcão MS, Mendonça LS, Fonseca SL, Gonçalves RM, Faria-Correia F, Falcão-Reis FM. Arterial thromboembolic events in patients with exudative age-related macular degeneration treated with intravitreal bevacizumab or ranibizumab. Ophthalmologica. 2011;225(4):211–21.

95. Fung AE, Rosenfeld PJ, Reichel E. The International Intravitreal Bevacizumab Safety Survey: using the internet to assess drug safety worldwide. Br J Ophthalmol. 2006;90(11):1344–9.

96. Kemp A, Preen DB, Morlet N, Clark A, McAllister IL, Briffa T, Sanfilippo FM, Ng JQ, McKnight C, Reynolds W, Gilles MC. Myocardial infarction after intravitreal vascular endothelial growth factor inhibitors: a whole population study. Retina. 2013;33(5):920–7.

97. Kessel L, Tendal B, Jørgensen KJ, Erngaard D, Flesner P, Andresen JL, Hjortdal J. Post-cataract prevention of inflammation and macular edema by steroid and nonsteroidal anti-inflammatory eye drops: a systematic review. Ophthalmology. 2014;121(10):1915–24.

98. Ng WY, Tan GS, Ong PG, Cheng CY, Cheung CY, Wong DW, Mathur R, Chow KY, Wong TY, Cheung GC. Incidence of myocardial infarction, stroke, and death in patients with age-related macular degeneration treated with intravitreal anti-vascular endothelial growth factor therapy. Am J Ophthalmol. 2015 Mar;159(3):557–64.e1.

99. Schmier JK, Covert DW, Hulme-Lowe CK, Mullins A, Mahlis EM. Treatment costs of cystoid macular edema among patients following cataract surgery. Clin Ophthalmol. 2016;16(10):477–83.

100. Spitzer MS, Ziemssen F, Yoeruek E, Petermeier K, Aisenbrey S, Szurman P. Efficacy of intravitreal bevacizumab in treating postoperative pseudophakic cystoid macular edema. J Cataract Refract Surg. 2008;34(1):70–5.

101. Harbour JW, Smiddy WE, Rubsamen PE, Murray TG, Davis JL, Flynn HW Jr. Pars plana vitrectomy for chronic pseudophakic cystoid macular edema. Am J Ophthalmol. 1995;120(3):302–7.

102. Kumagai K, Ogino N, Furukawa M, Demizu S, Atsumi K, Kurihara H. Vitrectomy for pseudophakic cystoid macular edema. Nippon Ganka Gakkai Zasshi. 2002;106(5):297–303.

103. Ismail RA, Sallam A, Zambarakji HJ. Pseudophakic macular edema and oral acetazolamide: an optical coherence tomography measurable, dose-related response. Eur J Ophthalmol. 2008;18(6):1011–3.

104. Pendergast SD, Margherio RR, Williams GA, Cox MS Jr. Vitrectomy for chronic pseudophakic cystoid macular edema. Am J Ophthalmol. 1999;128(3):317–23.

105. Pepple KL, Nguyen MH, Pakzad-Vaezi K, Williamson K, Odell N, Lee C, Leveque TK, Van Gelder RN. Response of inflammatory cystoid macular edema to treatment using oral acetazolamide. Retina. 2018. https://doi.org/10.1097/IAE.0000000000002044.

106. Ticly FG, Lira RP, Zanetti FR, Machado MC, Rodrigues GB, Arieta CE. Prophylactic use of ketorolac tromethamine in cataract surgery: a randomized trial. J Ocul Pharmacol Ther. 2014;30(6):495–501.

107. Deuter CM, Gelisken F, Stübiger N, Zierhut M, Doycheva D. Successful treatment of chronic pseudophakic macular edema (Irvine-Gass syndrome) with interferon alpha: a report of three cases. Ocul Immunol Inflamm. 2011;19(3):216–8.

108. Maleki A, Aghaei H, Lee S. Topical interferon alpha 2b in the treatment of refractory pseudophakic cystoid macular edema. Am J Ophthalmol Case Rep. 2018;10:203–5.

109. Wolf EJ, Braunstein A, Shih C, Braunstein RE. Incidence of visually significant pseudophakic macular edema after uneventful phacoemulsification in patients treated with nepafenac. J Cataract Refract Surg. 2007;33(9):1546–9.

110. Wu L, Arevalo JF, Hernandez-Bogantes E, Roca JA. Intravitreal infliximab for refractory pseudophakic cystoid macular edema: results of the Pan-American Collaborative Retina Study Group. Int Ophthalmol. 2012;32(3):235–43.

111. Grzybowski A. Re: Kessel et al.: post-cataract prevention of inflammation and macular edema by steroid and nonsteroidal anti-inflammatory eye drops: a systematic review (Ophthalmology. 2014;121:1915–24). Ophthalmology. 2015;122(2):e16–7.

112. https://clinicaltrials.gov/ct2/show/NCT01284478Ozurdex for Combined Pseudophakic Cystoid Macular Edema and Diabetic Macular Edema After Cataract Surgery. Accessed 29th September 2018.

第 11 章

眼内炎的预防与治疗

Andrzej Grzybowski，Magdalena Turczynowska

眼内炎的流行病学

眼内炎是眼科手术最严重的并发症之一，可能会导致严重的视力下降，甚至导致失明[1]。根据病因、症状出现的时间或炎症程度，眼内炎可以分为不同类型。术后眼内炎是指在围术期由于细菌或真菌进入眼内而引起的严重感染。尽管任何类型的眼科手术都可能导致眼内炎，但二期 IOL 植入术术后眼内炎的发病率最高[2]。其中聚丙烯环形襻 IOL 二期植入术的感染率更高，因为细菌对聚丙烯的黏附性比其他材料更大[3]。根据各项研究，在一些欧洲国家白内障手术后眼内炎的发病率为0.03%~0.7%[4-16]。2012 年，欧洲白内障和屈光手术质量控制中心（EUREQUO）将白内障摘除术后眼内炎的发病率最大可接受值设为 0.05%[17]。近年来，随着白内障手术技术、设备和流程的改进，白内障手术后眼内炎（POE）的发病率已经显著降低。最近的报道表明 POE 发病率已经低于 0.1%[18]。典型的眼内炎表现为白内障手术后 4~7天出现严重的眼部急性炎症、视力下降和眼痛。由于致病菌的不同，眼内炎也可以很早出现，感染毒力大的致病菌甚至术后第 1 天就会出现眼内炎[19]。急性 POE 多因感染凝固酶阴性葡萄球菌（CNS）引起，相反，术后慢性眼内炎（由毒性较低的真菌或痤疮丙酸杆菌引起）的发生可能需要几个月的时间。术后眼内炎的病因存在高度的地域差异性，不同国家致病的原因不同。细菌的毒力水平是预测最终视力最重要的因素。链球菌菌株的毒力往往比较强，会产生外毒素并导致视力预后较差。术后散发感染最常见的病源仍然是患者的眼周菌群。

POE 的症状因其严重程度不同而有所不同，最常见的症状包括眼红、眼痛、分泌物增多、视物模糊和眼睑水肿[19]。已有研究证明手术并发症会导致更高的术后眼内炎发病率[4]。根据 ESCRS 研究,感染的高危因素包括透明角膜切口(与巩膜隧道切口相比)、术中出现并发症(伤口渗漏,囊膜或与悬韧带相关并发症)和前房内没有注射头孢呋辛。然而,几项大型病例系列研究发现透明角膜切口 POE 的发病率并不比其他类型的切口高[20]。但是,严密的水密切口是必须的,因为感染的发病率会随伤口渗漏而升高。此外,IOL 的类型也是一个危险因素,与其他材料相比,硅胶人工晶状体发生眼内炎的可能性更高[4],但这一证据并不一致。眼内炎发病率升高的一些其他因素还包括手术时间延长、免疫缺陷、活动性睑缘炎、泪道阻塞、下方手术切口、晶状体皮质清除不完全、男性、高龄、既往眼内注射病史和经验不丰富的手术医师[20,21]。术后眼内炎的危险因素见表 11.1。

表 11.1　术后眼内炎的危险因素

术前:	高龄
	糖尿病
	睑缘炎
	使用皮质类固醇
	活动性系统性感染
术中:	未使用抗生素/未局部使用聚维酮碘消毒
	手术时间延长
	后囊膜破裂(伴/无玻璃体丢失)
术后:	治疗依从性差
	伤口渗漏
	眼压过低

预防

不同的国家预防感染性眼内炎的方法不同。主要包括术前局部使用抗生素、5%聚维酮碘冲洗结膜囊、10%聚维酮碘消毒皮肤、眼睑包盖、灌注液中添加抗生素、手术结束时前房内注射抗生素或结膜下注射抗生素,或术后局部使用抗生素[20]。根据白内障和眼前节疾病临床指南,强烈建议使用 5%聚维酮碘冲洗结膜囊预防感染。越来越多的证据表明,术后前房内注射抗生素是预防眼内炎的有效方法。结膜下注射抗生素预防眼内炎的证据相对较少,它还伴随一些其他风险,包括眼痛、眼球穿孔、出血和结膜下注射药物经切口进入眼内引起的眼内毒性。作为前房内注射或结膜下注射的替代方法,手术当天开始使用局部抗生素比术后第一天开始使用更具有保护作用,然而会增加抗生素的耐药性。由于缺乏足够的证据,无法推荐特定的抗生素或给药方法来预防眼内炎。然而,现在越来越多的证据支持前房内注射抗生素[21]。

由于白内障手术后眼内炎的发病率非常低,因此很难验证预防算法。2013 年,ESCRS 发布了预防和治疗术后眼内炎的指南[22]。这些建议包括在特定的手术室做手术(合格的层流设计,无菌和/或一次性设备器械)、用杀菌肥皂液洗手、佩戴口罩、穿手术衣和无菌手套。用聚维酮碘消毒眼周皮肤、角膜和结膜囊。5%~10% 聚维酮碘溶液在皮肤表面停留至少 3 分钟。如有禁忌证 (过敏或甲状腺功能亢进症) 可用 0.05% 氯己定溶液代替。表 11.2 列出了 ESCRS 预防 POE 的指南。首选不含任何清洁剂的聚维酮碘溶液,因为清洁剂会使角膜发生不可逆的凝固。在使用聚维酮碘之前使用利多卡因凝胶似乎会降低其抗菌效果。应用聚维酮碘是有二级证据支持的可以降低眼内炎发病率的唯一方法[23]。即使是浓度较低的聚维酮碘也可能有助于预防眼内炎。眼表清洗可选择浓度为 0.05%~5.0% 的聚维酮碘。在眼科手术中,每 20~30 秒 0.25% 聚维酮碘反复冲洗眼表,可有效清除结膜囊细菌,减少细菌进入眼内[24]。它的使用简单、对角膜安全、有效且便宜。此外,还没有关于眼科局部使用聚维酮碘耐药或过敏的报道,它也不会引起抗生素的耐药性或交叉耐药性[25]。

2007 年,ESCRS 发表了关于围术期预防术后眼内炎的前瞻性研究,研究表明,前房内注射头孢呋辛可使超声乳化白内障吸除术后眼内炎的发病率降低 5 倍[4]。2012 年,一种可用于前房内注射的商用头孢呋辛钠(0.1mg/mL)(Aprokam®)获得了

表 11.2 ESCRS 对白内障手术后眼内炎的预防建议

特定的手术室

- 合格的层流设计
- 无菌和/或一次性设备器械

杀菌肥皂液洗手

佩戴口罩、穿手术衣和无菌手套

包盖睫毛和睑缘

采用聚维酮碘消毒眼周皮肤、角膜和结膜囊

术后前房注射 0.1mL 含 1mg 头孢呋辛的生理盐水(0.9%)

欧洲药品管理局(EMA)的批准,被引入欧洲市场。目前,它已被大多数欧洲国家正式批准用于前房内注射以预防术后眼内炎。头孢呋辛具有广谱抗菌作用,涵盖了大多数与术后感染性眼内炎相关的革兰阳性菌和革兰阴性菌:葡萄球菌和链球菌[耐甲氧西林金黄色葡萄球菌(MRSA),耐甲氧西林表皮葡萄球菌(MRSE),粪肠球菌除外]、革兰阴性菌(铜绿假单孢菌除外)和痤疮球菌。到目前为止,许多其他回顾性研究也报道了前房内注射头孢唑林、头孢呋辛或莫西沙星可降低白内障手术后眼内炎的发病率。

然而,还有很多国家没有商用的前房注射用头孢呋辛钠产品,手术医师可以选择广谱氟喹诺酮类药物。目前已经有越来越多关于前房内注射莫西沙星安全性的报道[26-32]。Matsuura 等发表的研究表明,前房内注射莫西沙星(50~500mg/mL)可将眼内炎的发生风险降低 3 倍。这项研究还显示前房内注射莫西沙星未出现严重并发症,如眼前段毒性综合征或角膜内皮细胞丢失[33]。2019 年,Melega 等发表了一项随机对照试验,结果表明了前房内注射莫西沙星在降低白内障手术后眼内炎的安全性和有效性[34]。在最近发表的一项研究中,Haripriya 等比较了超声乳化白内障吸除术与小切口白内障手术(M-SICS)使用和不使用前房内注射莫西沙星的 POE 发病率,其中包括一部分患者出现了后囊膜破裂(PCR)或需要二次手术的手术并发症。这是迄今为止样本量最大的一项研究(共纳入了 2 062 643 只眼睛),研究表明前房内注射莫西沙星可使整体和 M-SICS 的 POE 发病率降低 3.5 倍,使超声乳化白内障吸除术 POE 发病率降低 6 倍[35]。

与头孢呋辛相比,前房内注射用莫西沙星有许多优点,它提供了更广泛的抗菌谱和浓度依赖的作用机制。头孢呋辛是一种时间依赖性药物,由于前房给药后药物代谢迅速,因此莫西沙星可能比头孢呋辛更有效。对青霉素过敏的患者来说莫西沙星也是更好的选择,因为青霉素和头孢菌素之间存在交叉反应,所以应避免使用头孢菌素类药物(与第三代头孢菌素不同,头孢呋辛具有不同的侧链,与青霉素没有交叉反应的说法是不准确的)。此外,商用莫西沙星(Vigamox)不含防腐剂,稀释后可直接用于前房内给药,不需要复杂的制备过程[33]。

许多医师在常规的白内障手术中使用前房内注射万古霉素来预防 POE[36]。但是最近报道了一种关于白内障手术中使用万古霉素预防眼内炎的并发症,出血阻塞性视网膜血管炎(HORV),这一并发症罕见但对患者的视觉破坏性大。这一并发症出现较晚,平均在术后第 8 天开始出现症状,并伴有视网膜出血、血管无灌注和静脉血管鞘[37,38]。虽然其确切的病因尚不清楚,但多认为这是一种类似万古霉素诱导的白细胞破坏性血管炎的迟发型免疫反应。尽管许多患者使用了大剂量的皮质类固醇、抗病毒药物和早期玻璃体切除术,但这些患者的视力预后较差[37,38]。基于上述发现,现在强烈反对使用万古霉素预防眼内炎[21]。值得一提的是,所有评估前房内注射抗生素预防 POE 有效性的研究都是基于眼内炎发病率大于 0.05%。目前尚不清楚眼内炎发病率在更低的样本群中是否能达到类似的效果。

术前和(或)术后局部使用抗生素与术前使用聚维酮碘或氯己定溶液及术后前房内注射抗生素相比没有任何特别的优势[22]。由于局部滴药十分复杂,以及患者的理解力较差(特别是老年患者、有痴呆或认知障碍的患者),因此让患者完全遵循医嘱用药也很困难。此外,某些处方药较贵,患者也可能不会完全遵循医嘱用药。不遵循医嘱的后果就是会出现术后并发症,以及出现抗生素耐药。现在已经提出了一些新的方法来减少局部用药,包括前房内注射、持续或缓慢释放的给药途径,最近还引入了"不滴药白内障手术",即向玻璃体腔注射一次性抗生素和皮质类固醇的复合缓释物[39]。与直接向前房内注射抗生素不同,目前没有相应的研究支持将抗生素放入灌注液中,因为在这种情况下,眼内抗生素的浓度和药物持续时间是不可预测的。

静脉注射抗生素不能有效穿透无炎症的眼睛,因此不推荐使用静脉注射抗生素。某些口服的氟喹诺酮抗生素能充分穿透血-眼屏障到达眼内,其浓度高于抑制眼内许多微生物的所需要的最低水平,所以可以选择性的使用能够渗透到眼内的口服抗生素[20]。目前仅在同时存在严重特应性疾病和睑缘金黄色葡萄球菌感染的病例中推荐口服抗生素[22]。

支持结膜下注射抗生素预防眼内炎的证据相对薄弱。使用局部抗生素可作为前房内注射抗生素的替代方法,建议在手术当天就开始使用,而不是在术后第一天。由于缺乏大量样本的前瞻性临床试验支持,目前还没有足够的证据推荐一种特定的抗生素药物或给药方法来预防眼内炎。然而,越来越多的证据支持前房内使用抗生素。

诊断和治疗

准确诊断 POE 和及时治疗是获得最佳临床效果和有效恢复视力的关键。鉴别诊断包括眼前段毒性综合征(TASS)、前房或玻璃体腔晶状体物质残留、玻璃体出血、术后葡萄膜炎和病毒性视网膜炎。表 11.3 总结了感染性眼内炎与 TASS 的鉴别诊断。如果诊断不明确，即使培养是阴性的，也应该视为感染性眼内炎并立即治疗。

　　眼内炎的临床诊断需要进一步的微生物学检查：革兰染色、培养或 PCR 检测。用于培养的样本应从房水和玻璃体中提取。应该用 25 号针经角膜缘做前房穿刺抽吸0.1~0.2mL 房水。玻璃体标本可通过穿刺、玻璃体活检或玻璃体切除术(PPV)获得。

　　1995 年发表的眼内炎玻璃体切割术研究(EVS)推荐行玻璃体切割术治疗只有光感的患者[1]，然而最近的研究表明早期玻璃体切割术对视力较好的患者也有好处[40-42]。根据 ESCRS 指南，由眼底医师实施的玻璃体切割术仍然是治疗急性 POE 的金标准，因为它可以获得更多的玻璃体样本，同时可以清除玻璃体中的细菌[22]。每个病例应该个性化地决定是否进行手术，还要考虑其临床表现和病程，而不仅仅参考视力。如果不能立即行玻璃体切割术，应立即用玻切机而不是使用注射器和针头行玻璃体活检。收集标本后，应根据临床反应每隔 48~72 小时向玻璃体腔注射一次抗生素，并按需要重复注射。

　　根据 ESCRS 指南，首选的抗生素组合是 1mg/0.1mL 万古霉素和 2.25mg/0.1mL头孢他啶，其次是 400μg/0.1mL 阿米卡星和 1mg /0.1mL 万古霉素。每种药物应分别使用单独的注射器和 30G 针头注射。同时，也可在玻璃体腔内注射 400μg 无防腐剂

表 11.3　眼内炎与 TASS 的鉴别诊断

	眼内炎	TASS
病因	细菌、真菌或病毒感染	对 BSS 溶液中有毒物质/抗生素注射液/内毒素/残留物的非感染性反应 革兰染色及培养阴性
发病时间	4 ~ 7 天	12 ~24 小时
症状/体征	• 视力急速下降 • 眼痛 • 眼睑水肿 • 结膜充血 • 伴前房积脓的明显前房炎症反应	• 视物模糊 • 眼痛(轻至中度) • 弥漫性角膜水肿 • 瞳孔不规则散大 • 瞳孔对光反射消失 • 眼压升高 • 轻度至重度的前房反应,包括细胞、前房闪辉、前房积脓、蛋白
玻璃体表现	• 玻璃炎症表现	• 症状和体征仅限于前房(无玻璃体受累)
治疗	• 玻璃体腔和局部抗生素 • 选择性玻璃体切割术	• 强效糖皮质激素

的地塞米松。对于严重的急性化脓性眼内炎,还可以考虑使用与玻璃体腔注射相同的药进行额外的 48 小时全身抗生素治疗,并可全身使用皮质类固醇(泼尼松 1 或 2 mg/kg/天)[22]。

(唐琼燕 张文文 译 林英杰 校)

参考文献

1. Endophthalmitis Vitrectomy Study Group. Results of the Endophthalmitis Vitrectomy Study. A randomized trial of immediate vitrectomy and of intravenous antibiotics for the treatment of postoperative bacterial endophthalmitis. Arch Ophthalmol. 1995;113(12):1479–96.
2. Aaberg TM Jr, Flynn HW Jr, Schiffman J, Newton J. Nosocomial acute-onset postoperative endophthalmitis survey. A 10-year review of incidence and outcomes. Ophthalmology. 1998;105(6):1004–10.
3. Patwardhan A, Rao GP, Saha K, Craig EA. Incidence and outcomes evaluation of endophthalmitis management after phacoemulsification and 3-piece silicone intraocular lens implantation over 6 years in a single eye unit. J Cataract Refract Surg. 2006;32:1018–21.
4. Endophthalmitis Study Group, European Society of Cataract & Refractive Surgeons. Prophylaxis of postoperative endophthalmitis following cataract surgery: results of the ESCRS multicenter study and identification of risk factors. J Cataract Refract Surg. 2007;33(6):978–88.
5. Romero P, Méndez I, Salvat M, Fernández J, Almena M. Intracameral cefazolin as prophylaxis against endophthalmitis in cataract surgery. J Cataract Refract Surg. 2006;32(3):438–41.
6. Yu-Wai-Man P, Morgan SJ, Hildreth AJ, Steel DH, Allen D. Efficacy of intracameral and subconjunctival cefuroxime in preventing endophthalmitis after cataract surgery. J Cataract Refract Surg. 2008;34(3):447–51.
7. Garat M, Moser CL, Martín-Baranera M, Alonso-Tarrés C, Alvarez-Rubio L. Prophylactic intracameral cefazolin after cataract surgery: endophthalmitis risk reduction and safety results in a 6-year study. J Cataract Refract Surg. 2009;35(4):637–42.
8. García-Sáenz MC, Arias-Puente A, Rodríguez-Caravaca G, Bañuelos JB. Effectiveness of intracameral cefuroxime in preventing endophthalmitis after cataract surgery Ten-year comparative study. J Cataract Refract Surg. 2010;36(2):203–7.
9. Barreau G, Mounier M, Marin B, Adenis JP, Robert PY. Intracameral cefuroxime injection at the end of cataract surgery to reduce the incidence of endophthalmitis: French study. J Cataract Refract Surg. 2012;38(8):1370–5.
10. Friling E, Lundström M, Stenevi U, Montan P. Six-year incidence of endophthalmitis after cataract surgery: Swedish national study. J Cataract Refract Surg. 2013;39(1):15–21.
11. Rodríguez-Caravaca G, García-Sáenz MC, Villar-Del-Campo MC, Andrés-Alba Y, AriasPuente A. Incidence of endophthalmitis and impact of prophylaxis with cefuroxime on cataract surgery. J Cataract Refract Surg. 2013;39(9):1399–403.
12. Beselga D, Campos A, Castro M, Fernandes C, Carvalheira F, Campos S, Mendes S, Neves A, Campos J, Violante L, Sousa JC. Postcataract surgery endophthalmitis after introduction of the ESCRS protocol: a 5-year study. Eur J Ophthalmol. 2014;24(4):516–9.
13. Rahman N, Murphy CC. Impact of intracameral cefuroxime on the incidence of postoperative endophthalmitis following cataract surgery in Ireland. Ir J Med Sci. 2015;184(2):395–8.
14. Lundström M, Friling E, Montan P. Risk factors for endophthalmitis after cataract surgery: predictors for causative organisms and visual outcomes. J Cataract Refract Surg. 2015;41(11):2410–6. 5 Epidemiology of Endophthalmitis and Treatment Trend in Europe 54.

15. Creuzot-Garcher C, Benzenine E, Mariet AS, de Lazzer A, Chiquet C, Bron AM, Quantin C. Incidence of acute postoperative endophthalmitis after cataract surgery: a nationwide study in France from 2005 to 2014. Ophthalmology. 2016;123(7):1414–20.

16. Daien V, Papinaud L, Gillies MC, Domerg C, Nagot N, Lacombe S, Daures JP, Carriere I, Villain M. Effectiveness and safety of an intracameral injection of cefuroxime for the prevention of endophthalmitis after cataract surgery with or without perioperative capsular rupture. JAMA Ophthalmol. 2016;134(7):810–6.

17. Lundström M, Barry P, Henry Y, Rosen P, Stenevi U. Evidence-based guidelines for cataract surgery: guidelines based on data in the European Registry of Quality Outcomes for Cataract and Refractive Surgery database. J Cataract Refract Surg. 2012;38(6):1086–93.

18. Flynn HW, Batra NR, Schwartz SG, Grzybowski A. Differential Diagnosis of Endophthalmitis. In: Flynn HW, Batra NR, Schwartz SG, Grzybowski A, editors. Endophthalmitis in clinical practice. Cham, Switzerland: Springer International Publishing AG; 2018. p. 19–40.

19. Endophthalmitis Vitrectomy Study Group. Results of the Endophthalmitis Vitrectomy Study. Arch Ophthal. 1995;113(12):1479–96.

20. Keay L, Gower EW, Cassard SD, et al. Postcataract surgery endophthalmitis in the United States: analysis of the complete 2003 to 2004 Medicare database of cataract surgeries. Ophthalmology. 2012;119:914–22.

21. Olson RJ, Braga-Mele R, Chen SH, Miller KM, Pineda R, Tweeten JP, Musch DC. Cataract in the adult eye preferred practice pattern®. Ophthalmology. 2017;2(124):P1–119.

22. ESCRS guidelines on prevention and treatment of endophthalmitis following cataract surgery [webpage on the Internet]. The European Society for Cataract and Refractive Surgeons; 2013. http://www.escrs.org/endophthalmitis/guidelines/ENGLISH.pdf.

23. Schwartz SG, Flynn HW Jr, Grzybowski A, et al. Intracameral antibiotics and cataract surgery: endophthalmitis rates, costs, and stewardship. Ophthalmology. 2016;123:1411–3.

24. Shimada H, Nakashizuka H, Grzybowski A. Prevention and treatment of postoperative endophthalmitis using povidone-iodine. Curr Pharm Des. 2017;23(4):574–85.

25. Grzybowski A, Kanclerz P, Myers WG. The use of povidone-iodine in ophthalmology. Curr Opin Ophthalmol. 2018;29(1):19–32.

26. Espiritu CRG, Caparas VL, Bolinao JG. Safety of prophylactic intracameral moxifloxacin 0.5% ophthalmic solution in cataract surgery patients. J Cataract Refract Surg. 2007;33:63–8.

27. Kim S-Y, Park Y-H, Lee Y-C. Comparison ofthe effect of intracameral moxifloxacin, levofloxacin and cefazolin on rabbit corneal endothelial cells. Clin Exp Ophthalmol. 2008;36:367–70.

28. Lane SS, Osher RH, Masket S, Belani S. Evaluation of the safety of prophylactic intracameral moxifloxacin in cataract surgery. J Cataract Refract Surg. 2008;34:1451–9.

29. O'Brien TP, Arshinoff SA, Mah FS. Perspectives on antibiotics for postoperative endophthalmitis prophylaxis: potential role of moxifloxacin. J Cataract Refract Surg. 2007;33:1790–800.

30. Arbisser LB. Safety of intracameral moxifloxacin for prophylaxis of endophthalmitis after cataract surgery. J Cataract Refract Surg. 2008;34:1114–20.

31. Matsuura K, Suto C, Akura J, Inoue Y. Bag and chamber flushing: a new method of using intracameral moxifloxacin to irrigate the anterior chamber and the area behind the intraocular lens. Graefes Arch Clin Exp Ophthalmol. 2013;251:81–7.

32. Haripriya A, Chang DF, Ravindran RD. Endophthalmitis reduction with intracameral moxifloxacin prophylaxis: analysis of 600 000 surgeries. Ophthalmology. 2017;124:768–75.

33. Matsuura K, Miyoshi T, Suto C, Akura J, Inoue Y. Efficacy and safety of prophylactic intracameral moxifloxacin injection in Japan. J Cataract Refract Surg. 2013;39(11):1702–6.

34. Melega MV, Alves M, Lira RPC, et al. Safety and efficacy of intracameral moxifloxacin for prevention of post-cataract endophthalmitis: randomized controlled clinical trial. J Cataract Refract Surg. 2019;45(3):343–50.

35. Haripriya A, Chang DF, Ravindran RD. Endophthalmitis reduction with intracameral moxifloxacin in eyes with and without surgical complications: Results from 2 million consecutive cataract surgeries. J Cataract Refract Surg. 2019;45(9):1226–33.

36. Chang DF, Braga-Mele R, Henderson BA, Mamalis N, et al. Antibiotic prophylaxis of post-operative endophthalmitis after cataract surgery: Results of the 2014 ASCRS member survey. J Cataract Refract Surg. 2015;41:1300–5.
37. Witkin AJ, Shah AR, Engstrom RE, et al. Postoperative hemorrhagic occlusive retinal vasculitis: expanding the clinical spectrum and possible association with vancomycin. Ophthalmology. 2015;122:1438–51.
38. Witkin AJ, Chang DF, Michael Jumper J, Charles S, Eliott D, Hoffman RS, Mamalis N, Miller KM, Wykoff CC. Vancomycin-associated hemorrhagic occlusive retinal vasculitis. Ophthalmology. 2017;124:583–95.
39. Lindstrom RL, Galloway MS, Grzybowski A, Liegner JT. Dropless cataract surgery: an overview. Curr Pharm Des. 2017;23(4):558–64.
40. Kuhn F, Gini G. Ten years after ... are findings of the Endophthalmitis Vitrectomy Study still relevant today? Graefes Arch Clin Exp Ophthalmol. 2005;243(12):1197–9.
41. Kuhn F, Gini G. Vitrectomy for endophthalmitis. Ophthalmology. 2006;113:714.
42. Grzybowski A, Turczynowska M, Kuhn F. The treatment of postoperative endophthalmitis: should we still follow the endophthalmitis vitrectomy study more than two decades after its publication? Acta Ophthalmol. 2018;96(5):e651–4.

第 12 章

后囊膜混浊

Matthew McDonald

引言

全球一半的盲是由白内障所导致[1]。这种晶状体透明性下降引发的视力丧失目前只能通过手术方式解决,并且术后早期通常能获得良好的视觉效果。然而,后囊膜混浊(PCO)作为白内障手术后最常见的并发症,会导致很大部分患者在白内障术后的视力再次丧失。

近一半白内障患者在术后几周至数年以后出现 PCO,年龄较小或伴有眼部炎症的患者发生 PCO 的风险较高。白内障手术需要将 IOL 植入囊袋内,尽管手术创伤重,但晶状体上皮细胞仍可在晶状体前囊膜上残留。这些残留的细胞在原本没有晶状体上皮细胞的囊膜上发生增殖。早期形成的薄层细胞不足以影响光路,但随着细胞组织和胞外基质不断增殖所产生的光散射(特别是囊袋皱缩)会导致临床上视力的急剧恶化。晶状体上皮细胞转化为成纤维细胞,导致囊膜纤维化或 Elschnig 珠样形成(PCO 形态学亚型的一类,见下文)。如果上述的变化明显,则需要行激光手术矫正(专门的 Nd:YAG 激光),这项手术需要费用且有一定的风险(如角膜水肿、虹膜炎、晶状体脱位、黄斑水肿)。

美国 2003 年关于 PCO 的经济负担分析显示 2003 年度 PCO 行 Nd:YAG 激光后囊膜切开手术的总费用高达 1.58 亿美元[2]。较前几年相比,直角边缘的 IOL 设计(如 AMO Tecnis)降低了 PCO 手术的总费用。尽管人工晶状体的设计取得巨大的进展(图 12.1 和图 12.2),但随着人口增长和老龄化,2020 年这项手术的总费用将会变得更高。

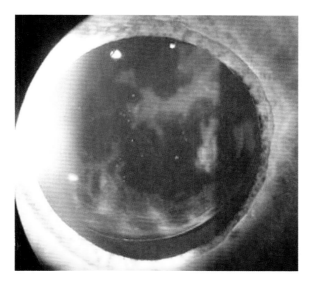

图 12.1　PCO。裂隙灯下见纤维形态外观表现的亚型。(Reproduced with permission from Eyerounds. org, University of Iowa, USA. Author: Doan, A.)

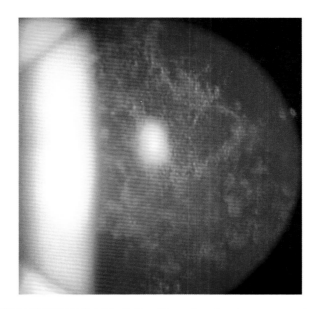

图 12.2　PCO。裂隙灯后照法下的 PCO 表现。(Reproduced with permission from Eyerounds. org, University of Iowa, USA. Author: Doan, A.)

PCO 的发病机制

PCO 是一种具有复杂的病理生理学过程的纤维化疾病。

按关键事件发生的顺序如下：

1.手术创伤后晶状体上皮细胞存活。

2.晶状体上皮细胞增殖。

3.晶状体上皮细胞从前囊膜和赤道部迁移到后囊膜，渐渐地侵犯视轴。

4.细胞转分化为肌成纤维细胞表型。

5.细胞外基质(ECM)沉积。

6.细胞外基质收缩(高倍镜下可见后囊膜特征性"褶皱"形成)。

了解这些关键事件的生物化学调控机制，可以增加我们对 PCO 的认识，有助于制订预防或治疗 PCO 的策略。

纤维化是过度增殖的纤维结缔组织破坏了原本的组织结构，其本质是细胞损伤的修复反应[3,4]。当组织发生代谢功能障碍、缺血、变性或自身免疫性炎症反应时，原本的晶状体上皮细胞不断增殖分化，转化为肌成纤维细胞，而肌成纤维细胞有助于细胞外基质"过度"生成，从而导致收缩和组织结构的破坏[3]。

细胞存活、增殖和生长因子信号传导

PCO 并发于眼内手术器械的创伤。IOL 植入后残留的晶状体上皮细胞主要分布在晶状体前囊膜和赤道部，通过细胞信号传导来调控随后发生的 PCO 伤口愈合反应。

手术使 BAB 被打破从而造成细胞激酶和生长因子的释放。此时晶状体细胞释放基质金属蛋白酶(MMP)，它能释放出与囊膜结合的生长因子(图 12.3 至图 12.5)。

眼内的每个纤维化过程都有创口愈合反应和后续病理改变的基本因素。凝血酶、肝细胞生长因子(HGF)、表皮生长因子(EGF)、血小板源性生长因子(PDGF)、成纤维细胞生长因子(FGF)调节细胞存活、增殖和迁移，FGF 诱导细胞分化为肌成纤维细胞表型。转化生长因子-β(TGF-β)通过 smad 信号通路调控细胞分化和基质的收缩。其中 TGF-β2 诱导成肌细胞转分化表型。TGF-β1 亚型调控基质的沉积和收缩；PDGF 刺激成纤维细胞产生纤连蛋白、黏多糖(GAG)和透明质酸。然而，基质收缩的背后可能还有其他未知的信号调节机制，导致晶状体上皮细胞不断增殖，最终

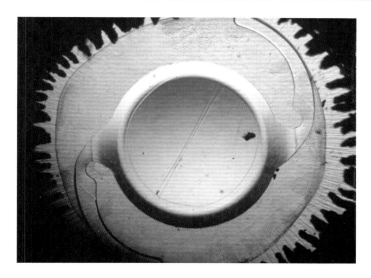

图 12.3 相差显微镜视图。从供体眼球中分离出晶状体囊袋–悬韧带–睫状体复合体，体外培养使其悬浮在培养基中并植入 IOL，以研究 PCO 的形成。上图显示了在赤道部残留的晶状体上皮细胞、睫状体、悬韧带和有人工晶状体的晶状体囊袋。（Image taken with Professor I. M. Wormstone, University of East Anglia, UK.）

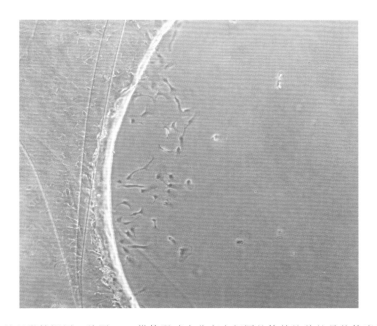

图 12.4 相差显微镜视图。从图 12.3 供体眼球中分离出相同的体外培养的晶状体囊袋–悬韧带–睫状体复合体，在更高的放大倍数下，可以观察到在 PCO 早期晶状体上皮细胞在后囊膜上跨过黏附在其上的前囊膜撕囊边缘进行移行，逐渐侵犯视轴。（Image taken by author with Professor I. M. Wormstone, University of East Anglia, UK.）

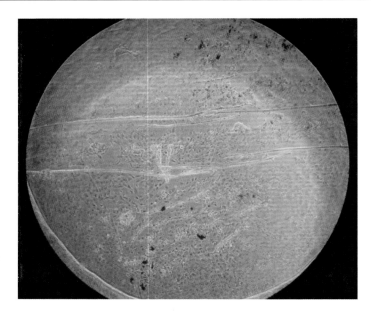

图 12.5　英国东安格利亚大学 i.m.Wormstone 教授实验室的相差显微镜视图。体外培养的晶状体囊袋–悬韧带–睫状体复合体(与图 12.3 和图 12.4 相同,但拍摄时间晚 4 周)已经建立 PCO 形态,晶状体上皮细胞增殖,随后细胞外基质收缩(囊袋"褶皱"),阻挡视轴。

发展成 PCO。

最近的研究进一步明确了其余参与纤维化的生长因子,如 VEGF[6]。已经证实 VEGF–A 信号系统在晶状体发育的各阶段都发挥着重要的作用[7]。人晶状体囊培养基中 VEGF 水平较其他生长因子高,甚至达到基础 FGF 的 10 倍以上[8]。这种高水平 VEGF 可能由 IL–10 介导产生。已经证明,用 TGF–β、EGF、PDGF 和 IL–6 处理细胞可诱导 VEGF mRNA 的产生,这表明这些生长因子的旁分泌或自分泌可在低氧条件下调节 VEGF,VEGF 与晶状体囊上的硫酸肝素蛋白多糖(HSPG)结合,从而促进 PCO 发生。

最近的一项研究揭示了许多生长因子与细胞增殖和纤维化的状态有关,如白介素 IL–1ra、IL–8、IL–10、IL–12(p70 亚型)、IL–15、IP–10(干扰素–γ–诱导蛋白 10)、单核细胞趋化蛋白–1(MCP–1,)和巨噬细胞炎性蛋白–1β(MIP–1β)[6]。

细胞外基质和具有一定浓度的生长因子存在于传统"囊袋内"植入人工晶状体的封闭环境中。可以采用新型"开放囊袋"IOL 设计,打开囊袋,利用房水对晶状体囊进行"冲洗",能够在一定程度上限制 PCO 的形成,这可能与扩大了囊膜间的距离有关(不仅与细胞增殖有关,还与细胞分化的标志物有关)[6]。体外研究中完全开放的囊袋(培养基中囊膜边缘是平坦的)阻止了 PCO 的形成,进一步支持 PCO 是在一个封闭系统中通过浓缩生长因子的信号调控下产生的观点。

上皮-间质转化

上皮-间质转化(EMT)是所有纤维化的共同过程,上皮细胞发生一系列生化和形态学变化,离开基底面和基底膜,开始迁移,抗凋亡并产生 ECM 成分。这导致间充质细胞离开上皮层变为肌纤维母细胞[9]。

在 PCO 进展过程中,上皮细胞中 E-钙黏蛋白的缺失是 EMT 发生的关键步骤,E-钙黏蛋白的缺失使上皮细胞向间充质细胞转化,使其在后囊膜上发生迁移,并阻挡视轴。同时伴随着 N-钙黏蛋白、波形蛋白和 α-SMA(α-平滑肌肌动蛋白)的上调,这些是成纤维细胞转化为肌成纤维细胞的重要标志,也是基质收缩的标志[9-12]。与 E-钙黏蛋白启动子结合以抑制其转录的因子包括锌指蛋白、Snail 和 Slug 信号通路(Snail1 和 Snail2),这个过程中 E-box-锌指蛋白(ZEB1/2)和 Smads 诱导 EMT 以促进 Wnt 信号传导和 α-SMA 的表达[9]。EMT 早期缝隙连接受损和桥粒中断(图 12.6)破坏了上皮细胞之间的连接。终止于纤维连接处(成熟的局灶性粘连)的肌动

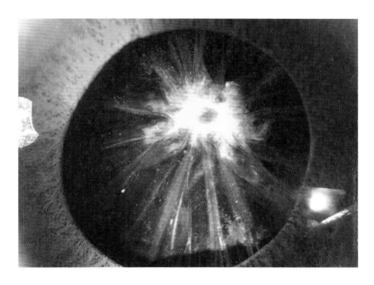

图 12.6　裂隙灯照相。该患者因晶状体悬韧带松弛选择虹膜缝合后房 IOL 植入术。术后 1 个月,晶状体前囊膜上可见虹膜色素沉积和明显的前囊膜口收缩以及放射状褶皱的形成。随后接受 Nd: YAG 前囊膜切开术治疗。(Reproduced with permission from Eyerounds.org, University of Iowa, USA. Authors: Vislisel, J., Critser, B.)

蛋白微丝群的形成是肌成纤维细胞具有收缩性的基础，这种黏附复合物利用跨膜整合素将细胞内肌动蛋白连接到细胞外纤维连接蛋白结构域。产生了机械传导系统（将机械刺激转化为生化活动），它将应力纤维产生的力传递给周围的细胞外基质，从而导致组织收缩和破坏[13]。

Elschnig 珠

Elschnig 珠是 PCO 形态学亚型的一种，是导致白内障手术后视力下降的重要原因（图 12.7）。这种 PCO 再生亚型被认为是试图从残留的晶状体上皮细胞中产生晶状体纤维，但对这一观点尚存在争议。由于缺乏正常的晶状体压力，残留的晶状体上皮细胞呈小球状或者球状，在显微镜下，可见有的基底伸长有微绒毛，有的则基底完全光滑。1993 年，Sveinsson 及其同事发表了一篇关于 Elschnig 珠超微结构及病因的文章[14]。他们所研究的细胞核形态各异，有卵圆形、分叶状、偶有泡囊体形成。他们迅速扩大、消失并再次出现。这些动态变化是由长期的细胞迁移，增殖后的渗透压改变和细胞凋亡所致，具体机制仍需要进一步研究阐明。Elschnig 珠外观类似囊肿，内含物质比周围邻近组织的折射率更高，意味着可能含有晶状体纤维和不饱和脂质等物质[15]。有趣的是透射电子显微镜（TEM）已经用于观察 Millipore 过滤器上的 Elschnig 珠[16]。这个研究组推断 Elschnig 珠是晶状体纤维降解的生物物理产物而并非细胞来源。在其他某些形式的白内障中也发现了形成类似的结构，支持了这一理论。

Nd:YAG 激光后囊膜切开术（见下文）揭示了这类 PCO 的特点，PCO 在后囊膜切开边缘的消失率增加。这种情况被认为是人工晶状体和后囊膜之间的接触压力较小，可能更有利于细胞迁移。抑或是细胞在迁移过程中，迁移至后囊膜切开术口边缘时落入了玻璃体腔？Nd:YAG 激光冲击波的力量是他们消失的另一种可能机制。保留在囊膜切开术切口边缘的 Elschnig 珠被称为"串珠"，这些串珠十分顽固并且随着时间推移可进一步扩散。无论哪种理论（或两种理论结合）是正确的，重要的是首先应专注在预防 PCO 上（图 12.7）。

PCO 的预防

Nishi[17]曾报道 IOL 与后囊膜紧密贴合可降低 PCO 发病率。Nishi 及其同事发现，后房 IOL 抑制了 LEC 向囊膜中心的迁移，也抑制了后囊膜和前囊膜边缘接触处

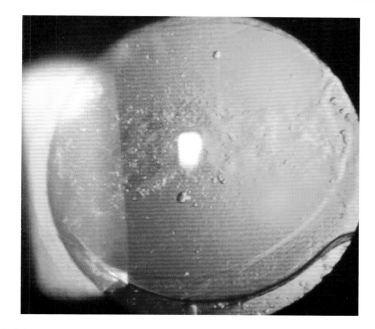

图 12.7　裂隙灯照相：Elschnig。(Reproduced with permission from Eyerounds.org, University of Iowa, USA. Author: Bhatti, S., of Bhatti Eye Clinic.)

环形混浊的发展。后房 IOL 的囊袋内固定增强了上述抑制作用。这就是所谓的无空间–无细胞理论。IOL 的后凸面(特别是同时联合直角边缘设计)和襻的前倾角度设计,导致 IOL 光学部后拱对后囊膜产生一定的压力,也起到帮助抑制 PCO 作用。另一种与之相矛盾的理论主张"囊袋开放"法,此方法认为分离前、后囊膜可以稀释生长因子,从而防止 PCO 的发生(详见下文)。

人工晶状体材料

早期研究发现双凸型和平面凸面聚甲基丙烯酸酯甲酯(PMMA)IOL 能在一定程度上可抑制 PCO 的形成[18-20]。硅凝胶襻板式 IOL[21]和生物材料,如 Alcon AcrySof 材料(疏水丙烯酸酯)也有类似的作用。最初是由 Linnola 博士提出的"三明治"理论指出,由生物黏附性材料制成的 IOL 可牢固地黏附在后囊膜上,以防止任何超过单层晶状体上皮细胞的增殖。随后有关 IOL 材料的生物黏附性的研究发现[22],疏水性丙烯酸酯 IOL 的黏附性最强(与晶状体囊上的纤维连接蛋白结合力最强),其次是 PMMA、硅凝胶,最后是亲水性丙烯酸酯 IOL。有趣的是,IV 型胶原被发现与前囊膜收缩和严重的纤维化改变有关,它更倾向于硅凝胶 IOL。

人工晶状体设计

随着后表面直角边缘设计的引入,PCO 的发病率进一步下降,这种设计在囊袋上形成锐利弯曲使得 LEC 难以在光学部下方迁移("三明治理论")。任何材料具有直角边缘设计的 IOL 均能使 PCO 的发病率下降。然而,扫描电子显微镜发现其中疏水性丙烯酸酯 IOL 具有最锐利的边缘[23]。此后,人们便致力于设计出最佳的 IOL 边缘能对囊膜施以最大的力量来阻止细胞迁移。然而,尽管有这些直角边缘设计的晶状体,这些边缘最终也可能被突破,并导致晶状体上皮细胞的成功迁移。

与三明治理论相反 (晶状体前后囊膜收缩包裹在 IOL 上),PCO 的囊袋开放理论认为前囊膜和后囊膜之间的间隙越大, 对 PCO 的抑制作用就越大。发表在 Scientifc Reports 的一项研究支持这一理论[6]。前囊膜和后囊膜的分离增加了其间房水的含量,起到了"冲刷"生长因子稀释其浓度的作用(如前所述,白内障手术创伤伴有生长因子上调)。另一个理论支持体积设计较大的晶状体,晶状体囊在所有区域的机械牵拉和压缩都能产生一定的抑制 PCO 发生的作用 (尽管为机械性的力)。这可能是被 Fluidvision IOL(Powervision Inc.)证实,该 IOL 具有充满液体的襻部,其调节范围可达 5D,同时可以使晶状体囊袋不发生纤维化。巨型襻中的硅油在光学部间来回流动,从而动态改变 IOL 外表面曲率和 IOL 屈光力(图 12.8)。

Zephyr® IOL(Anew Optics, Inc.)是一款特殊的基于"开放囊袋"理论设计的 IOL,前、后囊膜与晶状体光学部完全分离,这表明 PCO 的预防并非只有密封后囊膜

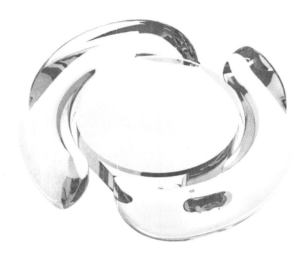

图 12.8 Fluidvision IOL。(Images courtesy of Powervision, Inc., Belmont, California, USA.)

这一种途径。该 IOL 的设计有助于囊袋内的液体流动。最终,完全抑制纤维化和维持囊袋开放可能被证明是调节性 IOL 于恢复晶状体/晶状体囊自然的生理学行为(如调节性)十分必要。

囊袋张力环和囊内赤道环

CTR 用于维持开放囊袋设计并"伸展"晶状体囊,防止 PCO 的褶皱形成。Hara 等发表的一项长期研究主张使用囊内赤道环("E 环")隔开前、后囊膜,将 IOL 置于前、后囊膜之间[24]。可以显著降低 PCO 的发病率(与对照组 45% 的 YAG 手术率相比),7 年内使用囊内赤道环的患者均无须行 YAG 后囊膜切开术。

CTR 与 E 环不同,它也适用于悬韧带松弛的患者,并且在 PCO 预防中也有一定的作用。随着 CTR 的应用,复杂的白内障患者行小切口超声乳化手术和 IOL 植入术变得更加安全[25]。任何悬韧带完整性受损的情况均是使用 CTR 的指征[26]。

这些情况包含(且不限于):

- 马方综合征。
- 高胱氨酸尿症。
- 梅毒。
- 先天性晶状体脱位。
- 悬韧带创伤。
- Marchesani 综合征。
- 硬皮病。
- 卟啉症。
- 高赖氨酸血症。
- 高脂蛋白血症。
- 亚硫酸盐氧化酶缺乏症。

禁忌证包括囊袋不完整、后囊膜破裂(注意后极性白内障)。CTR 可以在超声乳化手术前或后植入。以往手术者多在超声乳化手术前,水分离(使皮质分裂)后植入 CTR。虽然每例患者的情况不一样,手术医师的偏好也不尽相同,但如今更常见的是在超声乳化手术后采用镊子或 Geuder AG 推注器将 CTR 放置在合适的位置[26](图 12.9 和图 12.10)。

另外,CTR 也可减少前囊膜纤维化,眼内炎症、小的破裂、悬韧带松弛将增加该并发症的风险(图 12.11)。

无张力环　　　有张力环

无血清培养基

TGF-β

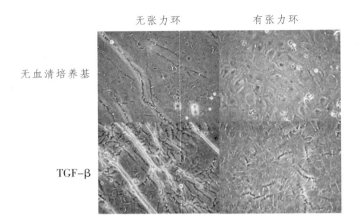

图 12.9　相差显微镜显示(10 倍放大率)供体眼后囊膜中央在研究终点时的情况(第 28 天)：无血清培养基(上一行)和添加 TGF-β2(下一行)，有 CTR(右边)和没有 CTR(左边)。与干预组相比，没有 CTR 的晶状体囊"褶皱"更多，这证明其具有临床意义。(Images courtesy of Professor C. Liu and Professor I. M. Wormstone, University of East Anglia, UK.)

无张力　　　有张力

无血清培养基

TGF-β

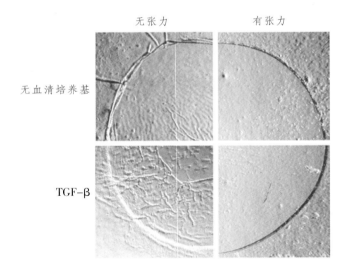

图 12.10　低倍相差显微镜显示供体眼后囊膜中央在研究终点时的情况(第 28 天)：无血清培养基(上一行)和添加 TGF-β2 培养基(下一行)，有 CTR(右边)和无 CRT(左边)的表现。与之前在高倍镜下所见相同，没有 CTR 组较干预组相比，晶状体囊袋"褶皱"更多，这证明其有临床意义。(Images courtesy of Professor C. Liu and Professor I. M. Wormstone, University of East Anglia, UK.)

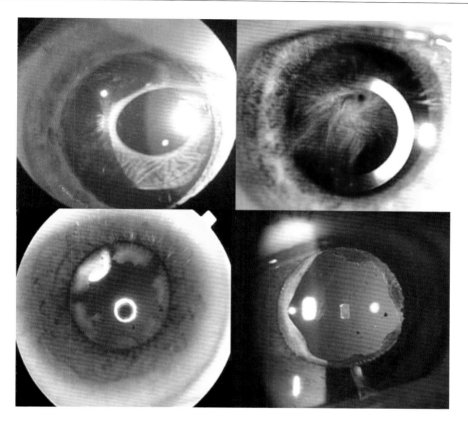

图 12.11　放射状 Nd:YAG 前囊膜切开术前和术后的裂隙灯检查照相。上一行显示激光治疗前的前囊膜纤维化，下一行为双眼激光治疗术后。这是一种更先进的 Nd:YAG 激光技术，在激光瞄准时不需要设计向后偏移量。(Images courtesy of Professor C. Liu.)

化学药物抑制细胞生长

1988 年一项研究率先评估了体外抑制 LEC 在 PCO 中增殖和迁移的药物[27]。研究表明，药物能够抑制 LEC 生长和(或)迁移，并能有效预防 PCO(尤其是毒胡萝卜素)[28]。

此前已有许多药物都被证明能有效抑制导致 PCO 的晶状体细胞的生长，包括 5-氟尿嘧啶、柔红霉素、阿霉素、甲氨蝶呤、阿昔替尼(广谱 VEGFR 抑制剂)，甚至蒸馏水，大部分是在细胞培养物上进行了测试[6]。临床上，通常有两种方法可将药物应用于靶细胞：灌注液体内添加药物和 IOL 表面处理。无论哪种给药方法，主要的副作用都是药物对周边组织的细胞毒性，尤其是对角膜内皮细胞。

晶状体赤道部细胞由于其位置特殊和受残余晶状体纤维的保护难以冲洗，但在术后细胞生长的初始阶段,赤道部细胞是动态的。快速进展到囊袋表明这些弓形区内的细胞数仍然非常丰富,今后应考虑将药物局部应用到这些特定区域的细胞群。

IOL 提供了一个更可控的药物传递方式,通过利用 IOL 外侧的襻部,细胞毒性药物可直接作用于赤道细胞。药物的黏附性应需要足够强,以防止其渗入周围组织,但又需要足够弱,以允许相邻细胞聚集。

由于毒胡萝卜素是一种对塑料黏附性很强的疏水性物质,过去被用作通过 IOL 递送的细胞毒剂。以往研究表明,组织培养的兔晶状体细胞暴露在纳米浓度的毒胡萝卜素中生长受到抑制。毒胡萝卜素很容易从 IOL 通过细胞膜转移到内质网,并在内质网中积聚。内质网失活的早期影响是细胞分裂或蛋白质合成能力丧失。最终导致晶状体囊内所有细胞死亡。然而,随着晶状体囊内细胞的丢失,偶尔会出现 IOL 稳定性丧失。如果没有典型的 PCO"收缩包裹"效应,IOL 就可以继续在晶状体囊中自由移动(当然这也取决于 IOL 设计)。

封闭式囊袋冲洗

2003 年,Maloof 开发了一种由生物医学级硅制成的冲洗装置,在白内障手术中,医师可以用这种装置处理晶状体上皮细胞后重新密封囊袋[29]。该延长臂有一个真空通道,将吸力作用于一个环上,该环通过超声乳化手术切口提供一个灌洗通道。该装置很短且易折叠,可用 Kelman - McPherson 镊子从 3.2~3.5mm 的切口植入前房。

在他们的研究中,没有发现染料泄漏到前房中,证明该装置是一个封闭的系统。分别在第 1 天、第 1 周、第 3 个月和第 6 个月进行裂隙灯生物显微镜检查。6 个月的随访检查显示,研究组与对照组相比前囊膜混浊减少。1 年后的随访显示,与对照组相比,研究组前囊膜纤维化和前囊膜包裹程度降低。大部分接受治疗的患者未出现 PCO。

然而,对于封闭式囊袋冲洗技术和产品的研究仍在继续,迄今为止还没有一种技术和产品可作为常规操作应用到临床实践中。

PCO 的治疗

掺钕钇铝石榴石激光(Nd:YAG 激光)

当 PCO 发展至侵犯视轴时,可采用 Nd:YAG 激光($Y_{2.97}Nd_{0.03}Al_5O_{12}$)在纤维化的

后囊膜上制作一个窗口。这种固态激光器发射出 1064nm(掺杂 1%钕)的低发散的聚焦波长。频率是其他激光设备的 2~3 倍。

Nd:YAG 激光器具有光裂解性,这意味着它不需要依赖于色素,就能将高能量短时间集中于一个小光斑(高度集中)可致局部温度升高至 15 000℃。它的声波冲击波可穿透组织并向后指向医师或操作者,这意味着在使用氦氖瞄准束时,激光必须集中聚焦在囊袋的后方(偏移量 250~350μm)。

术前评估

- BCVA。
- 眩光试验。
- 针孔视力。
- IOP。
- 裂隙灯下彻底检查(前后段扩张后)。

YAG 囊膜切开术的禁忌证

- 角膜病变导致透明性下降,如瘢痕、水肿或浸润。
- 房水病理状态如房水细胞、房水闪辉或前房积血。

术前和术后

治疗前,眼科医师用局麻剂和耦合剂如 2.5%羟丙基甲基纤维素,来使 Abraham YAG 激光囊膜切开镜贴紧角膜形成密封,尽量分开眼睑,在合适的放大倍率下将激光精准聚焦。然而不同医师的做法不同,部分医师选择不使用晶状体囊切开镜。术后使用降眼压药(如阿可乐定或溴莫尼定)和甾体类药物以预防炎症和眼压升高。这也根据外科医师的偏好而有所不同。

囊膜切开术

YAG 后囊膜切开术的初始能量约为 1 mJ,焦点后偏移量为 250~350μm,固定光斑大小和爆破时间。关键点是需要避开 IOL 和玻璃体前界膜。珍珠型 PCO 需要较低的能量(如 1mJ 起始能量),相比之下,密集、纤维化型 PCO 需要较高的能量(如 2.5mJ 起始能量)。在激光首次发射后,观察组织反应。随后可以根据需要,按 0.3~0.5mJ 递增量增加能量。医师瞄准的每次激光爆破点都必须与前一次相连续。囊膜切开术开口可有多种形状:十字(十字形)、桶柄形、正方形或圆形。许多眼科医师偏爱十字形,因为十字形切开可以预防游离囊膜落入玻璃体。因而患者术后会抱怨眼前漂浮物增多。对于眼轴较长者,最好避免较大的囊膜切开术以减小并发症的发病率。激光总能量也是并发症的一个重要因素,发病率为2%~12%。另外,行 YAG 囊膜切开术时还需要避免局部致密纤维化的部位。

参考图 12.11 放射性 Nd:YAG 激光治疗前囊膜纤维化。在这种治疗中无须使用焦点后偏移以保护 IOL 表面(防止 IOL 损伤和脱位)

YAG 激光治疗的并发症

- 眼压升高(最常见)。
- 角膜水肿。
- 葡萄膜炎。
- 虹膜炎。
- IOL 损伤。
- 眩光。
- IOL 偏位或玻璃体腔脱位。
- 黄斑囊样水肿。
- 视网膜裂孔和脱离(包括黄斑裂孔)。

PCO 预防的未来

虽然我们对于 PCO 的理解有了很大进步,但其病理生理过程尚未完全阐明。我们对 PCO 的了解对白内障手术的成功至关重要(如生长因子激活、晶状体囊袋特性和手术源性的因素)。幸运的是,有各种体外 PCO 模型能有助于我们了解这一个过程。IOL 设计和药物递送方法的结合可能会在未来完全预防 PCO。晶状体作为药物转运系统是当前的研究热点,可以将药物放入缓释凝胶(用于长期抑制)或将纳米颗粒植入晶状体襻内。另一方面,在晶状体植入前注入药物来预防 PCO 也取得令人鼓舞的效果。应用新材料、新设计的药物洗脱 IOL 可能是白内障手术的未来。晶状体囊的渗透性应该是一个重要的研究领域,以了解它如何处理和包含的药物化合物。同时,我们应进一步研究 PCO 有关的生化过程,以加深我们对 PCO 的认识和提高技术水平。

(李莉 刘晶 译 王勇 校)

参考文献

1. McCarty CA, Taylor HR. The genetics of cataract. Invest Ophthalmol Vis Sci. 2001;42(8):1677–8.
2. Cleary G, Spalton DJ, Zhang JJ, Marshall J. In vitro lens capsule model for investigation of posterior capsule opacification. J Cataract Refract Surg. 2010;36:1249–52.
3. Eldred JA, Dawes LJ, Wormstone IM. The lens as a model for fibrotic disease. Philos Trans R Soc Lond B Biol Sci. 2011;366(1568):1301–19.
4. Friedlander M. Fibrosis and diseases of the eye. J Clin Invest. 2007;117(3):576–86.
5. Laurent GJ, McAnulty RJ, Hill M, Chambers R. Escape from the matrix: multiple mechanisms for fibroblast activation in pulmonary fibrosis. Proc Am Thorac Soc. 2008;5(3):311–5.
6. Eldred JA, McDonald M, Wilkes H, Spalton D, Wormstone IM. Growth factor restriction impedes progression of wound healing following cataract surgery: identification of VEGF as a putative therapeutic target. Sci Rep. 2016;6 (Article number: 24453).
7. Shui YB. Vascular endothelial growth factor expression and signaling in the lens. Invest Ophthalmol Vis Sci. 2003;44(9):3911–9.
8. Dawes LJ, Duncan G, Wormstone IM. Age-related differences in signaling efficiency of human lens cells underpin differential wound healing response rates following cataract surgery. Invest Ophthalmol Vis Sci. 2013;54(1):333–42.
9. Kalluri R, Weinberg RA. The basics of epithelial-mesenchymal transition. J Clin Invest. 2009;119(6):1420–8.
10. Leask A, Abraham DJ. TGF-beta signaling and the fibrotic response. FASEB J. 2004;18(7):816–27.
11. Saika S, Yamanaka O, Sumioka T, Miyamoto T, Miyazaki K, Okada Y, Kitano A, Shirai K, Tanaka S, Ikeda K. Fibrotic disorders in the eye: targets of gene therapy. Prog Retin Eye Res. 2008;27(2):177–96.
12. Terrell A. β1-integrin may regulate egr1 (early growth response 1) within the lens. University of Delaware. 2013;7–11(62):91–108.
13. Gabbiani G. The myofibroblast in wound healing and fibrocontracetive diseases. J Pathol. 2003;200:500–3.
14. Sveinsson O. The ultrastructure of Elschnig's pearls in a pseudophakic eye. Acta Ophthalmol (Copenh). 1993;71(1):95–8.
15. Brown N. Visibility of transparent objects in the eye by retroillumination. Br J Ophthalmol. 1971;55(8):517–24.
16. Jongebloed WL, Kalicharan D, Los LI, van der Veen G, Worst JG. A combined scanning and transmission electron microscope investigation of human (secondary) cataract material. Doc Ophthalmol. 1991;78(3–4):325–34.
17. Nishi O. Incidence of posterior capsule opacification in eyes with and without posterior chamber intraocular lenses. J Cataract Refract Surg. 1986;12(5):519–22.
18. Apple DJ, Solomon KD, Tetz MR, Assia EI, Holland EY, Legler UF, Tsai JC, Castaneda VE, Hoggatt JP, Kostick AM. Posterior capsule opacification. Surv Ophthalmol. 1992;37(2):73–116.
19. Hansen SO, Solomon KD, McKnight GT, Wilbrandt TH, Gwin TD, O'Morchoe DJ, Tetz MR, Apple DJ. Posterior capsular opacification and intraocular lens decentration. Part I: Comparison of various posterior chamber lens designs implanted in the rabbit model. J Cataract Refract Surg. 1988;14(6):605–13.
20. Martin RG, Sanders DR, Van der Karr MA, DeLuca M. Effect of small incision intraocular lens surgery on postoperative inflammation and astigmatism. A study of the AMO SI-18NB small incision lens. J Cataract Refract Surg. 1992;18(1):51–7.
21. Cumming JS. Postoperative complications and uncorrected acuities after implantation of plate haptic silicone and three-piece silicone intraocular lenses. J Cataract Refract Surg. 1993;19(2):263–74.

22. Linnola R, Werner L, Pandey S et al. Adhesion of fibronectin, vitronectin, laminin, and collagen type IV to intraocular lens materials in pseudophakic human autopsy eyes. Part 1: Histological sections. J Cataract Refract Surg. 2000;26:1792–806.

23. Nanavaty M, Spalton D, Boyce J et al. Edge profile of commercially available square-edged intraocular lenses. J Cataract Refract Surg. 2008;34:677–86.

24. Hara T, Narita M, Hashimoto T, Motoyama Y, Hara T. Long-term study of posterior capsular opacification prevention with endocapsular equator rings in humans. Arch Ophthalmol. 2011;129(7):855–63.

25. Friedman N. Capsular tension rings: a short- or long-term solution? 2008. http://www.ophthalmologyweb.com/Featured-Articles/20010-Capsular-Tension-Rings-A-Short-or-Long-Term-Solution/. Accessed June 2018.

26. Fine H. The capsular tension ring: indications for use. Cataract Refract Surg Today. 2004;32–34.

27. McDonnell PJ, Krause W, Glaser BM. In vitro inhibition of lens epithelial cell proliferation and migration. Ophthalmic Surg. 1988;19(1):25–30.

28. Wormstone IM, Liu CS, Rakic JM, Marcantonio JM, Vrensen GF, Duncan G. Human lens epithelial cell proliferation in a protein-free medium. Invest Ophthalmol Vis Sci. 1997;38(2):396–404.

29. Maloof A, Neilson G, Milverton EJ, Pandey SK. Selective and specific targeting of lens epithelial cells during cataract surgery using sealed- capsule irrigation. J Cataract Refract Surg. 2003;29(8):1566–8.

第 **13** 章

市场力量、高端白内障手术和不满意患者的处理

Sophie J. Coutts，Allon Barsam

资金来源和规模

在英国,国家医疗服务体系(NHS)为该国居民免费提供白内障手术,但需要遵循预约和转诊制度,患者也无法选择执行手术的医师。在大型的教学医院,手术很可能是由眼科实习医师在相关医师的指导下或自己独立完成。虽然部分医院可以为高度散光患者提供散光矫正型 IOL 产品,但是大部分医院仍然只允许使用单焦点 IOL。NHS 基于免费的医疗服务原则,任何涉及额外医疗费用(例如,高端 IOL)的支出都有悖于该初衷,并且不被允许。90%~95%的患者的最长手术等诊时间为18 周。

在英国的私立诊所或医院接受白内障手术,患者可以选择自费承担或者如果有购买商业保险的话,患者可以选择由保险公司进行支付。使用商业保险支付的路径必须通过全科医师(家庭医师)或验光师转诊,而且手术医师及所属诊所/医院必须是保险公司授权和指定的定点机构,这为患者在整个诊疗过程提供了连续性的医师保证。通常来说,走商业保险比 NHS 的就医效率更高,因为患者可以完全自由选择自费手术的医师,而对于商业保险覆盖的手术,患者可以在有限范围内选择手术医师。在商业保险体系中,患者并不是可以选择到所有想要的手术医师,这是因为有些手术医师因薪酬问题而不愿意成为保险公司的指定医师;此外,一些保险公司因为手术或诊断费用的问题而暂停或拒绝对某些医师的资质认定。有了商业保险,手术医师和患者可以选择使用屈光型 IOL 植入,如矫正散光的散光矫正型 IOL

和老视矫正型 IOL 来提高摘镜率。但是大多数保险公司并不会为购买高端晶状体的额外支出买单,这些额外的费用成本最终都转嫁到患者的身上。飞秒激光辅助的超声乳化手术费用支付也同样如此。

在欧洲大陆,虽然大多数国家都建立了全民医疗保健系统。但是,许多居民仍然会购买商业医疗保险作为补充。例如,德国实行"疾病基金"政策,公民通过按收入的一定比例缴纳的方式进行参保。公民也可以购买额外服务,也可以选择不购买法定医疗保险,并寻求完全的私人保险。与英国类似,高端 IOL 白内障手术需要通过商业医疗保险或自费途径来实现。

而在美国则没有像英国 NHS 这样覆盖所有年龄和经济状况的全民医疗服务体系,也没有面向大众的全国性医疗机构,但是在各个州有州立医疗机构,如县医院负责辖区医疗服务。居民需要自己购买医疗保险,或由其家人所在工作单位进行购买。这类保险只覆盖常规的白内障手术,不包括高端 IOL,患者需要支付额外的费用。

加拿大和澳大利亚推行的是混合医疗保障体系,这两个国家都为全体居民提供全民医疗保健系统,由居民通过税收支付,该系统也被称为公共医疗保险。常规的白内障手术也涵盖其中,不包括高端 IOL,且通常需要长时间等待预约转诊。因此,大部分居民都会购买商业保险作为补充;在澳大利亚,政府通过购买商业保险并予以一定比例返现的方式大力鼓励居民购买商业保险。但是,高端 IOL 不在 medicare 和商业医疗保险报销范围内,而是作为"自费"的白内障手术,由患者自费支付[1]。

2016 年,全球白内障手术设备市场规模估值为 68 亿美元,预计 2023 年将达到 85 亿美元。手术中使用的超声乳化白内障吸除术系统、IOL、器械和黏弹剂均属于白内障手术设备[2]。

然而,这一市场增长受到低收入或发展中国家经济的影响,导致这些国家的白内障手术对超声乳化手术的依赖性较低,取而代之的是人工小切口白内障手术(SICS)或白内障囊外摘除术(ECCE),并占主导地位,因此高端 IOL 的应用未形成主流。

在发展中国家,SICS 白内障手术的发展起到了革命性的作用。虽然有政府主导的医疗保障体系和商业保险的支持,但面对绝大部分普通民众的眼健康和白内障手术需求来说仍然存在巨大缺口。白内障仍然是这些地区致盲的主要原因。

患者的期望和精准白内障手术的知情同意

高端 IOL 治疗方案需要由一位专科顾问来判定患者是否适合使用,并了解患者对术后视力的期望。对于那些乐于接受白内障手术后戴阅读眼镜的患者可以选择传统的单焦点 IOL 手术，而那些希望不戴阅读眼镜的患者可以咨询屈光型 IOL，以供选择。

传统的视觉距离有近、中、远三种。虽然单焦点 IOL 可以对远距离进行一次性矫正，但有些患者更喜欢在近距离或中间距离阅读时不依赖眼镜。近距离是指图像在近距离区域可以聚焦清晰，通常为 30cm（3.0 屈光力）~40cm（2.5 屈光力），如看书。中间距离为 50cm（2 屈光力）~100cm（1 屈光力），是识别人脸、使用电脑和看手机的范围。老视矫正型 IOL 可以适应所有这些焦点，以达到最佳的患者满意度。随着手持电子设备和计算机的使用渗透到现代生活和工作的各个方面，对近距离视力的日益依赖，老视矫正型 IOL 解决方案越来越受到患者的欢迎。

然而，脱镜并不一定需要使用老视矫正 IOL。对于那些想要一定程度的脱镜，但又不希望植入老视矫正型 IOL 或初诊认为不适合植入老视矫正型 IOL 的患者，单眼视也是一种选择方案。单眼视是有目的地在非优势眼中植入 IOL，保留 -2.00~-2.50D 屈光力以获得近视力，而将优势眼矫正为正视眼以获得远视力。此过程患者可能需要 3~4 周来适应单眼视，那些曾经使用隐形眼镜的单眼视患者的耐受性会比较好。因为它带来了术后深度知觉改变和立体视觉下降的问题，所以它要根据具体情况来使用，只有 2/3 的患者能耐受。微单视是一只眼矫正获得远视力，另一只眼保留仅 -1.00D 的轻度近视获得中视力。而且，微单视不依赖于主视眼的识别，可提供中间视觉，如人脸识别，并具有几乎 100% 的患者耐受性。当以脱镜为目标时，重要的是需要向患者说明只有 90% 左右的病例能实现完全脱镜。可能需要进一步的处理来微调任何屈光意外。最后，那些接受多焦点 IOL 植入的人需要注意眩光和光晕问题，并且在阅读时需要更高的亮度[3]。

在接诊时，需要了解患者的视觉需求，询问他们的职业、活动习惯以及对眩光和光晕的耐受性是很重要的。那些从事频繁夜间驾驶的或有夜间眩光的人可能不太适合老视矫正型 IOL；此外，患有严重黄斑病变如视网膜前膜或板层裂孔的患者可能无法耐受老视矫正型 IOL；多焦点 IOL 对青光眼和早期痴呆患者来说也是相对禁忌的。

所有患者都应该被告知手术后的关注事项，如眩光、光晕、视力质量、残余屈光不正，以及为了减少这些问题，在白内障手术后有可能还需要进行角膜表层增效手术。未被预先告知的患者可能会将任何问题视为术前未被告知的并发症。

术前柱镜度数 >2.50D 的患者应被告知是否适合选择单焦散光矫正型 IOL 或老视散光矫正型 IOL；选择散光矫正型 IOL 患者术前签署知情同意书时，应告知术后有 IOL 旋转的风险,需要进一步对 IOL 复位的可能性。柱镜度数<1.50D 的患者可以选择角膜缘松解切口进行手术,该切口可以是单个或成对的,一般位于角膜陡轴位置,其长度依柱镜的屈光力可跨几个钟点。患者对角膜缘松解切口术(LRI)并发症的知情同意包括眼球穿孔、角膜感觉降低、干眼、诱发不规则散光和柱镜轴位偏移。

高端 IOL 植入术后, 在进行第二只眼睛手术前, 对患者进行重新评估非常重要,以评估近、中、远视力的满意度,切记双眼均植入老视矫正型 IOL 对患者的效果最好。第二只眼睛白内障手术通常在第一只眼睛手术后的一个月内进行。立即进行连续的双眼白内障手术是提高双眼适应性的一种选择方案。

为了获得最佳的术后效果,患者需要理解可接受的和预期的手术结果。那些对术后视力有不切实际的期望或对戴眼镜或隐形眼镜有过多抱怨的患者可能不适合使用老视矫正型 IOL。

总之,所有白内障手术,特别是高端 IOL 手术都需要谨慎选择患者,并进行仔细的术前评估。传统单焦点白内障手术需要有精湛手术技术,在高端 IOL 手术中也同样需要。此外,为了达到最佳的光学效果和视觉效果,老视矫正型 IOL 需要精确的聚焦,这可以通过一个好的聚焦的撕囊技术和囊袋的完整性来实现。

白内障手术后不满意患者的管理

在单焦点 IOL 白内障术后, 不满意的患者的问题主要集中在未预期的屈光不正(因此加强术前生物测量检查很重要),像负面问题包括负性或者正性光学干扰事件,IOL 移位或者术中发生并发症的病例。

高端白内障手术后患者不满意的主要原因是裸眼视力没有达到预期。这些患者需要从手术、用药和心理学的角度关注,一般有 6 种常见的原因。

(1)连续治疗

双侧同期白内障手术

患者术前需要清楚,只有第二只眼睛植入 IOL 后才能实现完整的视觉功能。完成双眼手术的重要性对于手术的成功以及提供足够的神经适应期至关重要。

延迟双眼白内障手术

第二只眼睛 IOL 的选择可以取决于患者对第一次手术的反应, 如果对第一只眼睛手术的效果极度不满意,在第一只眼睛得到优化之前不建议进行连续手术。

(2) 散光和残余屈光不正

老视矫正型 IOL 患者对微小的屈光不正也会十分敏感。任何散光度数大于 0.50D 的有症状患者都应该进行治疗。角膜缘松解切开术(LRI)适用于小于 1.50D 的散光,大于 1.50D 的散光使用角膜表面切削或激光原位角膜磨镶(LASIK)可以达到更精确的效果。

接受散光矫正型 IOL 的患者应可以完全矫正术前的角膜散光,但如果出现 IOL 旋转,散光可能无法完全矫正。其发生的机制可能是 IOL 襻的伸展导致其未在理想位置保持稳定,切口渗漏,眼球波动而无法将眼压维持在生理眼压范围内,或由残留于晶状体襻周围的黏弹剂所致。散光矫正型 IOL 每偏离理想轴位 1°将导致散光矫正损失为 3.5%,3.5°的旋转导致矫正损失为 7%,10°旋转导致的矫正损失为 34%。在超过旋转 10°的情况下散光矫正型 IOL 需要重新定位,如果进行连续的散光矫正型 IOL 调位手术,则需要使用 CTR。手术者对需要植入 CTR 的患者不建议选择散光矫正型 IOL,特别是当 IOL 似乎仍可移动,轴性近视患者或瞳孔难于散大导致晶状体调位受限的情况下也不建议选用。

(3) 囊膜混浊(详情见 PCO 章节)

老视矫正型 IOL 会引起眩光,并造成对比敏感度的降低,囊膜混浊会放大这些问题。根据患者的主诉以及暗视下(中等大)的瞳孔形态,老视矫正型 IOL 患者可能需要比正常患者切开更大的囊膜。然而,确定后囊膜混浊是问题所在非常重要,因为后囊膜一旦切开,安全的 IOL 置换将更具挑战性。

(4) 黄斑囊样水肿(CMO)(详见 CMO 章节)

无高危因素及无囊膜破裂传统的白内障手术患者,OCT 检查可发现高达 70% 的患者出现黄斑增厚,如果不使用局部非甾体抗炎药,12%的患者可出现由于 CMO 导致的显著视力障碍。此外,CMO 导致老视矫正型 IOL 的对比敏感度下降更严重。视网膜的正常结构一旦丢失,其视觉质量便会永久下降。Snellen 视力表所测得视力可以恢复,但对比敏感度将永久损伤。OCT 是发现白内障手术后 CMO 的最好工具,此外,OCT 是术前发现视网膜前膜(ERM)和板层黄斑裂孔非常有效的筛查工具。如果患者有严重的黄斑病变,将很难耐受老视矫正型 IOL。ERM 患者术前使用局部非甾体抗炎药物,可降低黄斑囊样水肿的风险,改善视网膜功能。很多文献推荐术前使用局部非甾体抗炎药,每天 4 次,连续 3 天,术后继续使用 4~6 周,以预防 CMO。对于第一只眼睛发生术后 CMO 的患者,在行第二只眼睛白内障手术前,必须预防性使用局部非甾体抗炎药,并做术前 OCT 检查[4]。

(5) 角膜及眼表疾病

泪膜是最重要的眼表折射面,眼表轻微的破坏都可影响视觉质量。据报道,植入多焦点 IOL 的干眼患者,局部使用环孢素滴眼液治疗比单纯使用人工泪液治疗者更能提高对比敏感度[5]。

(6) 瞳孔相对于人工晶状体的中心位置

如果晶状体囊袋内的 IOL 不在瞳孔后方的中心,患者就会主诉眩光或光晕。这种光干扰现象是因像差所致,像差是由于正常视网膜成像的光线被 IOL 边缘入射光线折射后形成,单焦点和高端晶状体白内障手术后都可能发生。眩光和光晕称为正性光学干扰现象,出现颞侧阴影或视野暗区为负性光学干扰现象。

囊袋内 IOL 植入术后会出现负性光学干扰现象,可能原因包括 IOL 本身的设计问题(直角边缘而不是圆形边缘)、角膜切口瘢痕、前囊膜口的大小和虹膜与 IOL 之间距离。正性光学干扰现象在植入老视矫正型 IOL 的白内障手术后患者中更为常见。这主要是因为 IOL 的材料从低折射率的 PMMA 或硅凝胶晶状体变成了丙烯酸酯,以及从圆形边缘设计到直角边缘设计的转变,前者将散射光集中到视网膜上,形成正性光学干扰[6]。

对于异常光学干扰现象,特别是植入老视矫正型 IOL 的患者,需要一个系统的方法以应对上述 6 个因素。老视矫正型 IOL 植入术后患者应该被告知对植入的 IOL 需要大约 3 个月的神经适应过程,特别是出现光干扰现象的患者。

矫正高端晶状体手术后的屈光不正,散光矫正型 IOL 若是偏位可以通过旋转复位。老视矫正型 IOL 术后残留散光应小于 0.5D,大于 0.5D 者可通过角膜缘松解切开术(LRI)来矫正。度数更高的散光可以通过 LASIK 或 PRK 角膜屈光手术来矫正。

对于老花眼和单焦点 IOL 眼的屈光不正或屈光意外,可以使用 LASIK 或植入背驮式 IOL。尽量避免置换 IOL,毕竟这是有创操作,且屈光结果难于预测。对于那些经过几个月或一年的适应期后仍不能耐受多焦点 IOL 的患者,置换 IOL 是必要的。一些手术医师主张尽早更换 IOL,主要是担心囊袋机化和皱缩导致原来的 IOL 取出困难。

在这种情况下,只要对患者是安全的,就可以加快治疗。一般在术后 6 周就可以进行 LRI。需要 LASIK 或 PRK 的患者也可以在老视矫正型 IOL 手术后 6 周内接受治疗,但大多数病例,还是建议至少等待 3 个月以达到稳定的屈光状态。同样重要的是要考虑到任何可能的心理问题,如患者有心理问题,则老视矫正型 IOL 并非正确选择[7]。

最重要的是,不应该让白内障手术后不满意的患者感到被放弃,应该寻求解决的办法,在患者对老视矫正型 IOL 不能耐受的情况下,应该被告知,在最坏的情况下,将 IOL 置换为单焦点 IOL 也是一种可行的方案。

综上所述,对于单焦点和老视矫正型 IOL 体患者,在做选择时需要考虑改善视觉效果的问题。在假设神经适应可以改善问题之前,首先要检查和治疗器质性问题是很重要的,最终使不满意的患者变为一个手术后满意的患者。

(李莉 译　王勇 校)

参考文献

1. Zhang X, Lee P, Thompson T, et al. Health insurance coverage and use of eye care services. Arch Ophthalmol. 2008;126(8):1121–6.
2. Cataract surgery devices market: global industry trends, share, size, growth, opportunity and forecast 2018–2023. IMARC Services Pvt. Ltd., 2018:1–89.
3. Labiris G, Giarmoukakis A, Patsiamanidi M, Papadopoulos Z, Kozobolis VP. Mini-monovision versus multifocal intraocular lens implantation. J Cataract Refract Surg. 2015;41(1):53–7.
4. Rosetti L, Autelitano A. Cystoid macular oedema following cataract surgery. Current Opin Ophthalmol. 2000;11:65–72.
5. Donnenfeld ED, Solomon R, Roberts CW, Wittpenn JR, McDonald MB, Perry HD. Cyclosporine 0.05% to improve visual outcomes after multifocal intraocular lens implantation. J Cataract Refract Surg. 2010;36:1095–100.
6. Henderson B, Geneva II. Negative dysphotopsia: a perfect storm. J Cataract Refract Surg. 2015;41:2291–312.
7. Donnenfeld ED, Nattis A, Rosenberg E, Barsam A. Refractive intraocular lenses, managing unhappy patients. In: Hovanesian JA, editor. Refractive surgery: best practices and advanced technology. Slack Incorporated; 2017:215–24.

第 14 章

碳排放与白内障:如何使医疗服务可持续发展

John Buchan, Cassandra Thiel, Peter Thomas

引言

我们可以绝对肯定地说,当前人类的某些行为将不会延续到未来。石油燃料驱动的汽车绝不是人类未来生活中一成不变的组成部分;目前在欧洲和北美等高收入地区的眼科白内障手术也不是。然而到目前为止,我们还没有正视这一现实,但现实情况可能随时需要我们立即这样做。

白内障手术是全球范围内每年进行最多的外科手术之一,由于地球上 3600 万盲人中有超过 1/3 的人因白内障而失明(2015 年所预测的数据),目前对于白内障手术的需求仍在增加[1]。为应对卫生保健对于全球资源带来的日益加重的负担,目前的规划重点是必须提供可持续发展的医疗服务,其实联合国已经将可持续发展(SDG)确定为首要的国际战略目标。

本章旨在阐述变革的理由,并详细介绍促进可持续白内障服务发展的实际和循证的干预措施。

三重底线

估算白内障服务的"成本"不能仅从直接财政成本的角度来考虑。这是因为在健康经济学中有关可持续性的一个关键概念是三重底线(TBL)(图 14.1)。

在医疗服务规划中采用 TBL 策略可以发现,医疗保健不仅与有限的财政资源有关，也与有限的社会和人力资源以及有限的环境资源有关。如果我们的医疗服务运行持续过度依赖 TBL 的这三个组成部分中的任何一个，我们将在某个时候集体耗尽资源，并面临无法量入为出的负面后果。

环境影响可以用一种称为生命周期分析或生命周期评估(LCA)的技术进行量化评估，该标准基于 ISO 14040 国际化标准。LCA 可以量化产品或制造过程整个周期中使用的资源和产生的排放，包括原材料提取、产品和组件制造、使用阶段、重复使用阶段(如果存在的话)、使用结束或处置，以及中间的所有运输步骤。环境影响通常等同于导致全球变暖或气候变化的温室气体排放(GHG)。在 LCA 中，这些排放以二氧化碳当量单位表示 (CO_2e)。当然，LCA 也可以用来评估多种类型的环境排放，包括空气污染物、烟雾的形成与排放、导致富营养化或酸化的水排放、有毒排放，甚至土地利用变化。

LCA 对整个医疗保健服务的评估显示，医疗保健服务也是资源的主要消费者，占美国温室气体排放量的 10%，澳大利亚排放量的 7%，英国和加拿大排放量的 5%，其中很大一部分的排放来源于手术室[2-6]。2019 年发布的一份报告估计，全球医疗保健排放(不包括非洲国家)占全球温室气体总排放量的 4.4%[7]。如果将全球医疗保健看作是一个国家，它将是世界上第五大碳排放国。

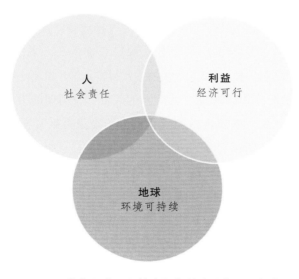

图 14.1　维护眼科卫生健康服务所需要的三重底线。

TBL:社会成本——可以配置一项经济和环境可持续的服务,但如果它仅仅依赖医院工作人员的高强度工作,而很少关注团队成员的参与性和士气,或通过在低收入国家雇用童工生产手术器械来降低成本,这就不是一个可持续的解决方案。

我们知道什么?改变案例分享

患者安全和人群健康

气候变化对全世界健康的负面影响是根据调整生命年(DALY)[8]估算的。与卫生保健干预一样,可以增加质量调整生命年(QALY),从而减少每例白内障手术的 CO_2e 排放,减少因环境影响导致的 DALY 数量。因此,运营不可持续的白内障服务事关患者安全问题。

气候变化排放并不是唯一涉及三重底线的问题,现代供应链也涉及了与供应链有关的社区道德和环境问题。英国国家卫生服务体系(NHS)发现,在巴基斯坦的一些地方,外科器械的制造涉及使用童工。在美国芝加哥郊区,一家为外科手术用品消毒的工厂关闭了,因为社区发现用于消毒的环氧乙烷(EtO)可能会导致工厂附近居民的癌症发病率升高。虽然这家工厂的废气排放量是在法律允许的范围内,但是来自社区的压力迫使这家工厂关闭[9,10]。虽然对这个社区来说似乎是胜利的,但 EtO 仍在是所有一次性手术无菌用品的主要灭菌方法。不知道还有哪些社区仍在承担这些重要的、无菌医疗用品的生产负担?在产品生命周期的另一端,电子垃圾(其中一些与医疗仪器有关) 被发现增加了负责电子垃圾拆解和丢弃的社区人员的癌症发病率[11]。

除了这些人口层面的问题,医疗保健提供者也越来越关注患者在治疗期间的暴露情况。民间/社会组织,例如"无害性医疗机构"倡导从医疗产品、医疗建筑和家具中去除某些有毒成分。其中包括甲醛和其他常见于家具中的防火剂;经常在地毯、油漆和其他涂料中发现的挥发性有机化合物;水银,仍可在温度计中找到;以及 PVC 和其他含氯苯的塑料会导致类似激素的化合物渗透到患者的血液中。对于新生儿重症监护病房中的小患者来说,这尤其令人担忧。

制造者隔代间和国家间的公平

整个医疗供应链中都可以发现公平性问题。巴基斯坦制造了美国和英国的大部分不锈钢手术器械,而东南亚是一次性手术用品的主要生产基地。但许多生产者却无法为自己和家人获得负担得起的高质量医疗。美国和其他发达国家正在将过期或未使用的医疗物资送往国外,因为在美国医院使用这些物资违反了美国的规定。虽然这可能会暂时让需要物资的贫困医院受益,但这在伦理上是模棱两可的。这种做法还导致将破损或陈旧的医疗设备输出或抛弃在无法修复或维护设备的地区。

在气候变化的问题上,温室气体排放的最大贡献者是高收入国家。相比之下,由于地理分布和应对气候变化的组织储备,受气候变化影响最严重的是中低收入国家。这造成了国际间的不公平。这种动态可以类似于两代人之间的情况,当前高收入环境下的决策者和受益人维持着不可持续的医疗服务,其消极后果将由那些目前还太年轻,无法对所作出的选择产生任何影响或从中受益的年轻人承担。

改变的机会

最近的研究已经开始评估白内障护理的影响。英国的一项研究分析了超声乳化手术过程中的碳消耗[12]。Morris 等对包括建筑能源使用,工作人员和患者的交通出行,药品采购、一次性医疗用品、纸张和食品,信息技术支持,废物处理和水消耗进行了分析。温室气体的最大部分(54%或 98kg CO_2e)来自供应品的采购,这些供应品主要包括一次性物品。第二大排放源(36%或 66kgCO_2e)是手术室的能源使用,包括供暖、通风和空调、照明、设备的载入负载(来自机器本身电力)。

然而,超声乳化手术的实施可能因外科医师、手术设施甚至国家的不同而不同。最近的研究表明,不同地区的白内障手术在环境消耗和经济成本方面存在巨大的差异。环境成本消耗的变化与结果无关,这表明可以在不牺牲医疗质量的情况下,改善环境成本的消耗是可能的。

Aravind 眼科护理系统案例研究

现有许多成功的、高手术量的白内障手术机构,其中一家在环境碳排放方面已进行了充分的研究。Aravind 眼科保健系统于 1976 年在印度南部成立。现已发展成为 7 家三级医院和一家二级保健医院和若干初级眼科诊所所构成的网络;这个系统每年提供超过 45 万例眼科手术。Aravind 的任务是结束当地人口不必要的失明。

为了实现这一点,Aravind 基于效率原则建立了他们的手术室(图 14.2)。

Aravind 使用一种被称为任务分解的方法,眼科手术医师只需要负责在手术室里执行切口切开到切口关闭的手术过程操作。受过适当培训的中级眼科医师专业人员(MLOP)为患者做好术前准备,在手术后给患者带上护眼罩,护送患者进出手术室。为了最大限度地利用眼科医师的时间,每个眼科手术医师有两个手术床位。一张床正在手术,另一张床正在准备中。然后,眼科手术医师可以在两张床的患者之间往返,直到手术名单的最后,每小时最多可以做 10 台白内障手术。每个床位分配一名 MLOP 作为洗手护士,负责确保为下一例患者准备好消毒、提供可重复使用的器械和用品。手术后收纳可重复使用的器械,送至高压消毒锅中,通过"当日连续灭菌"技术进行消毒。基本上,仪器要经过整个灭菌循环,但未在高压消毒锅中干燥。因为这些器械将立即在手术室使用,对患者没有风险,这使得 Aravind 为他们手术速度快的外科医生保留更少的器械托盘。Aravind 的手术团队使用可重复使用的防护服、口罩和帽子,这些都是在手术结束后清洗的。他们不会在不同患者之间进行洗手消毒,而仅在他们更换手术患者之间在手上涂抹一种消毒凝胶。

在经济上,Aravind 是一家盈利性医院,2/3 的手术是免费或低价进行的,1/3 的

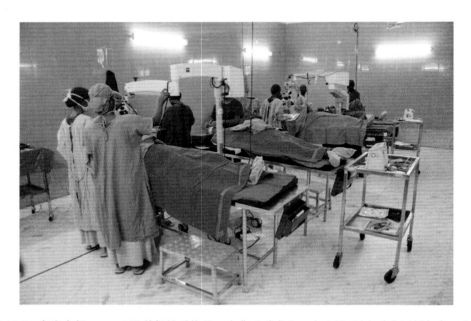

图 14.2　印度南部 Aravind 眼科保健系统的一个典型手术室。在这里,两个手术医师负责四张手术床。Aravind 的效率方法可能看起来与西方的方法完全不同,但与美国和英国相比,Aravind 能够以 1/10 的成本和 1/20 的碳排放实现非常好的手术质量结果。

手术是按每例超声乳化手术 250 美元的市场价格进行的。这还不到美国超声乳化手术成本的 1/10，这减少了患者手术的经济障碍，让更多患者可以有机会接受手术，提高了公平性[13,14]。至于手术预后的质量指标，如后囊膜破裂和眼内炎，Aravind 取得了与美国和英国相当的结果。如果不是略好，最容易解释的事实是，高级眼科手术医师所报道的并发症发病率更低[15,16]。

一项对其每例 phaco 手术碳排放的研究显示，与英国相同的手术相比，Aravind 仅仅产生了其 5% 的温室气体消耗[17]。英国一例 phaco 手术的碳排放相当于驾驶一辆汽车行驶 500 公里，而印度 Aravind 眼科保健系统提供的 phaco 手术的碳排放相当于驾驶同一辆汽车行驶 23 公里[15]。Aravind 通过多种方式实现这一目标，包括上面提到的流程精简和任务分解，以及流程和工具的标准化，最大限度地重复使用供应品和减少浪费(图 14.3)。

需要特定背景的基准测试

上述 CO$_2$e 的详细例子为我们提供进行碳排放评估的方法，也提供了国际间比较和潜在的基准标准[12]。然而，受到不同卫生监管和文化背景的影响，以及所使用的眼科技术不同，使得高收入、低可持续性诊疗机构的患者很难转换到更可持续的诊疗机构进行手术[18]。

例如，不管如何具有可持续性或者安全证实性，采用可重复使用的手术服和手套(在手术室内进行手套消毒，如采用 100% 的乙醇洗涤)进行多台白内障手术——

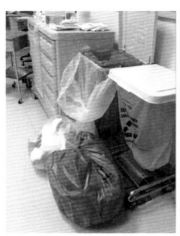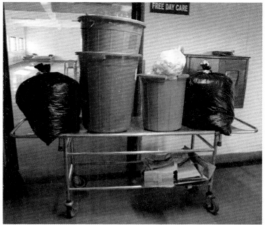

图 14.3　左图是美国 1 次超声乳化手术产生的废弃物。右图是 Aravind 眼科保健系统的Pondicherry 医院一天内进行的 93 例超声乳化手术产生的废弃物。

对于在大多数高手术量的诊疗机构,监管部门是禁止这种做法。如今在很多手术诊疗机构也不允许在手术室对未包装的器械进行高压灭菌——这是以往在大手术量医院的常见做法,且并未发现与消耗更多能量的标准消毒方法相比会增加患者的风险[19]。在眼科手术的安全问题上,显然有必要改变手术安全的循证方法,但对单个医疗机构而言要求国家监管改革有时候很难实现。

在本地的评估流程中,设定机构自身的 CO_2e 消费基准将有助于各个机构在目前状态上进一步改进。尽管此类评估尚未成为常规做法,但已有一种名为Eyefficiency(图 14.4)的工具,可用于评估单个手术的白内障手术的环境影响。该工具在两个层面收集数据:单位层面的数据,其中包括有关人员、临床路径、仪器使用、废物处理、患者和工作人员交通出行的信息;以及手术列表数据,它捕获时间和动作数据,以及建立手术室的生产力和效率数据。这两个数据源可以结合起来分析一个眼科诊疗单位的效率、成本和碳排放。为了促进可持续性的改善,该眼科诊疗单位可以在全国或全球范围内与其他单位进行比较。这种比较被视为当地诊疗机构改革和识别浪费过程的重要驱动因素。将其划分为手术列表和单位数据也说明了临床工作人员和

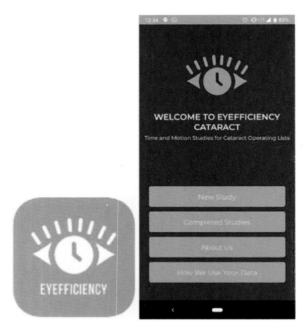

图 14.4　Eyefficiency 应用程序允许通过白内障手术列表进行时间和动作研究。数据收集通过病例组合、人员、操作,以及有助于实现具体可持续性的实际问题进行评估。(performed on the Eyefficiency.org website.)

医院管理人员之间需要合作，他们用不同和互补的方式来影响临床机构的运行。

更可持续的白内障诊疗的共同方法

尽管各地区的习俗和法规有所不同，但任何眼科机构都可以采取一些共同的方法来解决白内障诊疗的可持续性问题。一个标准框架是按照以下顺序建立：①重新思考；②减少；③重复利用；④回收。重新思考这一过程是实现碳排放最小化的重要第一步。重新思考不仅需要外科医师尽最大努力，还需要每个人提供高质量的白内障手术——临床团队（护士、麻醉师、外科医师、培训生、助理）、行政管理、清洁和楼宇服务、工程和维护团队、采购人员，甚至患者。所有这些改革都需要能够有效地提供诊疗服务，和所有这些改革都需要以完全可持续的方式重新设计诊疗服务。

可持续文化

就可持续性和可持续性驱动的诊疗目标进行沟通是 TBL 白内障手术的良好开端，这增加了所有利益相关者的参与性，并提高了对环境、公平和成本问题的意识。像 Eyefficiency 这样的评估工具可以帮助提高人们对这个话题的参与度，同时可以建立基线数据以跟踪改进。通过评估，在规定的时间间隔内对临床诊疗机构进行重新评估和评分，这将有助于在从业者的思想中保持可持续性概念的突出地位。其他当地的医疗机构，通过教学会议或仅由相近的工作人员和临床机构的分享经验，有可能意识到可持续性问题，并提供他们采用解决方案的潜在可能。由于许多单位的人员流动率相对较高，特别是由于经常更换见习眼科医师，因此可以有助于在区域内推广更好的做法。关注白内障诊疗服务的可持续性，也可能影响到其他临床领域，这种情况已经发生在青光眼诊疗服务领域，他们也开始考虑是否可以减少他们的环境碳排放[20]。

流程改进

白内障诊疗机构的实际诊疗情况千差万别。例如，不必要的治疗，过度的术前、术后检查和复查，都是比较常见的，这些已被证明不会增加患者的安全性[21]。这些检查会导致工作人员和患者的交通出行、能源消耗和临床用品中产生碳排放。术前和术后复查是一个一成不变的特殊环节[22]。减少在诊疗过程中不必要的步骤，可以减少这些碳排放。许多医疗机构坚持对标准白内障手术进行多次术后复查（例如，1天、1周和 1 个月的随访），这是受到传统观念和基于就诊补偿激励的因素影响。尽管在 2016 年英国白内障服务调查中，没有发现英国眼科机构能够提供真正的"一站式白内障清单"(https://www.rcophth.ac.uk/wp-content/uploads/2018/10/RCOphth-Way-Forward- Cataract.pdf),但通过诊疗全流程的重新设计,使许多医院大幅减少了围术期的就诊次数[23]。将术后随访工作移交给社区医疗服务机构,例如,当地视光诊所,也已成为普遍做法。通过正确的管理,可以实现安全的诊疗,同时大幅减少需要长途跋涉到医院就诊的患者数量(对于某一种病例,只有 2.95% 的接受无并发症的手术患者需要在医院复查)[24]。

减少采购

减少消耗具有最大益处。消耗品采购是眼科手术 CO_2e 占比最大的部分。可以通过减少不必要的物品以实现手术包的合理化设计,从而减少消耗。对某些眼科手术医师来说,一些器械的减少需要改变手术技术,例如,减少手术椅扶手消毒套,要让那些习惯使用它的眼科手术医师做好不使用的准备。一般而言,眼科医师可能会同意调整他们的做法,例如,他们可以使用撕囊针或者撕囊镊子进行操作,因为这两种器械都可以单独用于前囊膜撕囊。这些器械可以从常规包装中撤出,但在特殊情况下,如有需要可以提供单独的包装。同样的道理也适用于矛型棉签、眼罩和单独的穿刺术刀(角膜手术可以同时用于主切口和穿刺口的制作),或者更换洗手室的水龙头,以减少能源和水的使用[25]。即使是微小的变化、改进而不是彻底变革,都是值得的,因为白内障手术需求规模巨大,仅在英国每年就有大约 50 万例手术。

减少不必要的浪费

2019 年一项研究指出 4 个美国白内障(超乳)手术中心未使用的药物所产生的物理废物数量——每个病例高达 99%(按体积计)的滴眼液未使用或被浪费[26]。在 4 个手术中心中的 2 个,这些未使用药物的每月费用总计超过 19 万美元,足以让每个手术中心多进行 50 多例白内障手术。这种浪费大部分是由于不必要的大包装和限制性重复使用或多用途的政策所导致。尽管一些药物标明了可以多次使用,但它们需要被扔掉。同样,患者所需要使用的术后药物在手术结束后就被抛弃,而患者则需要在药店再次购买——因为这些药物是在患者手术前被采购进入手术室,药物上并没有患者名字的标签可以证明是患者本人使用。从本质上讲,目前还没有针对这种昂贵大量浪费的循证实践[27,28]。不同眼科医师之间的诊疗标准化可以减少未使用的、预先包装好的医疗用品的浪费,同时增加购买力。

需要关注防御性医疗行为。由于国际上的医疗法律制度经常将被调查的临床医师的临床医疗行为与以"理性人"行为为代表的大多数临床医疗行为进行比较,因此遵守国家或地方实践为临床医师个人提供一定程度的保护。如果国家层面的指导性建议可以转变为基于实证的方法，那么就可以减少不必要的防御医疗行为。例如，麻醉注射被认为是不可避免的——麻醉剂可能以 10 或 20mL 为一个包装，但只有 3~4mL 用于麻醉阻滞。将残留的麻醉剂保留给随后的患者使用还没有被证明有任何风险，但有趣的是，通常每例患者都会使用新的麻醉药。从环境和财务成本方面考虑，这样的操作可能使患者处于可量化的风险中，然而这些风险往往没有被考虑到[27,28]。

生产力和可持续性

当 CO_2e 的消耗以"每例病例"进行估计——也许是立即改善手术列表上大多数病例 CO_2 排放的最大机会。这将减少每个案例的能源负担，但可能不会影响每个病例的供应使用的能源负担，除非首先解决采购问题。英国医疗保健监管机构 Monitor 建议，每家医院应该能够每半小时处理 1 例白内障患者，而全国模式是每 4 小时处理 6 例患者。手术列表从 6 例患者增加到 8 例患者将减少每个病例的财务成本，也会减少碳排放——虽然有些相当大的固定碳排放量，与生产率的变化并不那么精确相关，如医院建筑相关的取暖/照明成本。

回收利用是最后的手段，但也是一项重大的任务

由于担心污染以及医院中所使用的特殊塑料（例如，"蓝色无纺布手术单"），回收手术室废物可能会很困难。随着各国回收进口政策的改变，来自发达国家的垃圾甚至可能无法回收，导致在最终进行填埋或焚烧前，将垃圾运往世界各地的运输碳排放会增加。回收是减少温室气体等排放的效率最低的方法；然而，由于废物是我们温室气体碳排放中的重要组成部分，它可以是一个很好的参与工具，让各种利益相关者参与到可持续发展的行为中来。

我们还需了解什么

诊疗的变化

坐在不同眼科手术医师的手术室里，你会注意到每个人似乎都有自己独特的做事方式。这种个体层面的医疗行为差异影响了在诊疗过程中的碳排放。设施之间也有差异。根据医疗机构地点的不同，工作人员和患者可能需要去更远的地方，可能乘火车或公交车，也可能需要开车。不同的建筑将更节能，采购团队可能根据每

个眼科医师习惯更专业化,从而减少标准化和增加潜在的供应浪费。如果不知道在诊疗过程中存在多少差异,我们就不知道主要的改革机会在哪里。也就是说,我们就会不知道通过改革诊疗路径的各个组成部分,从工作人员的数量,增加患者周转量,减少包装,减少患者术前、术后的就诊次数,可以节约多少成本和碳排放。作为一个研究问题,"在不损害临床医疗安全的前提下,在 HIC 中降低碳排放的主要机会是什么?"

对诊疗模式的重大改变的可接受性

在英国,针对某种单一手术为重点的独立诊疗中心已经采取积极的节省成本策略,以实现在非医院场所进行大量的手术。在其他国家,白内障手术是具备大量手术经验的白内障医师的专利。这些模式很有可能为可持续发展带来重大好处。然而,在非医院场所由少数的具备大量手术经验的外科医师进行大部分白内障手术,将会遭到英国眼科医师的强烈抵制,因为英国大多数眼科医师都是白内障手术医师,即使这种可持续性的好处可以清楚地被证明。手术量大的诊疗中心也经常在其他方面受到批评,最明显的是缺乏对下一代眼科手术医师的培训,这可能会影响眼科专业知识的可持续性。

监管障碍和感染控制

显然,在解决诊疗途径的可持续性问题时,感染控制仍是重中之重。从各方面来说,第一次就正确地做一个复杂的手术比第一次就做正确的手术要难得多。尽管如此,许多感染控制指南和做法对实际感染控制的效果值得怀疑,但似乎确实提高了诊疗成本和碳排放(例如,疫苗接种手套,在手术室中使用什么样的帽子,已消毒的器械托盘必须当天使用等)。在美国,监管已被证明是导致未使用药物浪费的主要原因,但需要改变哪些其他法规,以鼓励更可持续的做法,同时不影响高质量的结果[19]?如果高收入国家的白内障手术从一次性耗材转向所有可重复使用的材料,那么需要采取哪些措施来确保安全[29]?

总结

我们需要改变提供白内障服务的方式,使其变得可持续发展,这似乎很有说服力,而且每个眼科医师或眼科部门都掌握着一些改变的机会。然而,要抓住这些机会,个人和组织都需要努力工作和付出努力,让那些更愿意维持现状的同事加入进来，或者让那些负责地方和国家卫生和安全法规的人感到有强烈的必要性，必须让医疗机构提高安全意识。由于环境退化日益被认为是 21 世纪对健康最紧迫的威胁之一，因此，改变医疗机构的例行方法应更容易被人们接受，以应对环境威胁，为每个人提供一个更安全的未来。

（陈旭 译　高岩 唐琼燕 校）

参考文献

1. Flaxman SR, Bourne RRA, Resnikoff S, et al. Global causes of blindness and distance vision impairment 1990–2020: a systematic review and meta-analysis. Lancet Glob Health. 2017;5(12):e1221–34.
2. Eckelman MJ, Sherman JD. Estimated global disease burden from US health care sector greenhouse gas emissions. Am J Public Health 2017;(0):e1–e3.
3. Eckelman MJ, Sherman J. Environmental impacts of the U.S. health care system and effects on public health. PLoS ONE. 2016;11(6):e0157014.
4. Malik A, Lenzen M, McAlister S, McGain F. The carbon footprint of Australian health care. Lancet Planet Health. 2018;2(1):e27–35.
5. Sustainable Development Unit. Carbon Footprint update for NHS in England 2015: National Health Services (NHS), 2016.
6. Eckelman MJ, Sherman JD, MacNeill AJ. Life cycle environmental emissions and health damages from the Canadian healthcare system: an economic-environmental-epidemiological analysis. PLOS Med. 2018;15(7):e1002623.
7. Karliner J, Slotterback S, Boyd R, Ashby B, Steele K. Health care's climate footprint: how the health sector contributes to the global climate crisis and opportunities for action: healthcare without harm ARUP; 2019.
8. Eckelman MJ, Sherman JD. Estimated global disease burden from US health care sector greenhouse gas emissions. Am J Public Health. 2018;108(S2):S120–2.
9. Hawthorne M. Sterigenics is leaving Willowbrook, eliminating key source of cancer-causing ethylene oxide in Chicago's western suburbs. Chicago Tribune. 2019 9/30/2019.
10. Colledge Michelle. Information regarding sterigenics international in Willowbrook, IL. Chicago, IL: US Department of Health and Human Services; 2018.
11. Wang J, Chen S, Tian M, et al. Inhalation cancer risk associated with exposure to complex polycyclic aromatic hydrocarbon mixtures in an electronic waste and urban area in South China. Environ Sci Technol. 2012;46(17):9745–52.
12. Morris DS, Wright T, Somner JE, Connor A. The carbon footprint of cataract surgery. Eye (Lond). 2013;27(4):495–501.
13. Hong-Gam Le JRE, Venkatesh R, Srinivasan A, Kolli A, Haripriya A, Ravindran RD, Ravilla T, Robin AL, Hutton DW, Stein JD. A sustainable model for delivering high-quality efficient cataract surgery in Southern India. Health Affairs. 2016;35(10):1783–90.
14. Hutton DW, Le H-G, Aravind S, et al. The cost of cataract surgery at the Aravind Eye Hospital, India. Investig Ophthalmol Vis Sci 2014;55(13):1289.
15. Thiel CL, Schehlein E, Ravilla T, et al. Cataract surgery and environmental sustainability: waste and lifecycle assessment of phacoemulsification at a private healthcare facility. J Cataract Refract Surg. 2017;43(11):1391–8.
16. Bell CM, Hatch WV, Cernat G, Urbach DR. Surgeon volumes and selected patient outcomes in cataract surgery: a population-based analysis. Ophthalmology. 2007;114(3):405–10.
17. Morris DS, Wright T, Somner JEA, Connor A. The carbon footprint of cataract surgery. Eye. 2013;27:495–501.

18. Venkatesh R, van Landingham SW, Khodifad AM, et al. Carbon footprint and cost-effectiveness of cataract surgery. Curr Opin Ophthalmol. 2016;27(1):82–8.

19. Chang DF, Mamalis N, Ophthalmic Instrument Cleaning and Sterilization Task Force. Guidelines for the cleaning and sterilization of intraocular surgical instruments. J Cataract Refract Surg. 2018;44(6):765–73.

20. Namburar S, Pillai M, Varghese G, Thiel C, Robin AL. Waste generated during glaucoma surgery: a comparison of two global facilities. Am J Ophthalmol Case Rep. 2018;12:87–90.

21. Keay L, Lindsley K, Tielsch J, Katz J, Schein O. Routine preoperative medical testing for cataract surgery. Cochrane Database Syst Rev. 2019;1:CD007293.

22. Buchan JC, Amoaku W, Barnes B, et al. How to defuse a demographic time bomb: the way forward? Eye (Lond). 2017;31(11):1519–22.

23. Tey A, Grant B, Harbison D, Sutherland S, Kearns P, Sanders R. Redesign and modernisation of an NHS cataract service (Fife 1997–2004): multifaceted approach. BMJ (Clin Res Ed). 2007;334(7585):148–52.

24. Voyatzis G, Roberts HW, Keenan J, Rajan MS. Cambridgeshire cataract shared care model: community optometrist-delivered postoperative discharge scheme. Br J Ophthalmol. 2014;98(6):760–4.

25. Somner JE, Stone N, Koukkoulli A, Scott KM, Field AR, Zygmunt J. Surgical scrubbing: can we clean up our carbon footprints by washing our hands? J Hosp Infect. 2008;70(3):212–5.

26. Tauber J, Chinwuba I, Kleyn D, Rothschild M, Kahn J, Thiel CL. Quantification of the cost and potential environmental effects of unused pharmaceutical products in cataract surgery. JAMA Ophthalmol. 2019;Online early.

27. Lee P. Challenging considerations regarding waste and potential environmental effects in cataract surgery. JAMA Ophthalmol. 2019.

28. Tauber J, Chinwuba I, Kleyn D, Rothschild M, Kahn J, Thiel CL. Quantification of the cost and potential environmental effects of unused pharmaceutical products in cataract surgery. JAMA Ophthalmol. 2019.

29. Steyn A, Ivey A, Cook C, Stevens D, Thiel C, Chang DF. Reuse in cataract theatres. South African Ophthalmol J. 2018;13(4):8–9.

索　引

后 记

现代白内障手术可以改变一个人的一生(通常是更好的改变)。获得一个好的手术结果需要很多的细节和技巧,仅凭知识不足以确保成功。Liu 教授的书不仅提供了最新的、全面的知识和信息,而且还探讨了提高手术技能的策略,以及与患者相关的因素,如他们的体验和安全。它还涵盖了一些重要的主题,如现代教学和培训——这对于将熟练和精湛的手术技能传递给下一代手术医师是非常重要的。其中一位新生代的眼科医师是 Ahmed Shalaby Bardan,他是 Liu 教授之前带教的医师和本书的合作主编。他也出色地完成了工作,确保这本新书达到我们期望的标准。

Liu 教授的丰富经验,与他精心挑选的作者们一起合作,最终呈上了一部翔实的、全面的、完整的关于白内障这一常见手术操作技术的专业书籍,为白内障手术初学者和成熟的手术医师们提供了一本不可或缺的参考书。

Larry Benjamin FRCS(Ed)FRCOphth DO
英国及爱尔兰白内障及屈光手术协会前主席
皇家医学会眼科分会主席
摩尔菲尔德协会名誉主席

白内障手术技术学习宝典

✅ 权威　　✅ 全面　　✅ 实用

★ 本书配套线上资源 ★

医学书单推荐
医学书单精选，知识储备多角度提升。

同行业交流圈
共建沟通桥梁，读书心得社群内交流。

入群步骤

第一步　微信扫描二维码
第二步　根据提示进入社群
第三步　群内交流读书心得

扫码加入同行业交流圈